T0132850

Kohlhammer

Die Herausgeber

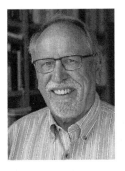

Dr. Norbert Mönter, Arzt für Neurologie und Psychiatrie, Psychotherapie, Psychoanalyse; Initiator des Berliner Psychiatrisch-religionswissenschaftlichen Colloquiums im Verein für Psychiatrie und seelische Gesundheit: www.psychiatrie-in-berlin.de; 1982 bis 2012 niedergelassen in Berlin Charlottenburg; aktuell Leiter eines Gesundheitszentrums für Flüchtlinge in Berlin: www.gzf-berlin.org.

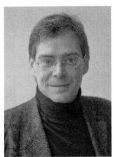

Prof. Dr. Dr. Andreas Heinz, Direktor der Klinik für Psychiatrie und Psychotherapie der Charité Campus Mitte, derzeit Präsident der DGPPN.

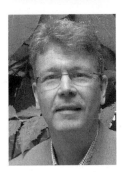

Prof. Dr. Michael Utsch, Psychologe und Psychotherapeut. Referent der Evangelischen Zentralstelle für Weltanschauungsfragen in Berlin, dort auch als Psychotherapeut niedergelassen, Leiter des DGPPN-Referats »Religiosität und Spiritualität«, Lehraufträge zu religionssensibler Psychotherapie an verschiedenen Universitäten und Weiterbildungsinstituten.

Norbert Mönter
Andreas Heinz
Michael Utsch (Hrsg.)

Religionssensible Psycho-
therapie und Psychiatrie

Basiswissen und Praxis-Erfahrungen

Verlag W. Kohlhammer

1. Auflage 2020

Alle Rechte vorbehalten
© W. Kohlhammer GmbH, Stuttgart
Gesamtherstellung: W. Kohlhammer GmbH, Stuttgart

Print:
ISBN 978-3-17-035625-2

E-Book-Formate:
pdf: ISBN 978-3-17-035626-9
epub: ISBN 978-3-17-035627-6
mobi: ISBN 978-3-17-035628-3

Verzeichnis der Autorinnen und Autoren

Ackers, Susanne, Dr. phil.
Genesungsbegleiterin im FID – Freundeskreis Integrative Dienste gGmbH in Berlin-Spandau, Ausbilderin im EX-IN Qualifizierungsprogramm in Berlin; Engagement in den Vereinen »expeerienced – erfahren mit seelischen Krisen« und »EX-IN Deutschland«

Alabdullah, Jihad, Dr. med.
Facharzt für Psychiatrie und Psychotherapie; Projekt PIRA: Psychiatrie-Information-Religion-Austausch im Verein für Psychiatrie und seelische Gesundheit e. V., Wissenschaftlicher Mitarbeiter Charité – Universitätsmedizin Berlin; Vivantes Humboldt-Klinikum, Zentrum für transkulturelle Psychiatrie (ZtP)

Alkan Haertwig, Elif, Dipl. Psych.
Projekt PIRA: Psychiatrie-Information-Religion-Austausch im Verein für Psychiatrie und seelische Gesundheit e. V.; derzeit tätig im Gesundheitszentrum für Flüchtlinge Berlin

Antes, Peter, Prof. Dr.phil Dr.theol.
Emeritus der Abteilung Religionswissenschaft des Instituts für Theologie und Religionswissenschaft der Leibniz-Universität Hannover; vormalig Präsident der International Association for the History of Religions

Assion, Hans Jörg, Prof. Dr. med.
Facharzt für Psychiatrie und Psychotherapie sowie für Neurologie, Geriatrie, Suchtmedizin und forensische Psychiatrie; Ärztlicher Direktor und Chefarzt der Allgemeinen Psychiatrie 1 in der LWL-Klinik Dortmund

Beelitz, Thomas, Dr. theol.
Klinikpfarrer/Krankenhausseelsorger Vivantes Klinikum Berlin-Kaulsdorf (bis zur Pensionierung Nov. 2018); Lehrsupervisor DGfP

Brandt, Lasse
Arzt; wissenschaftlicher Mitarbeiter, Klinik für Psychiatrie und Psychotherapie Charité – Universitätsmedizin Berlin, Psychiatrische Universitätsklinik der Charité im St. Hedwig-Krankenhaus

Ceylan, Raul, Prof. Dr. rer.soc.
Professor für Religionswissenschaft am Institut für Islamische Theologie der Universität Osnabrück

Demling, Joachim Heinrich, Prof. Dr. med.
Psychotherapeut, Facharzt für Psychiatrie und Neurologie, Professor emer. der Friedrich-Alexander-Universität Erlangen-Nürnberg

Haynes, John, Prof. Dr. rer. nat.
Psychologe und Neurowissenschaftler; Bernstein Center for Computational Neuroscience der Charité und der Humboldt-Universität zu Berlin

Heiden, Angelika, Dr. ing.
Energieberatung, Tanzpädagogin, Genesungsbegleiter in Krisenpension NiG Pinel; Ausbilderin im EX-IN Qualifizierungsprogramm in Berlin; Engagement in den Vereinen »bipolaris – Manie & Depression Selbsthilfevereinigung Berlin-Brandenburg«, »expeerienced – erfahren mit seelischen Krisen« und »EX-IN Deutschland«

Heinz, Andreas, Prof. Dr. med. Dr. phil.
Direktor Klinik für Psychiatrie und Psychotherapie, Charité – Universitätsmedizin Berlin; Präsident der DGPPN (Deutsche Deutsche Gesellschaft für Psychiatrie und Psychotherapie, Psychosomatik und Nervenheilkunde) seit 2018

Jakob, Beate, Dr. med.
Ärztin und Diplomtheologin; Deutsches Institut für Ärztliche Mission e. V. (Difäm) Tübingen

Kellner, Mahmud Martin, Dr.phil.
Institut für Islamische Theologie, Universität Osnabrück, Vertretungsprofessor für Islamische Quellenlehre / Koranwissenschaft

Klosinski, Gunther, Prof. em. Dr. med.
bis 2010 Professor für Kinder- und Jugendpsychiatrie an den Universitäten Bern und Tübingen

Machleidt, Wielant, Prof. em. Dr. med.
Facharzt für Psychiatrie, Psychotherapie, Psychoanalyse, Direktor der Abteilung Sozialpsychiatrie und Psychotherapie, Medizinische Hochschule Hannover von 1994-2007; Leiter des Referates für Transkulturelle Paychiatrie und Psychotherapie der DGPPN 1994-2010

Mahler, Lieselotte, Dr. med.
OÄ Psychiatrische Universitätsklinik der Charité im St. Hedwig-Krankenhaus

Montag, Christiane, PD Dr. med.
Fachärztin für Psychiatrie und Psychotherapie, Psychoanalyse Ltd. Oberärztin, Psychiatrische Universitätsklinik der Charité im St. Hedwig Krankenhaus

Mönter, Norbert, Dr. med.
Facharzt für Neurologie und Psychiatrie, Psychotherapie, Psychoanalyse; Leiter des AK »Religion und Psychiatrie« im Verein für Psychiatrie und seelische Gesundheit, Geschäftsführer des Gesundheitszentrums für Flüchtlinge (GZF gGmbH) in Berlin

Peseschkian, Hamid, Dr. med. habil.
Facharzt für Neurologie, Psychiatrie und Psychotherapie,Geschäftsführender Institutsleiter der Wiesbadener Akademie für Psychotherapie (WIAP)

Pfeifer, Konrad
Arzt, Wissenschaftlicher Mitarbeiter Klinik für Psychiatrie und Psychotherapie Charité – Universitätsmedizin Berlin, Psychiatrische Universitätsklinik der Charité im St. Hedwig-Krankenhaus

Pfeifer, Samuel, Prof. Dr. med.
bis 2013 Chefarzt der Klinik für Psychiatrie und Psychotherapie «Sonnenhalde» in Riehen bei Basel (Schweiz); jetzt in freier Praxis; Professor für Psychotherapie und Religion an der Evangelischen Hochschule Tabor in Marburg; Lehrauftrag an der Sigmund-Freud-Universität in Wien

Plöderl, Martin, Priv.-Doz. Dr. rer. nat.
Klinischer Psychologe, Psychotherapeut, Bereich für Krisenintervention und Suizidprävention, Universitätsinstitut für Klinische Psychologie, Christian-Doppler-Klinik, Paracelsus Medizinische Privatuniversität Salzburg

Rüschoff, Ibrahim, Dr. med.
Facharzt für Neurologie und Psychiatrie – Psychotherapie, niedergelassen als Ärztlicher Psychotherapeut in Rüsselsheim, Schwerpunkt muslimische Patienten, Mitglied der International Association of Islamic Psychology (IAIP) und der Islamischen Arbeitsgemeinschaft für Sozial- und Erziehungsberufe (IASE), Stellv. Vorsitzender des DGPPN-Referats »Religiosität und Spiritualität«

Scherzenski, Sabrina, Dipl.-Psych.
Psychologische Psychotherapeutin, Projekt PIRA: Psychiatrie-Information-Religion- Austausch im Verein für Psychiatrie und seelische Gesundheit e. V., derzeit tätig im Gesundheitszentrum für Flüchtlinge Berlin

Schouler Ocak, Meryam, Dr. med.
Fachärztin für Neurologie und Psychiatrie und Psychotherapie, Professorin für Interkulturelle Psychiatrie und Psychotherapie, EMDR-Therapeutin, Ltd. OÄ der Psychiatrischen Universitätsklinik der Charité im St. Hedwig-Krankenhaus in Berlin

Stern, Nicolai, Dipl.-Psych.
Psychologischer Psychotherapeut in Berlin-Charlottenburg

Utsch, Michael, Prof. Dr. phil. Dipl.-Psych.
Psychotherapeut, Referent der Ev. Zentralstelle für Weltanschauungsfragen in Berlin und psychotherapeutische Praxis, Leiter des DGPPN-Referats »Religiosität und Spiritualität«

Virtbauer, Gerald, Dr. phil.
Religionspsychologe Fakultät für Psychotherapie der Sigmund Freud Privatuniversität Wien, Mitarbeiter des katholischen Bistums Chur Schweiz

Wagemann, Gertrud
Autorin im interreligiösen Bereich, Berlin

Zechert, Christian, Dipl.-Soz., Dipl.-Sozialarbeiter
Angehöriger, langjährig wissenschaftlicher Mitarbeiter des Ev. Klinikum Bethel/ von Bodelschwinghsche Stiftungen Bethel/Bielefeld, bis 2018 Mitglied im Vorstand des Bundesverbandes der Angehörigen psychisch erkrankter Menschen e. V. (BApK)

Zinser, Hartmut, Prof. Dr.
Professor für Religionswissenschaft an der Freien Universität Berlin (bis zur Pensionierung 2012)

Geleitwort

In diesem Band beschäftigen sich eine Reihe von engagierten KollegInnen unter der Herausgeberschaft von N. Mönter, A. Heinz und M. Utsch mit dem eher ungewöhnlichen Thema religiöser Aspekte in der psychiatrisch-psychotherapeutischen Arbeit. In welchem Verhältnis steht das Psychische, das meistens naturwissenschaftlich verstanden wird, zu dem Seelischen, das im weiteren Sinne auch religiös gesehen werden kann?

Psyche und Seele sind zwei benachbarte Begriffe. Den einen verwenden Psychologen, Psychiater, Psychotherapeuten, den andern gebrauchen Pfarrer und religiös orientierte Menschen. Freilich ist das nicht überall so, Schweizer Psychiater sprechen auch in ihrem beruflichen Kontext meistens von der Seele. Die griechischen Vorläufer unserer abendländischen Kultur zeichnen die Psyche als ein zartes, geflügeltes (weibliches) Wesen, nicht selten bezogen auf den knabenhaften Gott Amor, d. h. es repräsentiert die Welt der liebevollen Gefühle, aber auch die Lebendigkeit schlechthin. Im Unterschied dazu umfasst unsere wissenschaftliche Vorstellung von Psyche vor allem das rationale Denken und das realitätsgerechte Handeln auf der einen Seite und andererseits das Erleben von emotionaler Bewegtheit und bedürfnishaftem Verlangen. Als Aufgabe der Psyche gilt es, sich selbst und die Welt zu verstehen, das eigene Handeln verantwortlich zu steuern und eigene Vorstellungen verwirklichen zu können. Als Voraussetzung dafür gilt die Fähigkeit zur Selbstreflexion und die Bereitschaft, sich an sozial vereinbarten Regeln zu orientieren. Die Verfügbarkeit über alles dies ist gleichbedeutend mit psychischer Gesundheit; der Ausfall oder die Deformierungen eines der Bereiche kennzeichnen den Leidenszustand des psychischen Krankseins.

Wenn die Psyche dies alles abdeckt, was bleibt dann noch für die Seele? Ein Kind sagt während des Abendessens zu seiner Mutter: »Mama, warum bin ich auf der Welt?« Das könnte eine Wissensfrage sein, die sich auf Sexualität, Zeugung, Geburt etc. bezieht. Wenn das Kind aber gerade in dem philosophiefähigen Alter von 4–6 Jahren angekommen ist, kann es sich um eine Sinnfrage handeln: »Ich werde mir bewusst, dass ich existiere und frage mich warum und wozu?« Eltern würden vielleicht antworten: »Nun rede nicht, iss fertig, es wird Zeit, ins Bett zu gehen.« Das Kind spürt, die Eltern haben keine Antwort, es bleibt mit seiner Frage allein. Vielleicht bringt die Oma das Kind ins Bett, sie spürt die Verlassenheit und sagt: »Du kannst ruhig schlafen, der liebe Gott passt auf Dich auf.« Da wird ein verlässliches Gegenüber etabliert: Die Geburt der Religion aus dem Geist der Verlorenheit. Wir hätten uns auch eine Beerdigungsszene denken können, deren Unerträglichkeit durch die Vorstellung eines Weiterlebens in einer anderen Welt gemildert wird. Unter solchen Voraussetzungen gewinnt alles wieder seinen Sinn und seine Ordnung, die von religiösen Menschen geglaubt und von religiösen Gemeinschaften soziokulturell ausgestaltet wird. (Nebenbei bemerkt zeigen Menschen, die Sinnüberzeugungen haben, in soliden empirischen Untersuchungen ein deutlich besseres psychisches Befinden).

Viele Menschen stellen sich irgendwann die Frage: »Wie soll ich leben und welche Wertvorstellungen geben meinem Leben einen Sinn?« Es sind die Religionen, die darauf antworten und diese Antworten fallen ähnlich aus. Hans Küng hat in seiner Idee des Welt-Ethos herausgearbeitet, dass sich alle religiösen Überzeugungen auf eine begrenzte Anzahl von Welterklärungen und ethischen Postulaten beziehen, auf eine Selbstverpflichtung des Menschen im Blick auf verbindende Werte, die in allen Religionen gleichermaßen zum Ausdruck kommen[1].

Damit wird das Psychische, mit dem wir begonnen haben, auf der Seite des Seelischen und Religiösen vor allem zum Ethischen hin erweitert. Es entsteht ein Menschen-Verständnis, das sich vom Psychologischen über das Soziale bis hin zum Philosophischen und Ethischen erstreckt. In einem Dialog mit J. Ratzinger äußert J. Habermas, die Philosophie habe aktuell gute Gründe, sich gegenüber religiösen Überzeugungen lernbereit zu verhalten. Dem modernen naturwissenschaftlich, ökonomisch und sozialwissenschaftlich begründeten Weltverständnis (und den daraus abgeleiteten pessimistischen Perspektiven) stelle die religiöse Dimension ein anderes Bild entgegen: hier ist der Mensch und dort ist Gott als sein persönliches Gegenüber, mit der Eröffnung von optimistischen Perspektiven von Hoffnung, Trost durch ein Prinzip des Guten, Barmherzigen[2]. Diese Sicht gibt dem Menschen eine Bestimmung, setzt ihn Prüfungen aus und verspricht ihm letztlich Geborgenheit. Von der religiösen Ebene aus gesehen ist die moderne Welt ein nihilistisches Elend. Von der Moderne her gesehen kann man (mit Freud) die religiöse Dimension für eine tröstliche Illusion halten. Gleichwohl scheint das eine ohne das andere ein unvollständiger Ansatz zu bleiben. Als Psychiater und Psychotherapeuten sollten wir unseren Blick nach beiden Seiten richten können. Dabei landen wir keineswegs in schöngeistigen Gefilden, sondern werden in der Regel konfrontiert mit der harten sozialen und kulturellen Realität, die das Leben vieler unserer Patienten und ihre Überzeugung geprägt hat, etwa durch Heimatverlust, Migration, Traumatisierung, Schwierigkeiten der Integration in eine unvertraute Gesellschaft.

An dieser Stelle wird deutlich, dass Religiosität in starkem Maße ein Thema von sozialen Gemeinschaften ist. Immer wieder diskutieren Veröffentlichungen die Bedeutung religiöser Überzeugungen im Hintergrund von Gewalttaten[3]. An dieser Stelle kippt das Thema der religiösen Sinngebung und Wertüberzeugung und es werden Intoleranz, Entwertung und wütende Aggressivität gegen solche sichtbar, die etwas anderes glauben und sich anders verhalten. Da genügen Symbole wie Kopfbedeckungen oder Essensgewohnheiten, um Menschen als Fremde,

---

1 Küng H (2009) Was ich glaube. München: Piper.
2 Habermas J, Ratzinger J (2005) Dialektik der Säkularisierung. Über Vernunft und Religion. Freiburg: Herder.
3 z. B. Girard R (2010) Gewalt und Religion. Berlin: Matthes und Seitz.

Ungläubige oder Feinde zu markieren. Fremdenfeindlichkeit macht sich besonders leicht an religiösen Überzeugungen der anderen fest. Möglicherweise kosten Zweifel und Ambivalenz bezüglich des eigenen Glaubens viel Kraft, sodass jene, die diesen Glauben nicht teilen, besonders heftig bekämpft werden müssen. Schon die frommen christlichen Kreuzfahrer des Mittelalters waren stolz darauf, unter der Parole »Gott will es« im Blut der Ungläubigen, ob Krieger, Frauen oder Kinder, »gewatet zu sein« und dankten Gott für diese Gnade.

Wir trösten uns im Blick auf die Gegenbewegung der Aufklärung. Sie betont auf nichtreligiöser Grundlage den humanistischen Gedanken, dass der andere so ist wie Du und daher unverbrüchlich respektiert werden muss. Zum Fremden kann er nicht nur durch eine andersartige Überzeugung, sondern auch durch das Befremdliche einer psychischen Krankheit werden. Mit beiden Themen müssen Psychiater sachkundig und wohlwollend umgehen können.

Psychotherapeuten sind sich einig, dass für die Entwicklung eines Patienten zweckmäßig ist, in einer Behandlung alles zur Sprache zu bringen was den Patienten beschäftigt. Das setzt freilich voraus, dass auch die Therapeuten in ihrer Ausbildung gelernt haben, sich mit heiklen Themen, etwa emotionaler oder sexueller Art auseinanderzusetzen. Weniger selbstverständlich ist der Umgang mit religiösen Themen. Vereinzelte Therapeuten beantworten die Gretchenfrage »wie hältst du's mit der Religion?« mit einem Zusatz auf dem Türschild: »Christliche Psychotherapie«. Ob das als Werbung oder als Warnung verstanden werden soll, mag offenbleiben. Wünschenswert wäre es, dass Therapeuten, unabhängig von solchen Festlegungen, in der Lage sind, sich gemeinsam mit ihren Patienten auch über weltanschauliche, religiöse und ethische Themen ernsthaft Gedanken zu machen. Die Berücksichtigung von Psyche hier und Seele dort und die Verknüpfung beider erlaubt es, Themen ins Auge zu fassen, die für jeden Menschen wichtig sind: Fragen des Weltbildes, der Kultur, der eigenen Geschichte, der persönlichen Wertvorstellungen, der eigenen Identität und Lebensziele: alles Fragen an den Sinn des eigenen Daseins, die nicht nur depressive Patienten umtreiben. Wer es erst einmal wagt, sich im Gespräch mit Patienten auf dieses Feld zu wagen, wird mitunter verwundert sein, wie viel das für sein Gegenüber im Sinne der Nutzung latenter Potenziale bedeutet. Den Herausgebern und Autoren dieses Buches ist für dieses couragierte Projekt und seine Anregungen sehr zu danken.

Gerd Rudolf
Heidelberg, im Oktober 2019

Inhaltsverzeichnis

Vorwort

Dieser Themenband führt religionswissenschaftliche, theologische, psychiatrische, psychotherapeutische Beiträge wie auch Perspektiven von psychisch Erkrankten und Angehörigen psychisch Erkrankter zusammen, die zu einem Verständnis von Religion und Religiosität mit Blick auf die psychiatrische und psychotherapeutische Behandlung dazugehören. Zum Entstehungshintergrund des Bandes im Zusammenhang mit dem seit 2009 etablierten Berliner psychiatrisch-religionswissenschaftliche Colloquium verweisen wir gerne auf die ausführliche Einleitung von Norbert Mönter (▶ Einführung).

Die Herausgeber wussten bei der Konzipierung dieses Buches um die Komplexität und Wichtigkeit des Themas, waren aber angesichts einer gerade in den letzten Jahren zu verzeichnenden Publikationsdichte zum Thema Psychiatrie, Religiosität und Spiritualität doch etwas überrascht von der zunehmenden öffentlichen Resonanz wie der damit zum Ausdruck kommenden Praxis-Relevanz (Baatz 2017; Cyrulnik 2018; Freund et al. 2018; Freund und Pfeifer 2019; Schlegel und Ginanimazzi 2019; Frick et al. 2018; Hofmann et al. 2017; Juckel et al. 2018; Peterson 2018; Sozialpsychiatrische Info 2018; Reiser 2018; Utsch et al. 2018; Utsch 2018a; Ertel & Münch 2019). Die klare Ausrichtung auf die psychiatrische und psychotherapeutische Behandlungs- und Versorgungspraxis war den Herausgebern ein zentrales Anliegen. Die Beiträge sollen vor allem wichtige und wissenschaftlich begründete Informationen vermitteln, auch relevante fachliche Positionierungen resp. Problemfelder spiegeln, mit denen Therapeuten, sei es im engeren psychiatrischen Kontext oder im weiteren Feld psychotherapeutischer oder auch psychosozialer Hilfeangebote heute zunehmend konfrontiert sind. Voraussetzung hierfür ist die Bereitschaft zu umfassender Wahrnehmung des einzelnen Patienten unter Einbeziehung auch seiner religiösen oder weltanschaulichen Bezüge und Einstellungen.

Über den konkreten Praxisbezug hinaus soll der Leser in den sehr unterschiedliche Perspektiven repräsentierenden Beiträgen auch zu weitergehender Reflexion mit den Berührungspunkten von Religion, Spiritualität und Psychiatrie/Psychotherapie angeregt werden; hierzu dienen auch die oft umfänglichen Literaturhinweise. Philosophische, religionswissenschaftliche, theologische, neurobiologische, soziologische, psychiatrische sowie psychotherapeutische Blickwinkel zusammenführen zu wollen, mag auf den ersten Blick als überanspruchsvolles, womöglich überhebliches Unterfangen erscheinen. Beim Betrachtungsversuch aus einer nicht durch die eigene Fachdisziplin geformten Brille macht aber der im Fokus stehende psychisch kranke und leidende Mensch eine mehrdimensionale Untersuchungsebene unter Beteiligung all der vorgenannten wissenschaftlichen Disziplinen geradezu zwingend. Es wäre im Gegenteil Hybris, würde die Erklärungs- und Deutungshoheit von Entstehung und Verständnis psychischen Leidens sowie das Wissen um Bewältigungsmöglichkeiten oder Auswege exklusiv von den Experten nur eines Blickwinkels beansprucht. Sieht man auf den einzelnen Menschen mit einer psychischen Störung oder in einer psychischen Krise, dann sieht man sie oder ihn als individuelle Persönlichkeit inmitten eines vielgestaltigen Lebensumfeldes, zu dessen Beschreibung all die vorgenannten Wissenschaftszweige spezifisch beitragen können. Diesem breiten wie tiefen Verständnis seelischen Leidens ordnet sich auch die Konzentrierung auf die religiöse bzw. spirituelle Seite des Menschen in diesem Band zu. Dass diese religiöse Seite in der migrationsgeprägten gesellschaftlichen Situation, vor allem West- und Mitteleuropas, eine von vielen Zeitgenossen des letzten Jahrhunderts unerwartete Aktualität gewonnen hat und weiter gewinnt (Ohls und Agorastos 2018), kann vielen Beiträgen implizit entnommen werden.

Die psychotherapeutisch-psychiatrische Grundmotivation steht in einem eigentümlichen Spannungsverhältnis zu einem religiös-spirituellen Weltbild. Psychotherapie und Psychiatrie wollen das Erleben und Verhalten eines leidenden Menschen besser verstehen und seine Unabhängigkeit und Selbstverwirklichung fördern. Widerspricht das medizinisch-psychologisch geförderte Unabhängigkeitsideal nicht dem religiösen Grundmotiv der Rück-Bindung an eine »höhere« Wirklichkeit? Hier ist eine kultursensible Perspektive weiterführend. Religiöse Rituale und Deutungen bilden eine Säule kultureller Praktiken. Während in den eher individualistischen Kulturen des Westens religiös-spirituelle Lehren und Rituale häufig als unzeitgemäß und wirklichkeitsfremd empfunden werden und die Werte der Gesellschaft sich zunehmend säkularisieren, bietet sich in eher soziozentrischen Kulturen weltweit ein anderes Bild. Bei einer kultursensiblen Behandlung ist deshalb das Einbeziehen der religiösen bzw. spirituellen Dimensionen unverzichtbar. Religionen stellen jedoch nicht nur Ressourcen zur Leidverarbeitung, Schmerzbewältigung und Sinnfindung zu Verfügung, sie sind auch die Grundlage vieler Konflikte und Störungen. Religion und Spiritualität können sowohl Teil des Problems als auch Teil der Lösung sein – je nach individuellen Vorerfahrungen.

Der konstruktive Dialog zwischen religiösen und säkularen Lebensformen ist dabei für eine pluralistische Gesellschaft zukunftsweisend. Religiöse Überzeugungen prägen besonders das Erleben von Krankheit, Gesundheit und Therapie tief religiöser Patienten (Milzner et al. 2019). Eine sensible Berücksichtigung des vorhandenen Wertesystems kann die psychotherapeutische Behandlung fördern und das Arbeitsbündnis stärken. Hier sind kultur- und religionssensible Ärzte und Psychotherapeuten gefragt, vorhandene religiöse oder spirituelle Ressourcen der Patienten zu erfragen und in der Therapieplanung zu beachten. (Ohls und Agorastos 2018; Machleidt 2019). Allerdings können gläubige Hoffnung und Vertrauen auch leicht missbraucht werden. Neben den Ressourcen der Religiosität dürfen deshalb ihre Schattenseiten nicht übersehen werden (Ciupka-Schön und Becks 2018; Zwingmann et al. 2017) und psychotherapeutische Interventionen müssen ideologisch und religiös neutral erfolgen.

Dieses Buches gliedert sich in vier Abschnitte. Im ersten Abschnitt »Religionssensible Psychotherapie im Kontext neuerer Entwicklungen von Psychiatrie und

Psychotherapie« (mit den Beiträgen 1–8) wird die fachliche Einordnung der in dieser Form neuen religionssensiblen diagnostischen und therapeutischen Sicht thematisiert. So blickt Andreas Heinz in einem Grundsatzbeitrag (▶ Kap. 1) zurück auf klassische psychiatrische Theorien im Umgang mit dem vermeintlich Irrationalen. Er schildert Fallstricke, mit denen eine personenzentrierte Psychiatrie und Psychotherapie konfrontiert ist, wenn sie mit den religiösen und spirituellen Bedürfnisse der Patientinnen und Patienten umgehen will. Dabei verweist er auf das Positionspapier der DGPPN zu »Religiosität und Spiritualität in Psychiatrie und Psychotherapie« (Utsch et al. 2017), welches auch von mehreren anderen Autoren als wichtiger aktueller Referenztext angesehen wird. Heinz beschreibt Weltoffenheit und ideologische Abstinenz als wichtige Orientierung für jegliche moderne Medizin. Peter Antes (▶ Kap. 2) zeigt als Religionswissenschaftler die enorme Veränderung der Religionszugehörigkeit in den letzten Jahrzehnten in Deutschland auf und gibt mit der Beschreibung des Faktischen und dem Hinweis auf das für alle verbindliche Grundgesetz unseres Landes einen wichtigen Ausblick auf die gesellschaftliche demokratische Gestaltungsebene frei, religiöse und kulturelle Werte anzuerkennen und konsentierten ethischen Grundsätzen gemäß zu handeln.

Lasse Brandt, Christiane Montag und John Haynes (▶ Kap. 3) gehen auf die Suche nach (neuro-)biologischen Grundlagen von Religiosität und Spiritualität, müssen aber doch vorerst nur bescheidene Einsichtsmöglichkeiten in parallele und nicht kausal-verknüpfte biologische und psychisch-religiöse Prozesse konstatieren.

Michael Utsch widmet sich in seinem Beitrag (▶ Kap. 4) der Psychotherapie zwischen Spiritualisierung und weltanschaulicher Neutralität und stellt Spiritualität als einen verloren gegangenen Aspekt eines ganzheitlichen Gesundheitsverständnisses heraus.

Hartmut Zinser schildert in Beitrag 5 beispielhaft spirituelle Orientierungssuche, wie sie sich auch in Trance- und Ekstase-Kulten heutiger Zeit findet, und vergleicht diese aus religionswissenschaftlichem Blickwinkel mit traditionellen (früheren) Kulten, in denen Trance und Ekstase von besonderer Bedeutung waren (▶ Kap. 5).

Norbert Mönter (▶ Kap. 6) versucht die beiden zentralen Komponenten »Haltung« und »Wissen«, die für eine religionssensible Psychiatrie und Psychotherapie maßgeblich sind, näher zu definieren. Eine ernsthaft am Respekt »vor dem Anderen« orientierte therapeutische Haltung beschreibt er fußend auf der Tradition sozialpsychiatrischen Behandlungsverständnisses als heutigen Therapie-Standard; welches spezifische Wissen über Glaubensprozesse, Religiosität und ihre anthropologische Funktion ein religionssensibler Psychiater/Psychotherapeut benötigt, wird ausführlich dargelegt.

Unverzichtbar ist bei heutiger Betrachtung psychiatrisch relevanter Fragestellungen die grundsätzliche Berücksichtigung der Perspektiven eben der Menschen, die von psychischer Erkrankung betroffen sind, sowie deren Angehörigen. Susanne Ackers und Angelika Heiden (▶ Kap. 7) sowie Christian Zechert (▶ Kap. 8) sind der Darstellung ihres Erlebens und ihrer konkreten Schlussfolgerungen in je eindrucksvoller Weise nachgekommen.

Der zweite Teil des Buches (Beiträge 9–14) versucht dem Anspruch nachzukommen, relevantes religionswissenschaftliches Wissen unter dem Aspekt psychotherapeutischer Relevanz aufzubereiten. Den jeweils profunden Kennern der vorgestellten Religionen war die Bitte angetragen worden, aus den verschiedenen religiösen bzw. spirituellen Traditionen heraus das Krankheitsmodell und möglichst auch das spezifische Verständnis psychischer Erkrankung darzustellen, sodann die (postulierten) Elemente einer religionsimmanenten, auf den Glaubensinhalten beruhenden therapeutischen Wirkung und als Weiteres auch die (ggf. protektive) gelebte Sozialität der Religionsgruppe/-gemeinschaft aufzuzeigen. Zudem sollten, wenn möglich, auch die konkreten Hilfestellungen in den Religionen angesprochen werden, soweit sie für psychisch Kranke von Bedeutung sind. Diese vier Fragestellungen sind zweifelsfrei inhaltlich sehr weitgehend und können allein angesichts der Diversität der vielen religiösen Untergruppierungen nicht in einem kurzen Beitrag befriedigend beantwortet werden. Auch besteht zweifelsfrei Bedarf an empirischer, systemischer wie auch theoretischer Forschung zum aufgezeigten Fragekomplex; diese wissenschaftliche Herausforderung sollte möglichst interdisziplinär in Zusammenarbeit von Psychiatern, Psychotherapeuten, Religionswissenschaftlern, Ethnologen angegangen werden und müsste auch die Behandlungs- und Versorgungsebene psychischer Erkrankungen in den diversen, spezifisch religiös geprägten Ländern/Gesellschaften einbeziehen. Da aber für die psychische Stabilität/Instabilität hochbedeutsame Themenkomplexe wie Schuld und Scham, Reue, Sühne, Vergebung, Strafe und Erlösung in allen Religionen ihren Widerhall finden, werden auch ggf. nur skizzenhafte Abhandlungen für Psychotherapeuten bei der Suche nach dem Verstehen des jeweiligen, und eben nicht nur pathologischen, Verhaltens von Wert sein. Zu religionsspezifischen Werthaltungen gegenüber so bedeutsamen Bereichen wie z. B. dem Umgang mit Körperlichkeit und Sexualität oder auch mit Suizid und Suizidversuchen finden sich weiterführende Ausführungen explizit im Exkurs über Menschen mit besonderer sexueller Orientierung (LSB) und im 4. Kapitel in zwei Beiträgen zum Suizid.

Die Autoren der Kapitel des zweiten Teils entstammen entweder dem aktiv psychotherapeutischen oder dem religionswissenschaftlich-theologischem Feld mit Ausnahme der Autorin Gertrud Wagemann.

Der Beitrag von Frau Wagemann zeichnet sich durch die Besonderheit des biographisch geprägten Kompetenz-Hintergrundes der Autorin aus. Frau Wagemann, zuvor mehrjährig als Architektin tätig, nahm 1980 ein vietnamesisches Boatpeople-Kind als Pflegesohn in ihre Familie (mit zwei eigenen Söhnen) auf. In der Folgezeit knüpfte sie viele interreligiöse Kontakte u. a. im Kontext einer ehrenamtlichen Tätigkeit in ihrer Kirchengemeinde und der überregionalen Flüchtlingshilfe. Die von Frau Wagemann vorgenommene Zusammenstellung der für Psychiater und Psychotherapeuten bei Diagnostik und Therapie relevanten religiösen und kulturellen Gegebenheiten in den Regionen und Ländern Ost-Südostasiens, in Indien und Afrika imponiert aufgrund ihrer alltagspraktischen Bedeutung und erschien den Herausgebern aus diesem Anlass als Bereicherung dieses Bandes.

Allen Autoren des Buch-Abschnittes »Religionssensibilität: auch eine Frage des Wissens« sei besonders gedankt, da die abgefragte psychiatrisch-psychotherapeutische Sicht eine besondere Herausforderung darstellt, die sicher einer grundsätzlichen Vertiefung bedarf. Die vorgenannten Fragestellungen behandeln für das Judentum Nicolai Stern (▶ Kap. 9), für das Christentum Beate Jakob (▶ Kap. 10), für den Islam Mahmud Martin Kellner (▶ Kap. 11) und für den Buddhismus Gerald Virtbauer (▶ Kap. 13). Über die prägende Kraft der Religionen in Ost- und Südostasien, in Indien und Afrika schreibt Gertrud Wagemann (▶ Kap. 12) und über das Bahaitum Hamid Peseschkian (▶ Kap. 14). Den Autoren des Exkurses über Religion und Menschen mit LSB-Orientierung, Konrad Pfeifer, Lieselotte Mahler, Martin Plöderl, gebührt besonderer Dank, da sie dem erst in der Abschlussphase dieses Buches herausgeberseitig geäußerten Beitragswunsch sehr kurzfristig nachgekommen sind. Zum Beitrag über Menschen mit besonderer sexueller Orientierung (LSB) ist anzumerken, dass dieser ausdrücklich als Exkurs verstanden wird (▶ Exkurs). Handelt es sich hier doch nicht um psychisch kranke Menschen, sondern um Menschen mit erhöhter Vulnerabilität, die oftmals unter dem Eindruck religiös begründeter Stigmatisierungsmechanismen eine seelische Traumatisierung erfahren. Leider nicht mehr einbeziehen konnten wir einen eigenständigen Beitrag zu den psychischen Folgestörungen und den Kontextfaktoren, wie sie mit sexuellem Missbrauch vor allem junger Menschen durch Autoritätspersonen in religiösen Milieus verbunden ist. Dabei steht der langjährig vertuschte, erschreckende (weltweite) sexuelle Missbrauch durch Priester der katholischen Kirche zwar derzeit im Vordergrund (s. a. Deutsche Bischofskonferenz 2018). Es ist davon auszugehen, dass die Problematik in allen religiösen und spirituellen Gemeinschaften und Gruppen virulent ist, die u. a. durch ein Machtgefälle einerseits und große emotionale Nähe andererseits gekennzeichnet sind. Hierzu verweisen wir auf aktuelle Berichterstattungen sowie erste Materialsammlungen (z. B. Utsch 2018).

Wie der Machtmissbrauch zu den negativen Phänomenen religiöser Organisationen zählt, so dürfen trotz notwendiger Neubesinnung auf die in religiöser Überzeugung und Praxis liegenden Ressourcen die psychopathologischen Entwicklungen im religiösen Kontext nicht übersehen werden. Im dritten Teil des Buches (Beiträge 15–18) beschreibt Gunther Klosinski (▶ Kap. 15) aus jugendpsychiatrischem Blickwinkel die Gefahren persönlicher religiöser Entwicklung, insbesondere der Konversion, und schildert zugleich Mechanismen problematischer Einflussnahme. Joachim Demling (▶ Kap. 16) bietet einen Überblick über die (religions-)psychopathologischen Syndrome in christlichen Gesellschaften. Auf die Frage nach individuellen psychopathologischen Faktoren und sozialpathologischen Einflussebenen bei politisch-religiöser Radikalisierung auf dem Boden muslimischen Glaubens geht Ibrahim Rüschoff (▶ Kap. 17) ein. Raul Ceylan (▶ Kap. 18) setzt die »Kriminalgeschichte« des Christentums und des Islams als Hintergrund in Bezug zum Neo-Salafismus als »neue Jugendbewegung« speziell in Deutschland. Rüschoff und Ceylan gehen in ihren Beiträgen auch auf Aspekte und Maßnahmen der Prävention religiöser Radikalisierung ein.

Im vierten und letzten Teil (Beiträge 19–26) werden Beispiele und grundlegende Aspekte einer religionssensiblen Praxis in der Psychiatrie und Psychotherapie dargestellt. Samuel Pfeifer (▶ Kap. 19) beschreibt den religionssensiblen therapeutischen Umgang mit dem Dämonenglauben und Okkultismus, Hans-Jörg Assion (▶ Kap. 20) schildert traditionelle Heilvorstellungen in islamisch geprägten Kulturen, die auch in Deutschland im Umgang mit Migranten aus den beschriebenen Ländern zu beachten sind. Lasse Brandt, Christiane Montag und John Haynes (▶ Kap. 21) gehen den Wirkfaktoren und Effekten von Yoga, Meditation und Gebet aus psychotherapeutischer Sicht nach. Zum Problemfeld Suizid stellen Norbert Mönter und Michael Utsch (▶ Kap. 22) einige grundlegende Überlegungen an zu den sich über die Zeit wandelnden und in den Religionen unterschiedlichen Umgangsweisen und moralischen Bewertungen. Meryam Schouler Ocak (▶ Kap. 23) geht näher auf den Suizid speziell bei Migranten aus islamischen Ländern ein. Aus engagierter Krankenhaus-Seelsorge in einer psychiatrischen Klinik berichtet Thomas Beelitz (▶ Kap. 24). Ein sehr spezielles Beispiel religionssensibler psychotherapeutischer Praxis gibt Norbert Mönter mit seinem Projekt-Bericht über ein psychotherapeutisches Beratungsangebot und psychiatrische Informationsveranstaltungen in türkischen und arabischen Moscheen; von drei Mitarbeitern des Projektes (Elif Alkan-Härtwig, Sabrina Scherzenski und Jihad Alabdullah) werden konkrete Beratungssituationen und Verläufe vorgestellt (▶ Kap. 25). Die in den verschiedenen Beiträgen dieses Buches zusammengetragenen kultur- und religionsrelevanten Einfluss- und Zielfaktoren psychiatrischer und psychotherapeutischer Tätigkeit begründen auch eine sich wandelnde Identität der Psychiater und Psychotherapeuten. Hierzu schreibt Wielant Machleidt (▶ Kap. 22) und konstatiert abschließend »einen individuellen und zivilisatorischen Zugewinn, der allerdings nicht ohne massive innere und äußere Widerstände und Krisen zu erringen ist«.

Das Buch wendet sich an Psychiater und Psychotherapeuten sowie alle in der psychiatrischen und psychosozialen Versorgung tätigen Berufsgruppen, Akteure der Flüchtlingshilfe, religionswissenschaftlich und theologisch Interessierte. Gerade pastoral Tätige der verschiedenen Religionen haben in ihrer Seelsorge häufig mit Betroffenen psychischer Krisen zu tun. Der Band möchte mit seinen Fachbeiträgen zu einer verbesserten Zusammenarbeit zwischen Psychotherapie und Seelsorge anregen. Bei klarer Kompetenzverteilung können Psychotherapeuten und Seelsorger voneinander lernen und einander in ihrer Arbeit sinnvoll ergänzen. Für eine hilfreiche Zusammenarbeit sind Kenntnisse darüber, wie die komplementäre Berufsgruppe arbeitet, unverzichtbar. Ein neues Handbuch liefert detailliertes psychiatrisches Grundwissen für die Seelsorge (Sautermeister und Skuban 2018). Der hier vorliegenden Band ergänzt dieses stärker klinisch ausgerichtete Handbuch um religionswissenschaftliche und religionspsychologische Aspekte. Da wir gendersprachlich ausgewogen formulieren, aber zugleich eine leserfreundliche Darstellung sicherstellen möchten, werden neutrale und Paarformen sowie das generische Femininum und Maskulinum nebeneinander verwendet. Diese schließen, wo nicht anders angegeben, alle Geschlechtsformen ein.

In diesem Sinne wünschen wir allen Leserinnen und Lesern viele Anregungen und Freude bei der Lektüre.

Norbert Mönter, Andreas Heinz, Michael Utsch
Berlin, im Oktober 2019

Literatur

Baatz U (2017) Spiritualität, Religion, Weltanschauung. Landkarten für systemisches Arbeiten. Göttingen: Vandenhoeck und Ruprecht.

Ciupka-Schön B, Becks, H. (2018) Himmel und Hölle. Religiöse Zwänge erkennen und behandeln. Ostfildern: Patmos.

Cyrulnik B (2018) Glauben. Psychologie und Hirnforschung entschlüsseln, wie Spiritualität uns stärkt. Weinheim: Beltz.

Deutsche Bischofskonferenz (2018) MHG-Studie: Sexueller Missbrauch an Minderjährigen durch katholische Priester, Diakone und männliche Ordensangehörige im Bereich der Deutschen Bischofskonferenz. (https://www.dbk.de/fileadmin/redaktion/diverse_down loads/dossiers_2018/MHG-Studie-gesamt.pdf, Zugriff am 10.06.2019).

Ertel U, Münch A (Hrsg.) (2019) Religion und Psychose. Göttingen: Vandenhoeck und Ruprecht.

Freund H, Böhringer S, Utsch M et al. (2018) Religiosität und Spiritualität in der Facharztweiterbildung. Eine Umfrage bei den Weiterbildungsermächtigten für Psychiatrie und Psychotherapie. Der Nervenarzt 89/5: 539–545.

Freund H, Pfeifer S (Hrsg.) (2019) Spiritualisierung oder Psychologisierung? Deutung und Behandlung außergewöhnlicher religiöser Erfahrungen. Stuttgart: Kohlhammer.

Frick E, Stotz-Ingenlath G, Ohls I et al. (Hrsg.) (2018) Fallbuch Spiritualität in Psychotherapie und Psychiatrie. Göttingen: Vandenhoeck und Ruprecht.

Hofmann L, Heise P (Hrsg.) (2017) Spiritualität und spirituelle Krisen. Handbuch zu Theorie, Forschung und Praxis. Stuttgart: Schattauer.

Juckel G, Hoffmann K, Walach H. (Hrsg.) (2018) Spiritualität in Psychiatrie und Psychotherapie. Lengerich: Papst.

Machleidt W (2019) Religiosität und Spiritualität in der interkulturellen Psychotherapie. Psychotherapie-Wissenschaft 9/1: 51–21.

Milzner G, Utsch M, Britten U (2019) Religiöse und spirituelle Sinnsuche in der Psychotherapie. Georg Milzner und Michael Utsch im Gespräch mit Uwe Britten (Reihe Psychotherapeutische Dialoge). Göttingen: Vandenhoeck und Ruprecht.

Ohls I, Agorastos A (2018) Religion und Migration. In: Machleidt W, Kluge U, Sieberer M et al. (Hrsg.) Praxis der interkulturellen Psychiatrie und Psychotherapie. München: Elsevier. S. 103–111.

Peterson JB (2018) Warum wir denken, was wir denken: Wie unsere Überzeugungen und Mythen entstehen. München: MVG.

Reiser F (2018) Menschen mehr gerecht werden. Zur Religiosität bzw. Spiritualität von Patientinnen und Patienten in Psychiatrie und Psychotherapie. Würzburg: Echter.

Sautermeister J, Skuban T (Hrsg.) (2018) Handbuch psychiatrisches Grundwissen für die Seelsorge. Freiburg: Herder.

Schlegel M, Gianimazzi N (2019) Sinnstiftung als gemeinsame Aufgabe von Religiosität/Spiritualität und Psychotherapie? (Editorial). Themenheft »Kultur, Religion und Psychotherapie«. Psychotherapie-Wissenschaft 9/1.

Sozialpsychiatrische Informationen (2018) Spiritualität: Ressource, Hemmnis. Illusion? Themenheft 48/2.

Utsch M (2018) Missbrauchsfälle in religiösen Milieus. Materialdienst der EZW 81/10: 363–364.

Utsch M (2018a) Depression und Religiosität/Spiritualität. Familiendynamik 43/2: 134–143.

Utsch M, Anderssen-Reuster U, Frick E et al. (2017) Empfehlungen zum Umgang mit Religiosität und Spiritualität in Psychiatrie und Psychotherapie. Positionspapier der DGPPN. Spiritual Care 6/1: 141–146.

Utsch M, Bonelli R, Pfeifer S (2018) Psychotherapie und Spiritualität. Mit existenziellen Konflikten und Transzendenzfragen professionell umgehen. 2. Auflage. Berlin: Springer.

Zwingmann C, Klein C, Jeserich F (Hrsg.) (2017) Religiosität – die dunkle Seite. Beiträge zur empirischen Religionsforschung. Münster: Waxmann.

Entstehungshintergrund und Einführung

Norbert Mönter

Glauben ist menschlich

Das hatten die 4 Berliner Psychiater und Psychotherapeuten auf der Radtour ins Baltikum nicht erwartet, als sie im Spätsommer 2015 den Königsberger/Kaliningrader Dom besichtigten. Soeben hatten sie an der Eingangsmauer die bronzene Kant-Gedenktafel (1994 wiederangebrachte Nachbildung des Originals von 1904) mit dem wohl berühmtesten Satz Immanuel Kants aus der Kritik der praktischen Vernunft von 1794 lesen können:

>*Zwei Dinge erfüllen das Gemüt mit immer neuer und zunehmender Bewunderung und Ehrfurcht, je öfter und anhaltender sich das Nachdenken damit beschäftigt: Der gestirnte Himmel über mir und das moralische Gesetz in mir. Ich sehe sie beide vor mir und verknüpfe sie unmittelbar mit dem Bewusstsein meiner Existenz.*« (*Kapitel 34 Beschluss*)

Und jetzt standen sie knapp hundert Meter weiter an der Nordostecke des Domes vor Kants Grab (Ehrenmal Stoa Kantiana) und staunten ob der russischen Hochzeitspaare, die – frisch vermählt und z. T. mit gut gelaunter Hochzeitsgesellschaft – hier Blumensträuße niederlegten und sich übernatürlichen Segen für das Zukunftsglück ihrer Ehe ausgerechnet von dem großen deutschen Aufklärer erhoffend, fotografieren ließen. Zur Komplettierung des Rituals gehört nachfolgendes Anbringen eines Vorhängeschlosses am Eisengittergeländer der zur Dominsel führenden Pregelbrücke (früher Honigbrücke); damit sollte der Bund fürs Eheleben dann hoffnungsvoll besiegelt sein.

Wie es zu diesem Kaliningrader Hochzeitsbrauch en détail kam, kann offen bleiben. Aber angesichts des, von dem »Weisen aus Königsberg« 1794 so wegweisend entworfenen »Vernunftglauben«-Konzeptes und seiner Ablehnung von Wunderglauben, »himmlischen Einflüssen«, Liturgien und Wallfahrten überraschen diese modernen Rituale der pilgernden russischen Hochzeitspaare und erinnern an magische Glaubens- und Handlungsmodi. Dass gerade der als misogyn geltende, ewige Junggeselle als das feierliche Ritualobjekt ausersehen wurde, hat sicher auch seinen diesbezüglich kontrapunktisch ironischen wie psychologisch nachvollziehbaren Moment.

Kaliningrad birgt über dieses kleine Moment abergläubisch geprägten Alltagslebens hinaus ein viel weitergehendes, sich auf Glauben und Religion beziehendes Phänomen. In der geplanten sowjetischen Musterstadt (ab 1950 militärisches Sperrgebiet) kam es Ende der 1940er Jahre nach Zwangsumsiedlung der Deutschen Bevölkerung zur Neuansiedlung von Menschen aus vielen Regionen Russlands; vor allem waren es Kolchosebauern und Militärangehörige mit ihren Familien, die aus planerischer Sicht für die sowjetischen Utopie des neuen Menschen vermutlich besonders geeignet schienen. So galt Kaliningrad als erste offiziell »religionsbefreite« Stadt der Sowjetunion. Die Region Kaliningrad blieb für lange Zeit (bis 1967) das einzige sowjetische Gebiet ohne legale religiöse Gemeinden (Maslow und Steindorff 2016, S.171–210).

Perestroika und Glasnost brachten 1990 dann die große Wende auch hinsichtlich der (offenen) Religionsausübung: es kam zur Gründung zahlreicher, in der Ausrichtung vielfältiger religiöser Gemeinden. Die meisten Kirchenbauten waren im Krieg weitgehend zerstört worden, ebenso schon zuvor in der Pogromnacht die Synagogen der, bis zur Weimarer Zeit nach Berlin und Breslau, drittgrößten jüdischen Gemeinde Deutschlands. Von den vormals zumeist leerstehenden oder als Lagerhallen genutzten Kirchen wurden zahlreiche wieder in Funktion genommen, wie auch neue Gebetshäuser gebaut wurden. Beeindruckend ist die dann zügig 1996 erbaute, das Kalingrader Zentrum mitbestimmende, imposante orthodoxe Christ-Erlöserkirche. Etwa die Hälfte der Einwohner des Kaliningrader Gebiets sind heute russisch-orthodoxe Christen. Hinzu kommen armenische und ukrainische Orthodoxe. Neben zahlreichen Konfessionslosen gibt es hier u. a. noch Minderheiten von Angehörigen der römisch-katholischen Kirche (vorwiegend Litauer), Lutheraner, Baptisten, Pfingstler, Adventisten, Zeugen Jehovas, Juden, Buddhisten und Muslime (Tataren) und somit 70 Jahre nach der Proklamation der religionsbefreiten Stadt eine unerwartet (multi-)religiöse Situation. Das Regionaljournal »Kaliningrad aktuell« sprach schon 2001 von einer »Blüte religiöser Vielfalt« (Kaliningrad.Aktuell.ru/ 2001).

Sicher stellt die Kaliningrader Entwicklung eine historisch bedingte, quasi experimentelle Besonderheit dar, aber sie gibt einen Ausblick auf das Menschen- und Weltbild der Menschen im heutigen Ost-Mittel-Europa und damit indirekt auf die anhaltende gesellschaftliche Bedeutung religiöser Zugehörigkeit im 21. Jahrhundert.

Wie religiös geprägte Menschenbilder, wie Religiosität und Spiritualität sich auf die psychische Gesundheit und psychische Erkrankung auswirken, wie Religiosität psychologisch-diagnostisch unter Einbezug auch des sozialen Kontextes einzuordnen ist und inwieweit sie eine Ressource oder eine Gefährdung für psychisch Erkrankte darstellen, wird in diesem Themenband intensiv besprochen werden; abgehandelt werden auch die mit potenzieller Ressource und Gefährdung korrespondierenden, religionssensiblen therapeutischen Strategien unter verschiedenen Blickwinkeln.

Entstehungshintergrund

Dieser Band entstand durch interdisziplinäre Colloquien, Diskurse und Projekte des seit 2006 aktiven Arbeitskreises »Religion und Psychiatrie« (AK R&S) im Berliner Verein für Psychiatrie und seelische Gesundheit. Dieser AK führte neben Psychiatern/Psychiatrie-Professionellen aus Praxis und Wissenschaft (auch aus der Seelsorge) sowohl Betroffene wie Angehörige psychisch Erkrankter und auch Religionswissenschaftler zusammen. Das Selbstverständnis ließe sich in Anlehnung an den psychiatrischen Trialog (Professionelle, Betroffene, Angehörige) auch als Polylog formulieren, wobei eine zugleich religions- und konfessionsübergreifende wie wertschätzende Themen- und Problembearbeitung die Basis bildet. Die Ergebnisse einer ersten Fachtagung zum Thema »Religion und Psychose – Sinnsuche und Sinnstiftung im psychiatrischen Alltag« im September 2006 wurden in dem Sammelband »Seelische Erkrankung, Religion und Sinndeutung« publiziert (Mönter 2007). Ein wichtiges Ziel des AK R&P ist es, eine religions- und kultursensible psychiatrische Behandlung auf allen Versorgungsebenen zu befördern. Die anthropologische, kulturgeschichtliche und psychologische Dimension/Funktion sowie die Vielfalt von Glaubensüberzeugungen, Religionen und Spiritualität waren die Themen der dann alljährlichen, in Kooperation mit der Charité Klinik für Psychiatrie und Psychotherapie Campus Mitte (Prof. A. Heinz) und dem Religionswissenschaftlichen Institut der FU Berlin (Prof. H. Zinser) stattfindenden psychiatrisch-religionswissenschaftlichen Colloquien. Diese Vorträge bilden auch das Grundgerüst des vorliegenden Bandes; wichtige weitere Beiträge sind hinzugekommen.

Das Ziel dieses Bandes besteht wie bei den Colloquien darin, sowohl in der Fachöffentlichkeit als auch bei Krankheitsbetroffenen und ihren Angehörigen das Verständnis für religiöse Bezüge bei psychischem Erkrankt-Sein im Interesse einer rational begründeten und wirksamen Therapie zu fördern.

Über die Colloquien hinaus realisiert der Berliner AK R&S mit dem von der Lottostiftung Berlin finanzierten PIRA-Projekt (Psychiatrie-Information-Religion-Austausch) eine weitere, ganz pragmatische Zielsetzung: Mitglieder religiöser Gemeinden und Gemeinschaften, insbesondere muslimischer Gemeinden, die nicht zuletzt aufgrund spezifischer Ressentiments zu notwendigen psychotherapeutische/psychiatrischen Hilfen keinen Zugang finden, über psychische Erkrankungen und die Therapiemöglichkeiten zu informieren und ggf. individuell zu beraten, z. T. auch in Zusammenarbeit mit Pfarrern und Imamen. Über das PIRA-Projekt wird in Kapitel 25 berichtet, wobei auch spezifische Problemkonstellation einzelner Patienten dargestellt werden.

Zur Klärung der Begriffe und worum es geht

Der vorliegende Band mit seinem Titel »Religionssensible Psychotherapie/Psychiatrie« fokussiert auf den Glauben und die Religiosität des Einzelnen, also die Praxis individuell gelebter Religion. Es geht um Glaubensinhalte und Überzeugungen wie auch Verhaltenskodizes, Rituale und Gebräuche. Dabei ist die psychotherapeutische Perspektive maßgeblich, die hier explizit auch die psychiatrische Perspektive einschließt. *Die* Psychiatrie und *die* Psychotherapie (wie auch *die* Psychosomatik) stellen (historisch gewachsen) voneinander separierte Verstehens- und Versorgungskonzepte dar. Im Hinblick auf Definition und Entwicklung einer Religionssensibilität in der Behandlung psychisch Erkrankter findet sich in den Fachgebieten eine weitgehende Überschneidung. Zu *der* Psychiatrie (oder auch den Psychiatrien) gehören auch weitere Bereiche struktureller Versorgungsthemen u. a. mit Versorgungseinrichtungen wie z. B. Kliniken, Forensik oder auch sozialpsychiatrische Versorgungsfragen. Im Hinblick auf die hier zentral interessierende individuelle Behandlung erkrankter Menschen ist allerdings das psychotherapeutisch geprägte Verständnis für jedwede Behandlung maßgebend, einschließlich ggf. indizierter bzw. unverzichtbarer somatischer Behandlungsformen. Im Übrigen entspricht die parallele bzw. gemeinsame Nennung von Psychotherapie und Psychiatrie einem neueren Verständnis, gerade bei interkulturellen Fragestellungen, und ist mithin bei entsprechenden Publikationen üblich. Auf Konzeptunterschiede der unterschiedlichen psychotherapeutischen Schulen wird nicht eingegangen; die Unterschiede werden im Kontext des Themas »Religionssensibilität« eher als sich in ihren Perspektiven ergänzend und weniger als konkurrierend verstanden. Psychotherapie wird dabei mit Bezug auf die weithin anerkannte Definition von Strotzka (1978, S. 395f.) verstanden als »ein bewusster und geplanter interaktionaler Prozess zur Beeinflussung von Verhaltensstörungen und Leidenszuständen, die in einem Konsensus (möglichst zwischen Patient, Therapeut und Bezugsgruppe) für behandlungsbedürftig gehalten werden, mit psychologischen Mitteln (durch Kommunikation) meist verbal, aber auch averbal«. Und bzgl. der Identität des Therapeuten trifft heute sicher die Feststellung Gerd Rudolfs zu, wonach diese »nicht mehr als Ergebnis einer Sozialisation und Eingliederung in eine Berufsgruppe aufgefasst wird, sondern als die persönliche Reifung einer Selbstidentität, die es Therapeuten ermöglicht, Patienten mit sehr belasteten Lebenserfahrungen und schwierigen Beziehungsmustern zu einem neuen Gleichgewicht und einem besseren Selbstverständnis zu verhelfen« (Rudolf 2016, S. 9).

Der Religion als kulturgeschichtlichem Phänomen wird in diesem Band in speziellen Bezügen zur Situation des Einzelnen Raum gegeben; die Funktion von Religion(en) und ihrer Institutionen/Kirchen für die Gesellschaft(en) wird nur in einigen wenigen Aspekten angesprochen, aber nicht umfassend dargestellt. Zum begrifflichen Verständnis ist auszuführen, dass Religiosität in den Beiträgen, wenn nicht explizit differenziert dargestellt, zumeist auch den heute sehr häufig benutzen Begriff der Spiritualität einbezieht (zur begrifflichen Definition (▶ Kap. 4 von Utsch in diesem Band). Eine Sensibilität für die Religiosität des Einzelnen rückt das Selbst- und Weltbild des Patienten ins Zentrum – auch und gerade dann, wenn es eher agnostischer oder atheistischer Art ist. So ist es psychotherapeutisch von Relevanz zu verstehen »woran glaubt, wer nicht glaubt«, so der Buchtitel des Streitgespräches von Umberto Eco und Kardinal Martini (1998). Es geht somit um die individuellen »Wahrheiten«, an die jemand glaubt. Diese Wahrheiten oder Glaubenssätze zeigen sich in Form von Meinungen und Sichtweisen, mit der wir uns unsere komplexe Welt besser erklären können und an denen unser Verhalten allgemein und ganz besonders auch im Fall einer Erkrankung ausgerichtet ist.

Religionssensible Psychotherapie wird zudem verstanden als ein Aspekt einer kultursensiblen Psychotherapie (vgl. z. B. Graef-Callies und Schouler-Ocak 2017 oder Heinz und Machleidt 2018). Die Berücksichtigung der religiösen Orientierung oder Zugehörigkeit betrifft natürlich nicht nur die mit Migrationsbewegungen verknüpften transkulturellen psychiatrischen/psychotherapeutischen Fragestellungen, sondern befasst sich ebenso mit der in Deutschland vorherrschenden christlichen Religion respektive ihrer Gläubigen.

Die Zusammenstellung der Beiträge orientiert sich an der Relevanz für die Praxis/ Anwendung einer religionssensiblen Psychotherapie

So wird zum einen hierfür notwendiges Basiswissen dargestellt. Zum anderen sollen auch Erfahrungsbeispiele aus psychotherapeutischer Beratung und Therapie dem Leser konkrete Anhaltspunkte für eigenes Handeln geben.

Notwendiges Basiswissen beinhaltet Wissen darüber, auf welche Patienten mit welcher Religion, welchen Grundüberzeugungen, in welcher Situation und mit welchem Menschenbild ein Psychiater und Psychotherapeut überhaupt trifft. Das ist nicht nur eine Frage der Religionszugehörigkeit, der Religionssoziologie und Religionsgeschichte; es betrifft zentrale individuell-therapeutische Ebenen, wenn es z. B. um die Abstimmung von therapeutischen Zielen und Strategien geht.

Notwendig erscheint auch ein erweitertes Wissen vom Menschen, dass die Bedeutung des eigenen Menschen- und Weltbildes für sein seelisches Erleben und sein Verhalten mit einbezieht. Der Mensch als rationales, selbstreflexives, moralisches, natürlich auch emotionales, hoffend-fürchtend-vertrauend-glaubendes Wesen, das zudem gemeinschaftlich ausgerichtet ist, sich Rituale und Regeln wie kulturelle Erbauung schafft und ohne Zweifel doch biologisch geprägt ist, sollte in eben dieser Vielschichtigkeit verstanden sein (Rudolf 2015). Es braucht ein anthropologisches Grundverständnis mit dem für die Religiosität so wichtigen, präreligiösem »unglaublichen Bedürfnis zu glauben«, wie die französische Philosophin, Psychoanalytikerin und Schriftstellerin Julia Kristeva titelte; sie spricht vom »Glauben als anthropologischer Konstante« (Kristeva 2014).

Unverzichtbar als Basis religionssensibler Psychotherapie ist eine kritische Reflexion der traditionellen psychotherapeutischen Konzepte im Hinblick auf eine angemessene Berücksichtigung der vorstehend aufgezeigten anthropologischen Aspekte. Es geht dabei auch um den Umgang mit den komplexen menschlichen Gegensatzpaaren von rational und irrational, von Verstand und Gefühl. Es geht jedoch nicht um eine Apologie einzelner Religionen und noch weniger ihrer zentralen Institutionen; deren Rolle und die Bedeutung, die Funktion von Religion in der Gesellschaft wird in diesem Band nur am Rande Beachtung finden. Es geht um die ethnische, religiöse und kulturelle Vielfalt in einer zunehmend globalisierten Gesellschaft, die letztlich jedem Psychotherapeuten und Psychiater in Gestalt des einzelnen hilfesuchenden Patienten entgegenkommt.

In der Geschichte der Psychotherapie wie auch der Psychiatrie wurden die spirituellen und religiösen Aspekte des Menschseins lange vernachlässigt, teilweise sogar abgelehnt. Erst in den letzten Jahren finden diese Themen die angemessene kritische Aufmerksamkeit und der Diskurs um ein grundlegendes religionssensibles Psychotherapieverständnis ist eröffnet. Hierzu versucht der vorliegende Band einen Beitrag zu leisten.

Literatur

Graef-Calliess I, Schouler-Ocak M (Hrsg.) (2017) Migration und Transkulturalität. Neue Aufgaben in Psychiatrie und Psychotherapie. Stuttgart: Schattauer.

Eco U, Kardinal Martini C (1998) Woran glaubt, wer nicht glaubt. Wien: Paul Zsolnay Verlag.

Heinz A, Machleidt W (Hrsg.) (2018) Praxis der interkulturellen Psychiatrie und Psychotherapie. Migration und psychische Gesundheit. 2.Aufl. München: Urban & Fischer.

Kant I (1794) Die Religion innerhalb der Grenzen der bloßen Vernunft. 2. Auflage. Königsberg: Friedrich Nicolovius.

Kristeva J (2014) Dieses unglaubliche Bedürfnis zu glauben. Gießen: Psychosozial Verlag.

Maslov E, Steindorff L (2016) Staatsgewalt und religiöse Gemeinschaften im Kaliningrader Gebiet in der Phase des Spätstalinismus (1945–1953) Kirchliche Zeitgeschichte Band 29, Ausgabe 1.

Mönter N (Hrsg) (2007) Seelische Erkrankung, Religion und Sinndeutung. Bonn: Psychiatrie-Verlag.

Rudolf G (2016) Psychotherapeutische Identität. Göttingen: Vandenhoeck & Ruprecht.

Rudolf G (2015) Wie Menschen sind. Stuttgart: Schattauer.

Strotzka H (1978) Psychotherapie, Grundlagen, Verfahren, Indikationen. Wien, New York: Springer.

Kaliningrad-Aktuell (2001, 25. Juli) Hintergrund: Zwiebeltürme im altern Lutherland. (http://www.kaliningrad.aktuell.ru/kaliningrad/stadtnews/hintergrund_zwiebeltuerme_im_alten_lutherland_362.html, Zugriff am 09.09.2019).

I Religionssensible Psychotherapie im Kontext neuerer Entwicklungen von Psychiatrie und Psychotherapie

1 Religiöse und spirituelle Bedürfnisse in einer personenzentrierten Psychiatrie und Psychotherapie – Perspektiven und Fallstricke

Andreas Heinz

1.1 Einleitung

In dem vorliegenden Herausgeberband wird der Versuch unternommen, einen zeitgemäßen Umgang mit spirituellen und religiösen Bedürfnissen und Orientierungen der Patientinnen und Patienten in Psychiatrie und Psychotherapie zu thematisieren. Ein ganzheitlicher Ansatz, wie er in modernen psychiatrischen Konzeptionen verlangt wird, umfasst neben den biologischen und individuell-psychologischen Aspekten auch die Berücksichtigung sozialer Bezüge und Wertorientierungen. Die Suche nach dem Sinn des Seins, nach der Orientierung der Menschen im Kosmos und ihrer Offenheit zur Welt hat eine lange philosophische Tradition, die sich auch auf psychiatrische und psychotherapeutische Konzepte ausgewirkt hat (Scheler 2007; Plessner 2011; Heidegger 2015). In diesem Zusammenhang erscheint es einerseits als selbstverständlich, die religiösen, spirituellen oder agnostischen Überzeugungen und Gefühle unserer Patientinnen und Patienten ebenso ernst zu nehmen und ebenso zu erfragen wie ihre sonstigen Erklärungsansätze, die sie gegenüber ihren eigenen Erfahrungen in der Welt formulieren und vertreten (Heinz und Bock 2016). Andererseits kann eine solche Auseinandersetzung an verschiedenen Punkten schwierig werden, beispielsweise dann, wenn religiös konnotierte Schuldgefühle zur Selbst- oder Fremdverurteilung der Betroffenen im Rahmen religiöser Überzeugungen führen. Hinzu kommt eine Vielfalt religiös oder spirituell inspirierter Therapien und Heilslehren, die sich von einer Romantisierung vermeintlich exotischer Glaubens- und Lebenswelten bis zur Dämonisierung und »Verteufelung« psychischen Geschehens und Leidens ziehen (Heinz und Pankow 2017).

Um die hier auftretenden Schwierigkeiten und Ansätze darstellen zu können, soll im Folgenden auf zwei Punkte näher eingegangen werden: Erstens auf die Konstruktion von Rationalität und Irrationalität in klassischen psychiatrischen Theorien bis zur Mitte des 20. Jahrhunderts, die dann in Kritik gerieten, so dass es in der Folge zu einer weitgehenden Vernachlässigung dieses Themas in der Schulmedizin kam. Zweitens auf die Kritik der bis dahin vorherrschenden Modelle vermeintlich rationaler, naturwissenschaftlicher Orientierungen und ihrer Thematisierung in »postmodernen« Diskursen, die selbst wiederum einer immer wieder neu zu formulierenden Herrschaftskritik unterliegen können. Daraus abgeleitet wird ein Plädoyer für eine den spirituellen und religiösen Bedürfnissen der Patientinnen und Patienten gegenüber sensible und achtsame Psychiatrie und Psychotherapie, die sich jeglicher eigenen Wertung enthält und für die Weltoffenheit aller beteiligten Personen eintritt.

1.2 Von der Ausschließung der Irrationalität zu ihrer Infantilisierung und Kolonisierung – Klassische psychiatrische Theorien im Umgang mit dem vermeintlich Irrationalen

In seinem Werk »Wahnsinn und Gesellschaft« beschreibt Foucault (Foucault 2015), wie die Bedrohung der Vernunft durch die Unvernunft, die in der Renaissance noch gespürt und artikuliert werden konnte, in der Zeit der von ihm sogenannten Klassik bzw. des Barock in eine systematische Ausschließung der vermeintlich irrational lebenden Personen umschlug. So seien Arme, Obdachlose, psychisch und körperlich Kranke nicht etwa deshalb in Arbeits- und Armenhäusern und anderen Einrichtungen eines absolutistischen Staates interniert worden, weil das Wissen über die unterschiedlichen Ursachen und Ausprägungen menschlichen Leidens in diesen Bereichen fehlte. Vielmehr sei das Ziel dieser großen Internierungen die Ausschließung des so als unvernünftig konstruierten Lebens aus den gesellschaftlich vorherrschenden Diskurspraktiken gewesen. Die dann im 19. Jahrhundert aufkommende patriarchale Organisation der Großkliniken mit zunehmender Separierung der psychisch Kranken habe dann den Anstaltsleiter als eine Art »Übervater« installiert, und die Spuren dieser patriarchalen Organisation ließen sich in der Infantilisierung des Wahnsinns und anderer psychischer Ausnahmezustände im späten 19. und frühen 20. Jahrhundert aufspüren (Foucault 2015).

Tatsächlich wird psychotisches Erleben als Paradefall irrationaler Erfahrungen bei psychischen Erkrankungen zu Beginn des 20. Jahrhunderts als »Degeneration«, »Regression« oder als »Dissolution« mit Rückfall auf ein vermeintlich kindliches und »primitives« Entwicklungsniveau verstanden. Pate für solche Überzeugungen stand hier die Annahme, dass die individuelle Entwicklung eine kurze Rekapitulation der stammesgeschichtlichen Entwicklung sei und die Kinder sozusagen als »kleine Wilde« auf die Welt kämen und erst durch Erziehung zum modernen, zivilisierten Menschen würden. Dieser moderne, auf der angeblichen Höhe der Denkfähigkeit stehende Mensch wird dann in aller Regel als Mann konzipiert und neben den Kindern und »Wilden« werden die Frauen mehr oder weniger pauschal dem Irrationalen und vermeintlich unentwickelten Pol des Seelenlebens zugeordnet (zur Übersicht siehe Heinz 2002). Diese Zuordnungen sind besonders fatal, da die stammesgeschichtlich vermuteten Vorstufen der modernen Menschen nicht beobachtbar waren und man sich stattdessen kurzerhand mit den derzeit kolonisierten Völkern behalf, über die im Rahmen der europäischen, imperialistischen Expansion mehr oder weniger unsystematische und aus dem Zusammenhang gerissene, absurde Geschichten gesammelt wurden, die ihre angebliche »Primitivität« belegen sollten. Die Herrschaftstechniken, die damals in den Kolonien zur Anwendung kamen, umfassten beispielsweise in der damaligen Kolonie Deutsch-Südwestafrika die Konstruktion vermeintlich reiner »Rassen«, deren »Vermischung« gesetzlich verboten wurde, die Internierung aufständischer Völker in Konzentrationslagern und ihre Vernichtung durch Arbeit und systematische Unterernährung, wobei sich persönliche Kontinuitäten einzelner Kolonialoffiziere in die spätere nationalsozialistische Bewegung nachweisen lassen (Olusoga und Erichsen 2010). Hermann Göhring, dessen Vater eine wichtige Rolle bei der Etablierung der Kolonie Deutsch-Südwestafrika ausgeübt hatte, kümmerte sich dann auch persönlich um die Zwangssterilisation der Kinder schwarzer französischer Soldaten, die im Rahmen der Besetzung des Rheinlands nach dem ersten Weltkrieg dort stationiert worden waren. Der Umgang mit den kolonisierten Personen und den einer internalisierten Kolonialpolitik unterworfenen Menschen zeichnet also das Schicksal der psychisch Kranken vor (Heinz 1998), die in der Zeit des Nationalsozialismus hunderttausendfach der Zwangssterilisation und dem Patientenmord zum Opfer fielen (Eckart 2005).

Innerhalb dieser Haltungen, die generell von einer »Primitivierung« im Rahmen psychischer Erkrankungen ausgingen, fächern sich die einzelnen Standpunkte allerdings mit teilweise erheblichen Unterschieden auf. So plädierte die Psychoanalyse nie für einen gewaltsamen Umgang mit den vermeintlich regredierten Kranken, während die aus der Kraepelinschen Klinik in München stammenden Eugeniker hier federführend tätig wurden (Heinz 2001).

In der zweiten Hälfte des 20. Jahrhunderts gerieten die hier skizzierten Überzeugungen aber ins Wanken. So berichtete einerseits der Psychoanalytiker Erikson davon, dass die vermeintlich primitiven »Indianer« bei weitem nicht generell durch irrationale, den Psychotikern vergleichbare Überzeugungen gekennzeichnet seien, sondern dass sich innerhalb diese Bevölkerungen psychisch Kranke und Gesunde durchaus voneinander differenzieren lassen (Erikson 1965). Der nigerianische Psychiater Lambo dokumentierte 1955 durch die Kolonialgeschichte bedingte Unterschiede in der Ausprägung psychotischen Erlebens innerhalb der Yoruba und die großen WHO Studien zum weltweiten Vorkommen schizophrener Psychosen konnten zeigen, dass diese Erkrankungen sich in unterschiedlichsten Populationen weltweit in gleicher Häufigkeit nachweisen lassen – eine klare Zurückweisung der falschen Gleichsetzung psychotischer Lebensformen mit angeblich »primitiven« Weltzugängen (Jablensky und Sartorius 2008). Nachfolgend findet sich in psychiatrischen Diskursen zwar ein gewisses Interesse für lokal ausgeprägte, besondere Erkrankungsformen, aber nur eine begrenzte öffentliche Diskussion über die Abgrenzung zwischen religiösem Wahnerleben und religiösen Überzeugungen, über generelle Fragen des Umgangs mit vermeintlich rationalen oder irrationalen Weltbildern und über die Frage, wie spirituelle Bedürfnisse von Patientinnen und Patienten in psychiatrischen Kliniken wahrgenommen und respektiert werden können. Was bei den vermeintlich anderen, als »primitiv« deklarierten Menschen ausgegrenzt und abgewertet wurde, hinterließ so in der eigenen Gesellschaft einen Bereich des Schweigens, in dem sich neue Umgangsformen erst noch etablieren müssen.

1.3 Die Revolte gegen die eisige Sonne der Zweckrationalität

Wir könnten nicht kritisch über diskursive Formationen der Ausgrenzung und Abwertung irrationaler Erfahrungen oder angeblich »primitiver« Völker sprechen, hätte es keine kritischen Diskurse gegeben, die das herrschende Weltbild eines vermeintlich technisch überlegenen und rationalen, westlichen Menschen – oder eher Mannes – aufgebrochen hätten. Wesentliche Schritte in diesem Bereich waren der direkte Kontakt der Ethnologen mit den scheinbar »Primitiven« (Heinz und Kluge 2018, S. 25). So strandete Bronislav Malinowski (1983) im ersten Weltkrieg auf einer Insel in Melanesien und lebte gezwungenermaßen mehrere Jahre mit der dortigen Bevölkerung. Er beschrieb anschließend, dass diese Menschen keineswegs durchgehend »irrational« oder abergläubisch seien, sondern magische Rituale nur dann funktionell einsetzen würden, wenn sie in größerer Gefahr der Beruhigung der behandelten Person dienen. Ein weiterer wichtiger Schritt wurde von Evans-Pritchard (2002) vollzogen, der vor dem ersten Weltkrieg im Rahmen des britischen Empires den Umgang mit Orakeln und Hexenglauben im Sudan beschrieb. Den entscheidenden Tabubruch beging Evans-Pritchard, als er proklamierte, sich selbst in diese Vorstellungen eindenken zu können – sie seien also nicht das ganz Andere, vermeintlich »prälogische« und damit dem modernen Weltverständnis Unzugängliche einer vormodernen, magischen Weltsicht, sondern zweckdienliche Handlungsweisen im Umgang mit sozialen Konflikten. Lévi-Strauss (1973) gelang schließlich die Beschreibung der Komplexität vieler nicht-industrieller Gesellschaften und ihrer Weltbilder, in denen die verschiedenen sozialen Gruppierungen und eine Vielzahl in der Lebenswelt begegnender Phänomene anhand von Differenzen miteinander verglichen werden (▶ Abb. 1.1).

Gleichgesetzt würden hier aber nicht ganz unterschiedliche Phänomene aufgrund abergläubischer Überzeugungen, sondern das Gemeinsame dieser Differenzpaare sei nur die Vergleichbarkeit der Unterschiede: Frauen und Männer ähneln demnach nicht dem Himmel oder der Erde, sondern *der Unterschied zwischen* Ersteren lässt sich *mit dem Unterschied zwischen* Letzterem vergleichen. Dieser Ansatz hebt auf Strukturanalysen der Sprache ab, die sich in ähnlicher Weise auch auf die Analyse kultureller Phänomene übertragen lasse. Mit der Betonung der Gemeinsamkeit sprachlicher Weltgestaltungen bei allen Bevölkerungen und Gruppierungen weltweit wird hier ein egalitäres Moment in die Betrachtung eingeführt, das die Abwertung der Einen zur Erhöhung der Anderen vermeidet (Heinz und Kluge 2018).

Jenseits dieser Betonung der Vergleichbarkeit und des verstehenden Zugangs zu anderen Erlebnisweisen inklusive ihrer spirituellen und religiösen Ausgestaltung findet sich in der zweiten Hälfte des 20. Jahrhunderts eine zunehmende Kritik an der unmenschlichen Zweckrationalität technischer Weltbeherrschung. Gerade angesichts der perfektionierten Tötungsmaschinerie im Nationalsozialismus formulieren Horkheimer und Adorno (1996) ihre Kritik der Aufklärung.

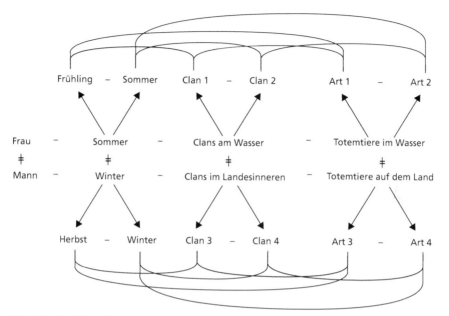

Abb. 1.1: Traditionelle Struktur nicht-industrieller Weltbilder (Quelle: eigene Darstellung nach Lévi-Strauss 1973):

Lévi-Strauss (1973) betont, dass Weltbilder außer-europäischer Bevölkerungen nicht etwa »primitiv« oder »irrational« seien, wie das zu Beginn des 20. Jahrhunderts im kolonialen Kontext von europäischen Ethnologen und Anthropologen oft behauptet wurde. Lévi-Strauss betont die komplexe Struktur solcher Weltbilder, die sich aus Gegensatzpaaren ableiten. Dies soll an dem folgenden fiktiven Beispiel illustriert werden: Es wird also zum Beispiel der Unterschied zwischen Tierarten mit dem Unterschied zwischen sozialen Gruppen (Clans etc.) oder zwischen Sommer und Winter verglichen. Solche Unterscheidungen können weiter aufgefächert werden, beispielsweise kann der Sommer in den Frühling und Sommer und der Winter in Herbst und Winter gegliedert werden, ebenso wie soziale Gruppen weiter ausdifferenziert werden können. Bestimmte soziale Gruppen können dann für bestimmte Tierarten (z. B. als Totemtiere) zuständig sein oder für Rituale in bestimmten Jahreszeiten. Die Schöpfer solcher Weltbilder seien aber eben nicht einem irrationalen magischen Denken verfallen, das soziale Gruppen nicht von ihrem Totemtier unterscheiden könnte und das in dieser Begriffsverklumpung oder »Agglutination« psychotisch wäre. Vielmehr werden Differenzen zwischen Tierarten mit Differenzen zwischen sozialen Gruppen verglichen und es werden in einem zweiten Schritt Zuständigkeiten definiert, ohne dass der Unterschied zwischen Menschen und bestimmten Tierarten übersehen werde oder gar unbekannt sei. Einen Anklang an die Struktur solcher Weltbilder kann man im europäischen Kontext in Versuchen finden, etwa jedem Tierkreiszeichen eine Baumart oder einen Halbedelstein zuzuordnen, nur dass es in solchen individualisierten Versuchen meist nicht um eine sozial strukturierte Verantwortung für die Umwelt geht.

Eine wissenschaftstheoretische Hinterfragung vermeintlich monolithisch aussehender wissenschaftlicher Weltzugänge gelang bereits Ludwig Fleck (1980), der in einer Art Mikroanalyse die Entstehung wissenschaftlicher Tatsachen durch Konsensbildung in Denkkollektiven beschrieb. Seine Ideen wurden von Thomas Kuhn (1969) aufgenommen, der auf die großen Umbrüche in wissenschaftlichen Weltbildern beispielsweise im Rahmen der Etablierung der Relativitätstheorie verwies und betonte, dass sich wissenschaftliche Zugänge ganz wesentlich durch die jeweils konsentierten Praktiken definieren lassen. Die von Fleck sogenannten Denkkollektive prägen also einen bestimmten Stil der Forschung inklusive seiner praktischen Umsetzung. Wissenschaft als nicht-dogmatisches Unternehmen muss aber immer wieder Umbrüche und Revolutionen hervorbringen, in denen andere Perspektiven und Ansatzpunkte das bisherige Wissen erschüttern und in einem neuen Licht oder in völlig neuer Gestalt darbieten. Eine Pluralisierung der hier möglichen Methoden vertrat Paul Feyerabend (1983), der fälschlicherweise oft als Apostel der Beliebigkeit zitiert wird, sich aber selbst in der Tradition eines kritischen Diskurses verortete, der auch die Weltzugänge außereuropäischer Bevölkerungen schätzte, die sich nicht in den herrschenden Wissenschaftsdiskurs einordnen ließen.

Die Offenheit der Weltbilder, die aus einem solchen kritischen Diskurs entstehen kann, läuft aber Gefahr in neuen Dogmatismen zu enden, sei es in sich zunehmenden isolierenden New Age Zirkeln oder in der Rückwendung zur angeblich überzeitlichen Wahrheit historisch verschriftlichter Religionen. Der offenen Dynamik philosophischer, spiritueller und religiöser Diskurse, die sich zwischen Christentum und Islam, zwischen Philosophen und Theologen wie Avicenna und Averroes, Meister Eckhardt und anderen entsponnen haben (Flasch 2006), werden solche Verkürzungen aber nicht gerecht. Sie blenden den lebendigen Austausch unterschiedlicher Menschen und Kulturen aus und reduzieren ihn auf vermeintlich überzeitliche Wahrheiten, die der Selbstberuhigung dienen mögen, den offenen Zugang von Gesellschaften und ihren Akteuren aber preiszugeben drohen. Deshalb ist der sensible Umgang mit den spirituellen Sehnsüchten und religiösen Bedürfnissen der Patientinnen und Patienten auch immer eine Gratwanderung.

1.4 Ausblick: Ein Plädoyer für einen achtsamen, aber inhaltlich neutralen Umgang mit Religiosität und Spiritualität in Psychiatrie und Psychotherapie

Psychiatrie und Psychotherapie haben sich historisch aus der Ablehnung der »Dämonisierung« oder religiösen Interpretationen psychisch ungewöhnlicher Erfahrungen als Teufelswerk ergeben (Graiver 2016) und sollten auf ihrer ideologischen wie religiösen Neutralität beharren. Gerade der »Sündenfall« einer modernen Psychiatrie in Rassismus und Massenmord zeigt, wie wichtig eine solche Orientierung auf Weltoffenheit und ideologische Abstinenz für jegliche moderne Medizin ist. Andererseits ist das Bekenntnis zu Weltoffenheit und ideologischer

Neutralität, selbst beschränkt auf den medizinischen Handlungsbereich, ein historisch geprägtes Phänomen, das Grundwerte in Anspruch nimmt, die selbst diskursiv verteidigt werden müssen (Plessner 1981, S. 193ff).

Umgekehrt darf diese religiöse Neutralität nicht dazu führen, die religiösen und spirituellen Überzeugungen und Bedürfnisse der Patientinnen und Patienten zu ignorieren – wie alle Bestandteile der individuellen Erklärungsmodelle der Betroffenen sind auch die religiösen und spirituellen Aspekte zu erfragen, die entsprechenden Ängste und Hoffnungen müssen erkannt und respektiert werden. Da, wo Schuldgefühle oder »Verteufelung« des eigenen Erlebens stattfinden, sind diese Abwehrformationen wie andere auch vorsichtig anzugehen; das stellen auch die Empfehlungen der DGPPN im diesbezüglichen Positionspapier heraus (DGPPN Positionspapier »Religiosität und Spiritualität in Psychiatrie und Psychotherapie« Utsch et al. 2016). Hier ist es wichtig zu wissen, welche religiösen oder spirituellen Beraterinnen und Berater eine betroffene Person hat, wie diese über das Geschehen urteilen und ob hier gegebenenfalls eine Hilfe bei der Akzeptanz der eigenen Erfahrung möglich, oder eher eine Verstärkung der Schuldgefühle und des Leidens unter den Symptomen zu erwarten ist. Tabuisierung und Schweigen helfen in diesem Bereich nicht weiter. Dem offenen Umgang mit dem Phänomen sind die weiteren Kapitel dieses Buches gewidmet.

Literatur

Adorno TW, Horkheimer M (1996) Dialektik der Aufklärung. Philosophische Fragmente. Frankfurt am Main: Fischer.

Utsch M, Anderssen-Reuster U, Frick E et al. (2016) DGPPN Positionspapier »Religiosität und Spiritualität in Psychiatrie und Psychotherapie«.

Eckart WU (2005) Euthanasie. In: Gerabek WE, Haage BD, Keil G, Wegner W (Hrsg.) Enzyklopädie Medizingeschichte. Berlin, New York: De Gruyter. S. 382–384.

Erikson EH (1965) Kindheit und Gesellschaft. Stuttgart: Klett.

Evans-Pritchard EE (2002) Witchcraft, oracles and magic among the Azande. Oxford: Clarendon Press.

Feyerabend P (1983) Wider den Methodenzwang. Frankfurt am Main: Suhrkamp.

Flasch K (2006) Meister Eckhardt. Die Geburt der »Deutschen Mystik« aus dem Geist der arabischen Philosophie. München: Beck.

Fleck L (1980): Die Entstehung einer wissenschaftlichen Tatsache. Frankfurt am Main: Suhrkamp.

Foucault M (2015) Wahnsinn und Gesellschaft. Eine Geschichte des Wahns im Zeitalter der Vernunft. Frankfurt am Main: Suhrkamp.

Graiver I (2016) The Paradoxical Effects of Attentiveness. Journal of Early Christian Studies 24(2): 199–227.

Heidegger M (2015) Sein und Zeit. Hrsg. von Thomas Rentsch. Berlin, München (u. a.): De Gruyter.

Heinz A (1998) Colonial perspectives in the construction of the schizophrenic patient as primitive man. Critique of Anthropology 18: 421–444.

Heinz A (2001) Psychopathen und Volksgenossen. Zur Konstruktion von Rasse und Gesell-schaftsfeinden. In: Kopke C (Hrsg.) Medizin und Verbrechen. Ulm: Klemm & Oelschlä-ger. S. 22–23.

Heinz A (2002) Anthropologische und evolutionäre Modelle in der Schizophreniefor-schung. Berlin: Verlag für Bildung und Wissenschaft.

Heinz A, Bock T (2016) Psychosen. Ringen um Selbstverständlichkeit. Köln: Psychiatrie Verlag.

Heinz A, Pankow A (2017) Return of the religious: Good shamanism and bad exorcism? In: Basu H, Littlewood R, Steinforth AS (Hrsg.) Spirit and Mind. Mental Health at the in-tersection of religion and psychiatry. Münster: Literatur Verlag. S. 57–67.

Heinz A, Kluge U (2018) Ethnologische Ansätze in der transkulturellen Psychiatrie. In: Machleidt W, Kluge U, Sieberer MG, Heinz A (Hrsg.) Praxis der interkulturellen Psy-chiatrie und Psychotherapie. München: Elsevier. S. 23–29.

Jablensky A, Sartorius N (2008) What did the WHO studies really find? Schizophrenia Bul-letin 34: 253–255.

Kuhn T (1969) Die Struktur wissenschaftlicher Revolution. Frankfurt am Main: Suhrkamp.

Lambo TA (1955) The role of cultural factors in paranoid psychosis among the Yoruba tribe. Journal of Mental Science 101: 239–266.

Lévi-Strauss C (1973) Das wilde Denken. Frankfurt am Main: Suhrkamp.

Malinowski B (1983) Magie, Wissenschaft und Religion. Und andere Schriften. Frankfurt am Main: Fischer.

Olusoga D, Erichsen CW (2010) The Kaiser's Holocaust. Germany's Forgotten Genocide and the Colonial Roots of Nazism. London: Faber & Faber.

Plessner H (2011) Die Stufen des Organischen und der Mensch. Einleitung in die philoso-phische Anthropologie. Berlin, Boston: De Gruyter.

Plessner H (1981) Macht und menschliche Natur. Ein Versuch zur Anthropologie der geschichtlichen Weltansicht. In: Ders. Gesammelte Schriften. Bd. V. Frankfurt am Main: Suhrkamp. S. 135–234.

Scheler M (2007) Die Stellung des Menschen im Kosmos. Bonn: Bouvier.

2 Von der christlich geprägten Kultur zum weltanschaulichen Pluralismus – Religionszugehörigkeit in Deutschland

Peter Antes

Von 1950 bis 1970 hat sich in der Zugehörigkeit zur katholischen Kirche oder einer der evangelischen Landeskirchen in der alten Bundesrepublik mit insgesamt etwa 95 % wenig verändert. »Seit 1970 zeigt sich dagegen eine ›Entkirchlichung‹« (Forschungsgruppe Weltanschauungen in Deutschland 2005), die dazu geführt hat, dass 2016 der Anteil der Christen bei 55 % mit weiterhin abnehmender Tendenz, der Konfessionsfreien bei 36,2 % mit steigender Tendenz, der konfessionsgebundenen Muslime bei 4,9 % und der bei den »sonstigen Religionsgemeinschaften« bei 3,9 % lag (Forschungsgruppe Weltanschauungen in Deutschland 2017).

Daraus folgt, dass die ursprünglich fast religiös homogene Bevölkerung heute sehr viel pluraler geworden ist, und dies nicht nur mit Blick auf die anderen Religionen und die Weltanschauungen, sondern auch innerhalb des Christentums selbst.

2.1 Vielfalt christlicher Bekenntnisse

Seit den 1960er Jahren hat die Zahl der Katholiken durch die Zuwanderung von Gastarbeitern aus Italien, Spanien, Portugal und dem ehemaligen Jugoslawien zugenommen, hinzu kamen später die Polen, so dass wir heute in den meisten Städten neben den deutschsprachigen katholischen Kirchengemeinden auch italienische, kroatische und polnische sowie durch Zuwanderung aus Lateinamerika spanisch-sprechende und durch Zuwanderung aus Brasilien sowie Angola und Mozambique auch portugiesisch-sprechende Kirchengemeinden haben. Der Gottesdienst wird dort in der jeweiligen Landessprache abgehalten und eine deutlich von der deutschen Gemeinde abweichende Form von nationaler Frömmigkeit gepflegt.

Noch größer ist die Vielfalt im Bereich der evangelischen Kirche. Neben den klassischen evangelischen Landeskirchen, den reformierten und unierten Kirchengemeinden gibt es die Freikirchen (z. B. Methodisten, Baptisten, die Mormonen, die Neuapostolische Kirche, die Pfingstgemeinden), zudem gibt es arabisch-, persisch-, koreanisch-evangelische Kirchengemeinden, um nur einige aus dem breiten Spektrum des Protestantismus zu nennen.

Hinzu kommen griechisch-, russisch-, rumänisch-, bulgarisch-, ukrainisch- und serbisch-orthodoxe Gemeinden sowie solche der Altorientalischen Kirchen wie die Chaldäer, die Syrer oder die Kopten.

Die Vielfalt ist inzwischen so groß, dass seit 2011 in Hannover an einem Samstag im Januar ein interkulturelles Weihnachtsfest gefeiert wird, an dem Menschen aus vielen christlichen Kirchen und Gemeinschaften teilnehmen und zeigen, dass das Christentum sprachlich wie in seinen liturgischen und religiösen Ausdrucksformen vielgestaltig ist.

2.2 Vielfalt innerhalb des Islam

Während Frankreich, das Vereinigte Königreich, die Niederlande und Portugal durch die Entkolonialisierung einen beträchtlichen Zuzug von Muslimen ins jeweilige Mutterland erlebt haben, erfolgte dies ab den späten 1960er Jahren in Deutschland durch Arbeitsmigration und später auch aufgrund von religiöser oder politischer Verfolgung im jeweiligen Heimatland. Daher dominiert die Präsenz des Islam die politische Debatte bei uns seit Jahren, wobei die Bedeutung des Islam vermutlich durch eine nicht gerechtfertigte Zuordnung höher eingeschätzt wird, als sie tatsächlich ist (vgl. Blume 2017, S. 14–17).

Die unterschiedlichen Herkünfte der Muslime haben dazu geführt, dass in Deutschland Muslime aller nur denkbaren Richtungen des Islam leben: Sunniten aus allen Rechtsschulen (Hanbaliten, Hanafiten, Malikiten, Schafiiten), Schiiten unterschiedlichster Richtung wie die Zaiditen, Ismailiten (Siebenerschiiten) und Imamiten (Zwölferschiiten), Gruppierungen des mystischen Islam wie des politischen Islam bis hin zu den extremistischen Religionsauslegungen der Salafisten und Djihadisten, aber auch säkulare Muslime, Ex-Muslime sowie Muslime der aus Indien stammenden Ahmadiyya-Bewegung, die sich als Muslime verstehen, deren Zugehörigkeit zum Islam aber von vielen Mainstream-Muslimen bestritten wird, und Aleviten, die sich selbst in Deutschland oft nicht mehr als Muslime verstehen, sondern eine eigene Religionsgemeinschaft sein wollen.

Der Facettenreichtum des Islam in Deutschland ist somit weit größer als in irgendeinem Land mit islamischer Bevölkerungsmehrheit.

2.3 Weitere Formen religiöser Vielfalt

Auch das Judentum ist heute in Deutschland vielgestaltiger als vor der Wiedervereinigung von 1990. Durch den Zuzug der sogenannten Kontingentflüchtlinge aus der ehemaligen Sowjetunion ist es teilweise, wie 1995 in Hannover, zu einer

Spaltung in eine Liberale Jüdische Gemeinde und eine Konservativ-Orthodoxe Gemeinde gekommen. Daneben gibt es noch ein jüdisch-bucharisch-sephardisches Zentrum sowie das jüdische Chabad Zentrum, das das weltweite orthodoxe Judentum vertritt (vgl. Rat der Religionen 2016, S. 121–135).

Ein Gleiches gilt für den Buddhismus. Die ursprüngliche Thearavada-Lehre des Buddhismus, der durch viele deutsche Buddhisten als »eine atheistische Religion« (Glasenapp 1966) verstanden wurde, erfuhr durch das Kommen der sogenannten Boatpeople aus Vietnam in den 1970er Jahren eine Bereicherung in Form des Mahayana-Buddhismus sowie später durch den Tibetischen Buddhismus des XIV. Dalai Lama und Formen des japanischen Zen-Buddhismus.

Hinzu kommen erste Hindu-Tempel und Sikh-Gudwaras sowie die im 19. Jahrhundert in Iran entstandene Bahai-Religion.

Als Folge von Verfolgungen im Heimatland kam es zu Gemeinden von Yeziden in Deutschland (vgl. Savucu), aber auch von afrikanischen Religionen wie der Yoruba-Religion oder dem afro-brasilianischen Umbanda-Kult.

Was früher allenfalls Spezialisten bekannt war, kann man heute in nahezu allen deutschen Großstädten antreffen und studieren.

2.4   Zusätzliche weltanschauliche Vielfalt

Mit dem religiösen Pluralismus geht eine Reihe von teils religiösen, teils weltanschaulichen Ausdrucksformen von Spiritualität einher. Sie hat vor allem die Enquete-Kommission des Deutschen Bundestages in ihrem Bericht 1998 beschrieben.

In diesem Zusammenhang sind auch noch Weltanschauungsgruppen wie die Humanisten, die Freimaurer oder die Internationale Schule des Goldenen Rosenkreuzes Lectorium Rosicrucianum (Harbecke 2017, S. 207–209) zu nennen.

Es versteht sich von selbst, dass die enorme Breite religiöser und weltanschaulicher Vielfalt im heutigen Deutschland hier nicht vollständig dargelegt, sondern nur exemplarisch angedeutet werden kann. Es versteht sich dabei auch von selbst, dass viele in Deutschland mit diesem Pluralismus nicht zurechtkommen und sich nach religiöser Homogenität zurücksehnen. Sie erkennen in der Gegenwart nichts Europäisches mehr.

2.5   Weltanschaulicher Pluralismus und die Geschichte Europas

Die Vielfalt wurde von Franz Cumont 1906 in einer Vorlesung über das Römische Heidentum als Zukunftsvision beschrieben:

>»Nehmen wir einmal an, das moderne Europa wäre Zeuge davon gewesen, wie die Gläubigen die christlichen Kirchen verließen, um Allah oder Brahma zu verehren, die Gebote des Konfuzius oder des Buddha zu befolgen, die Grundsätze des *shinto* anzunehmen; denken wir uns ein großes Durcheinander von allen Rassen der Welt, in dem arabische Mullahs, chinesische Literaten, japanische Bonzen, tibetische Lamas, hinduistische Pandits zu gleicher Zeit den Fatalismus und die Prädestination, den Ahnenkult und die Anbetung des vergötterten Herrschers, den Pessimismus und die Erlösung durch Selbstvernichtung verkündigten, und dass alle diese Priester in unseren Städten fremdartig stilisierte Tempel erbauten und in diesen ihre verschiedenen Riten zelebrierten – dann würde dieser Traum, den die Zukunft vielleicht einmal verwirklichen wird, uns ein ziemlich genaues Bild von der religiösen Zerrissenheit gewähren, in der die alte Welt vor Konstantin verharrte.« (Cumont 1959, S. 178f.)

Mit dem heutigen weltanschaulichen Pluralismus greift folglich Deutschland eines der ältesten europäischen Vorbilder wieder auf: das Römische Heidentum. Damals war nicht die Religion, sondern der Kaiser Garant der Ordnung, heute ist es das Grundgesetz, weshalb trotz aller Religionsfreiheit gilt:

>»Hass bleibt auch dann Hass, wenn die, die ihn predigen, sich auf Gott oder auf Allah berufen. Gewalt bleibt auch dann Gewalt, wenn sie sich als Religion tarnt. Kein Gott, wie immer er genannt wird, berechtigt Menschen dazu, die Menschenrechte zu verhöhnen und zu missachten. Wer dies in Deutschland tut, steht weit außerhalb der Grundordnung dieses Landes. Religion ist keine Ausrede und schon gar keine Rechtfertigung dafür, andere Menschen als Kampfziele zu definieren.« (Prantl 2012)

2.6   Religionsfreiheit im internationalen Vergleich

Mit der Berufung auf das Grundgesetz schafft Deutschland einen gesetzlichen Rahmen für alle im Lande präsenten Religionen. Die Absicht ist, das friedliche Zusammenleben aller – ob sie einer Religions- oder Weltanschauungsgemeinschaft angehören oder nicht – zu garantieren. Ähnliches findet sich in allen europäischen Ländern mit einer vergleichbaren Vielfalt an Religionen und Weltanschauungen sowie in den USA und in Kanada. So wird in Frankreich durch die Berufung auf die Laizität (*laïcité*) versucht, den Aktionsrahmen für all diese Gemeinschaften abzustecken. Auch im Vereinigten Königreich, in den USA oder in Kanada, um nur diese Länder zu nennen, ist man darum bemüht, die Achtung vor der Überzeugung der Anderen zu gewährleisten und Intoleranz oder gar die Bekämpfung Anderer unter Berufung auf die eigene Religion oder Weltanschauung zu verhindern. Was im Niedersächsischen Schulgesetz in § 2 zum Bildungsauftrag der Schule gesagt wird, gilt somit im Kern – wie immer die konkreten Formulierungen im Einzelnen aussehen mögen – für all diese Länder:

»Die Schülerinnen und Schüler sollen fähig werden, die Grundrechte für sich und jeden anderen wirksam werden zu lassen, die sich daraus ergebende staatsbürgerliche Verantwortung zu verstehen und zur demokratischen Gestaltung der Gesellschaft beizutragen, nach ethischen Grundsätzen zu handeln sowie religiöse und kulturelle Werte zu erkennen und zu achten, ihre Beziehungen zu anderen Menschen nach den Grundsätzen der Gerechtigkeit, der Solidarität und der Toleranz sowie der Gleichberechtigung der Geschlechter zu gestalten, den Gedanken der Völkerverständigung, insbesondere die Idee einer gemeinsamen Zukunft der europäischen Völker, zu erfassen und zu unterstützen und mit Menschen anderer Nationen und Kulturkreise zusammenzuleben […]«.

Literatur

Blume M (2017) Islam in der Krise. Eine Weltreligion zwischen Radikalisierung und stillem Rückzug. Ostfildern: Patmos.

Deutscher Bundestag, Referat Öffentlichkeitsarbeit (Hrsg.) (1998) Endbericht der Enquete-Kommission »Sogenannte Sekten und Psychogruppen«. Neue religiöse und ideologische Gemeinschaften und Psychogruppen in der Bundesrepublik Deutschland. Bonn: Deutscher Bundestag. Referat Öffentlichkeitsarbeit Bonn (Zur Sache – Berlin 1970–2006; 98.5).

Cumont F (1959) Die orientalischen Religionen im Römischen Heidentum. 4. Aufl. Stuttgart: Teubner.

Glasenapp H von (1966) Der Buddhismus – eine atheistische Religion, München: Szczesny Verlag.

Harbecke U (2017) Das Kölner Buch der Religionen. Expeditionen ins Innerste einer Stadt. Köln: Karl Rahner Akademie Köln – Melanchthon Akademie Köln.

Niedersächsisches Schulgesetz in der Fassung vom 3. März 1998 (http://www.voris.nieder sachsen.de/jportal/portal/page/bsvorisprod.psml/action/portlets.jw.MainAction?p1=4&eve ntSubmit_doNavigate=searchInSubtreeTOC&showdoccase=1&doc.hl=0&doc.id=jlr-Schu lGNDpP2&doc.part=S&toc.poskey=, Zugriff am 14.4.2018).

Prantl H (2012) Hass als Vereinszweck. (http://www.sueddeutsche.de/politik/verbot-gewalt taetiger-salafisten-hass-als-vereinszweck-1.1383312, Zugriff 14.04.2018).

Rat der Religionen (Hrsg.) (2016) Religionen in Hannover. Hannover: Haus der Religionen

Forschungsgruppe Weltanschauungen in Deutschland (2005) Religionszugehörigkeiten nach Bundesländern, 1950-2003. (https://fowid.de/meldung/religionszugehoerigkeiten-na ch-bundeslaendern-1950-2003, Zugriff am 12.04.2018).

Forschungsgruppe Weltanschauungen in Deutschland (2017) Religionszugehörigkeiten in Deutschland 2016. (https://fowid.de/meldung/religionszugehoerigkeiten-deutschland-2016, Zugriff am 11.09.2019).

Savucu H (2016) Yeziden in Deutschland. Eine Religionsgemeinschaft zwischen Tradition, Integration und Assimilation. Marburg: Tectum.

3 Religiosität und Spiritualität aus neurowissenschaftlicher Sicht

Lasse Brandt, Christiane Montag und John Haynes

Einleitung

Religiosität und Spiritualität werden in zunehmendem Maße auch mit Hilfe neurowissenschaftlicher Forschungsmethoden untersucht. So werden vor allem die funktionelle Kernspintomografie (fMRT) aber auch die Elektroenzephalografie (EEG) und die Messung von laborchemischen Parametern eingesetzt (Alexander A Fingelkurts und Fingelkurts 2009). Weiterhin haben Befunde aus der Forschung zur Epilepsie, zu Hirnläsionen und psychotropen Substanzen die neurowissenschaftlich-theologische Debatte ergänzt. Eine der Kernfragen ist, ob es für Religiosität im Gehirn ein dediziertes Netzwerk gibt oder ob diese aus dem Zusammenspiel anderer Funktionen entsteht.

3.2 Neuroimaging religiöser Erfahrung

Eine wichtige Möglichkeit die neuronalen Mechanismen religiöser Erfahrungen zu ermitteln liegt in der Messung der Hirnaktivität mit Hilfe moderner Bildgebungsverfahren. Zwei Techniken haben hier besondere Relevanz. Die Elektroenzephalografie (EEG) misst die elektrische Hirnaktivität mit Hilfe von Elektroden, die auf die Kopfhaut aufgebracht sind (Kirschstein und Köhling 2009). Die funktionelle Kernspintomografie (fMRT) misst die Hirnaktivität eher indirekt, und zwar nutzt sie die Sauerstoffsättigung des Blutes als Hinweis für lokale kortikale Aktivität (Logothetis und Wandell 2004). Keines dieser Verfahren reicht an die Auflösung einzelner Nervenzellen heran, aber die Auflösung ist ausreichend um die Aktivität weiträumiger Hirnnetzwerke abzubilden. Dabei ist das EEG eher auf die Messung schneller Prozesse bei niedriger räumlicher Auflösung spezialisiert, wohingegen die fMRT vor allem für die langsamere, aber räumlich hochauflösende Messung der Details der Aktivitätsmuster geeignet ist.

Studien zu religiösen Erlebnissen und Einstellungen zeigen vielfältige Hirnkorrelate. In einer Studie untersuchten Harris und Kollegen (Harris et al. 2009) welche Unterschiede bei der Hirnverarbeitung von religiösen im Vergleich zu nicht-religiösen Glaubensinhalten (wie etwa Fakten) zu beobachten waren. So wurden Probanden gebeten die Zustimmung zu religiösen Aussagen anzugeben (wie »Jesus Christus hat wirklich die Wunder bewirkt, die ihm der Bibel zugeschrieben werden«). Dies wurde verglichen mit Hirnantworten auf nicht-religiöse Aussagen (wie etwa »Alexander der Große war ein sehr berühmter Heerführer«). Es zeigte sich, dass die Beurteilung religiöser Glaubensinhalte weiträumige Hirnnetzwerke des frontalen und parietalen Kortex aktiviert. Im Vergleich dazu sind bei der Beurteilung nicht-religiöser Glaubensinhalte vor allem Gedächtnisnetzwerke im mittleren Temporallappen des Gehirns aktiv. Daraus sollte man jedoch nicht schließen, dass die Hirnmechanismen wie Menschen religiöse und nicht-religiöse Aussagen beurteilen unterschiedlich sind. Es zeigte sich nämlich in dem Vergleich zwischen Zustimmung und Ablehnung von Aussagen ein sehr ähnliches Bild, sowohl für religiöse und nicht-religiöse Aussagen als auch für gläubige und nicht-gläubige Teilnehmer. Die vorgenannten Unterschiede spiegeln also vermutlich vor allem eine unterschiedliche Verarbeitung des Ausgangsmaterials wieder, während sich die eigentliche Zustimmung im Gehirn, vor allem im ventromedialen präfrontalen Kortex sehr ähnlich ausdrückt.

In einer weiteren Studie untersuchten Kapogiannis und Kollegen (Kapogiannis et al. 2009) die Hirnmechanismen verschiedener Teildimensionen von Religiosität. Dafür baten sie zunächst Probanden, zu beurteilen, inwiefern bestimmte religiöse Aussagen ähnliche oder verschiedene Aspekte des Glaubens betreffen. Es stellte sich heraus (mit Hilfe multidimensionaler Skalierung), dass die Urteile der Probanden sich auf drei verschiedenen unabhängigen Dimensionen anordnen ließen: Die erste Dimension erfasst die Frage, ob ein Gott in das Leben eingreift oder nicht. Es fand sich interessanterweise keine Hirnregion, die bei Aussagen, dass Gott eingreift, stärker aktiviert war. Hingegen gab es eine Reihe von Regionen im frontalen und okzipitalen Kortex, die stärker bei Aussagen aktiviert waren, nach denen Gott nicht in das Leben eingreift. Es gab also keinen Hinweis auf eine spezialisierte Region für interventionistische religiöse Überzeugungen. Eine zweite Glaubensdimension war die Frage ob Gott eher vergebend und schützend ist, oder eher rachsüchtig und bestrafend. Hier zeigte sich ein Unterschied: Aussagen zur Liebe veränderten die Aktivität im Frontalkortex, während Aussagen zur Rache die Aktivität im Temporallappen veränderten. Eine dritte Glaubensdimension betrifft die Frage ob religiöses Wissen aus erster Hand ist, also auf eigenen Erfahrungen basiert, oder ob es auf abstrakten, kulturell vermittelten Konzepten beruht. Abstrakte Aussagen aktivierten eher Gedächtnisnetzwerke des Temporallappens, während Aussagen, die auf eigene Erfahrungen zurückgeführt werden können, weiträumige sensorische und frontale Hirnnetzwerke aktivierten. Diese Aktivierungen von unterschiedlichen neuronalen Netzwerken in den drei Glaubensdimensionen lassen auf eine komplexe kognitive Verarbeitung von religiösen Fragestellungen schließen.

Es gibt noch eine Reihe weiterer Studien zu den Hirnmechanismen religiöser Erfahrung. So moduliert der Glauben die Antwort des Gehirns auf moralische Dilemmata (Christensen et al. 2014). Religiöse (im Vergleich zu nicht-religiösen) Menschen scheinen also andere Hirnnetzwerke zu nutzen, wenn sie über moralisches Handeln nachdenken (Kapogiannis et al. 2014). Aber es gibt auch weitere Auswirkungen. Religiöse Praxis sowie das Wahrnehmen religiöser Inhalte verändert die subjektive Schmerzwahrnehmung. Damit einher geht eine Veränderung der Antwort weiträumiger fronto-parietaler Hirnregionen auf Schmerzreize (Elmholdt et al. 2017; Wiech et al. 2008). Spirituelle Erfahrungen bei Mormonen sind begleitet von Aktivität des Belohnungssystems, vor allem des Nucleus Accumbens (Ferguson et al. 2018).

Eine wichtige Frage ist, welche Bedeutung die Hirnkorrelate religiöser Erfahrungen haben. Eine mögliche Interpretation aus skeptischer Perspektive könnte sein, dass religiöse Glaubensinhalte nur eine Täuschung des Gehirns sind. Nach dieser Vorstellung ist das menschliche Gehirn entweder entwicklungsgeschichtlich angepasst religiöse Überzeugungen zu haben, weil es evolutionäre Vorteile mit sich bringt, wie etwa die Regelung sozialer Konflikte (Fingelkurts und Fingelkurts 2009). Oder Glaubensinhalte sind nur »Beiprodukte« der normalen Funktionsweise des menschlichen Gehirns. Am Beispiel optischer Täuschungen wird dies deutlich. Bei bestimmten Bildern täuscht sich das menschliche Gehirn und nimmt einen Reiz verzerrt wahr. Das bedeutet jedoch nicht, dass das Gehirn auf die Verzerrung optimiert ist. Es bedeutet nur, dass das Gehirn mit Vereinfachungen und Heuristiken arbeitet, die in den meisten Fällen gut funktionieren, die aber an bestimmten Stellen falsch liegen und Täuschungen produzieren. Dies ist die »Bag of tricks«-Theorie visueller Täuschungen. Ebenso könnte es sich mit religiösen Glaubensinhalten verhalten. Sie könnten nur ein Beiprodukt effizienter, aber heuristischer Strategien sein, mit denen unser Gehirn vielfältige kognitive Aufgaben löst. Dies ist zwar eine interessante Theorie, es stellt sich jedoch die Frage, ob die neuronalen Korrelate religiösen Erlebens diese These stützen können. Wird die Echtheit (»Veridikalität«) religiöser Erfahrung in Frage gestellt, wenn sie durch Hirnprozesse begleitet ist? Das ist nicht der Fall. Die alleinige Aktivierung einer Hirnregion, während eine Person religiöse Gedanken hat, kann nicht interpretiert werden, dass diese Erfahrung »nur« ein Hirnprozess ist. Jeder bewusste Gedanke einer Person wird durch entsprechende Hirnaktivitätsmuster begleitet, und zwar auch dann, wenn wir zweifelsfrei in der Außenwelt existierende Dinge wahrnehmen. Es gibt zum Beispiel eine Region des Gehirns, das Gesichtsareal (Kanwisher 1997), das bei der Wahrnehmung von Gesichtern aktiv wird. Daraus kann nicht gefolgert werden, dass die Person sich *immer* über ihre Wahrnehmung von Gesichtern täuscht. Ein ähnliches Argument folgt auch für die Hirnstimulation. Wenn die Stimulation einer Hirnregion religiöse Erfahrungen auslöst (Fingelkurts und Fingelkurts 2009) folgt daraus nicht, dass diese prinzipiell nur Täuschungen sind. Wenn das eben genannte Gesichtsareal des Gehirns stimuliert wird, dann haben Probanden fälschlicherweise den Eindruck, dass sie Gesichter sehen. Das bedeutet aber nicht, dass es sich jedes Mal um eine Täuschung handelt, wenn sie ein Gesicht zu sehen glauben. In Analogie zu neurophysiologischen Erregungsmustern bei religiösem Denken und Empfinden ließe sich auch hier nur eine Beschreibung von parallelen Abläufen, nicht aber eine Erklärung oder kausale Beziehung formulieren.

3.3 Religiöse und spirituelle Erfahrungen bei der Epilepsie und zerebralen Läsionen

In einem anderen Zweig der medizinischen Forschung sind religiöse oder spirituelle Erfahrungen während und nach einfach- und komplex-fokalen epileptischen Anfällen beobachtet worden (Devinsky und Lai 2008). In einer Übersichtarbeit von Devinsky und Lai werden religiöse Erfahrungen während eines fokalen epileptischen Anfalles, das heißt in der iktalen Phase, mit einer Häufigkeit von 0,4–3,1 % berichtet (Devinsky und Lai 2008). Ein besonderes Interesse galt dabei der Temporallappenepilepsie (Persinger 1983), wobei in Fallberichten ein Auftreten von iktalen religiösen Erfahrungen bei rechts temporalen Foki beschrieben wurde (Morgan 1990; Ozkara et al. 2004). Religiöse Erfahrungen nach einem epileptischen Anfall, das heißt in der post-iktalen Phase, werden mit einer Häufigkeit von 1,3 % bei der Epilepsie und 2,2 % bei der Temporallappenepilepsie beschrieben (Ogata und Miyakawa 1998). In einer Fallserie von Dewhurst und Beard wurde eine neue oder verstärkte Hinwendung zu einem Glauben (»religiöse Bekehrungen«) in der post-iktalen Phase ohne dominante Lateralisierung bei sechs Patienten mit Temporallappenepilepsie beschrieben (Dewhurst und Beard 2003).

Diese Befunde aus der Epilepsieforschung und die hohe Emotionalität der religiösen Erfahrungen führten zu der Annahme, dass das limbische System im Temporallappen eine besondere Rolle bei religiösen Erfahrungen spielen könnte (Devinsky und Lai, 2008). Diese Annahme wurde als das »temporolimbische Modell« oder »Hypothese der temporalen Involvierung« bezeichnet (Bradford 2013). Man beachte, dass dieses Modell durch die Bildgebungsdaten (▶ Kapitel 3.1) nicht eindeutig gestützt wird.

Auf der anderen Seite konnten Greyson und Kollegen kein Auftreten von mystischen Erfahrungen bei 98 Patienten mit Epilepsie oder eine besondere Involvierung des Temporallappens feststellen (Greyson et al. 2015). Bradford argumentierte abschließend, dass mystische Erfahrungen komplexer sind als die emotionale Komponente und sich wahrscheinlich nicht nur auf eine veränderte Aktivität im temporolimbischen System reduzieren lassen (Bradford 2013), passend zu der breiten Hirnaktivierung während religiöser Erfahrung in Bildgebungsstudien.

Neben der »Hypothese der temporalen Involvierung« wird vorrangig die »Hypothese der exekutiven Inhibition« (Cristofori et al. 2016) als Modell für religiöse und spirituelle Erfahrungen bei Epilepsie diskutiert. Diese letztgenannte »Hypothese der exekutiven Inhibition« beschreibt eine Inhibition von frontalen Netzwerken, insbesondere des dorsolateralen präfrontalen Kortex (dlPFC) (Cristofori et al. 2016).

Cristofori und Kollegen untersuchten die Rolle des dlPFC unter Verwendung der funktionellen Magnetresonanztomographie (fMRT) und eines Instruments zur Messung der mystischen Erfahrung (M-Scale) bei 116 Patienten mit Hirnschäden nach penetrierendem Trauma und 32 gesunden Kontrollen (Cristofori et al.

2016). Dabei wurde anhand des Voxel-based-lesion-symptom mapping (VLSM) untersucht, ob eine bestimmte selektive zerebrale Läsion mit dem Ergebnis der M-Scale zusammenhängt. Dabei wurde festgestellt, dass zerebrale Läsionen im frontalen und temporalen Kortex einschließlich des dlPFC mit höherer mystischer Erfahrung assoziiert sind. Dies suggeriert eine inhibierende Funktion des dlPFC auf das Erleben der Mystizität. Demzufolge wurde dieses Ergebnis als Indiz für die »Hypothese der exekutiven Inhibition« interpretiert.

Ein limitierender Faktor dieser Studie ist, dass es keine Untersuchungen der Patienten vor der traumatischen Hirnläsion gab und daher intraindividuelle Effekte der Läsionen im Längsschnitt nicht beurteilt werden können.

Urgesi und Kollegen konnten intraindividuelle Effekte von selektiven Hirnläsionen untersuchen, indem sie psychometrische Erhebungen bei Patienten vor und nach neurochirurgischen Eingriffe durchführten (Urgesi et al. 2010): Sie stellten eine Zunahme des Erlebens von Verbundenheit zwischen »Ich« und »Umwelt« (»Selbsttranszendenz«) fest bei Schädigungen der linken und rechten inferioren posterioren parietalen Regionen. Dieses Ergebnis wurde als Hinweis auf die erhöhte Relevanz der parietalen Region für die Ausprägung der ansonsten als stabil geltenden Selbsttranszendenz interpretiert (Urgesi et al. 2010). Die Selbsttranszendenz kann wiederum als ein prädisponierender Faktor für spirituelles Erleben gewertet werden (Cristofori et al. 2016).

Die beiden Studien geben Hinweise auf die Involvierung von Regionen im frontalen und parietalen Kortex für komplexe religiöse und spirituelle Erfahrungen. Es besteht jedoch bislang keine ausreichende Evidenz für die »Hypothese der temporalen Involvierung« bzw. der »Hypothese der exekutiven Inhibition«.

3.4 Fazit

Die genauen Hirnmechanismen, wie religiöse Erfahrung zustande kommt, sind bis heute nicht geklärt. Aktuelle Befunde widersprechen zumindest der Annahme eines einzelnen hochselektiven Zentrums, das nur bei religiösen Erlebnissen aktiv wird. Ein »Glaubenszentrum« im menschlichen Gehirn erscheint wenig wahrscheinlich. Hingegen passt die weiträumige Hirnaktivität, die bei religiösen Erfahrungen und Urteilen ausgelöst wird, zu den komplexen kognitiven Anforderungen, die religiöses Denken mit sich bringt. Dazu zählen vielfältige kognitive Funktionen, wie Wahrnehmen, Erinnern, Planen, Fühlen, oder auch Urteilen.

Literatur

Bradford DT (2013) Emotion in mystical experience. Religion, Brain & Behavior 3(2) 103–118.

Christensen JF, Flexas A, de Miguel P et al. (2014) Roman Catholic beliefs produce characteristic neural responses to moral dilemmas. Social Cognitive and Affective Neuroscience 9(2): 240–249.

Cristofori I, Bulbulia J, Shaver JH et al. (2016). Neural correlates of mystical experience. Neuropsychologia 80(C): 212–220.

Devinsky O, Lai G (2008) Spirituality and Religion in Epilepsy. Epilepsy & Behavior 12(4) 636–643.

Dewhurst K, Beard A W (2003) Sudden religious conversions in temporal lobe epilepsy. Epilepsy & Behavior 4(1): 78–87.

Elmholdt E-M, Skewes J, Dietz M et al. (2017) Reduced Pain Sensation and Reduced BOLD Signal in Parietofrontal Networks during Religious Prayer. Frontiers in Human Neuroscience 11: 337.

Ferguson MA, Nielsen JA, King JB et al. (2018) Reward, salience, and attentional networks are activated by religious experience in devout Mormons. Social Neuroscience 13(1): 104–116.

Fingelkurts AA, Fingelkurts AA (2009) Is our brain hardwired to produce God, or is our brain hardwired to perceive God? A systematic review on the role of the brain in mediating religious experience. Cognitive Processing 10(4): 293–326.

Greyson B, Broshek DK, Derr LL et al. (2015) Mystical experiences associated with seizures. Religion, Brain & Behavior 5(3): 182–196.

Harris S, Kaplan JT, Curiel A et al. (2009) The neural correlates of religious and nonreligious belief. PloS One 4(10): e0007272.

Kanwisher N, McDermott J, Chun MM (1997) The fusiform face area: a module in human extrastriate cortex specialized for face perception. The Journal of Neuroscience: The Official Journal of the Society for Neuroscience 17(11): 4302–4311.

Kapogiannis D, Barbey AK, Su M et al. (2009) Cognitive and neural foundations of religious belief. Proceedings of the National Academy of Sciences of the United States of America 106(12): 4876–4881.

Kapogiannis D, Deshpande G, Krueger F et al. (2014) Brain networks shaping religious belief. Brain Connectivity 4(1): 70–79.

Kirschstein T, Köhling R (2009) What is the source of the EEG? Clinical EEG and Neuroscience 40(3): 146–149.

Logothetis NK, Wandell BA (2004) Interpreting the BOLD signal. Annual Review of Physiology 66: 735–769.

Morgan H (1990) Dostoevsky's epilepsy: a case report and comparison. Surgical Neurology 33(6): 413–416.

Ogata A, Miyakawa T (1998) Religious experiences in epileptic patients with a focus on ictus-related episodes. Psychiatry and Clinical Neurosciences 52(3): 321–325.

Ozkara C, Sarý H, Hanoğlu L et al. (2004) Ictal kissing and religious speech in a patient with right temporal lobe epilepsy. Epileptic Disorders: International Epilepsy Journal with Videotape 6(4): 241–245.

Persinger MA (1983) Religious and mystical experiences as artifacts of temporal lobe function: a general hypothesis. Perceptual and Motor Skills 57(3 Pt 2): 1255–1262.

Urgesi C, Aglioti SM, Skrap M et al. (2010) The Spiritual Brain: Selective Cortical Lesions Modulate Human Self-Transcendence. Neuron 65(3): 309–319.

Wiech K, Farias M, Kahane G et al. (2008) An fMRI study measuring analgesia enhanced by religion as a belief system. Pain 139(2) 467–476.

4 Psychotherapie zwischen Spiritualisierung und weltanschaulicher Neutralität – Zur Bedeutung der religiös-spirituellen Dimension für Psychiatrie und Psychotherapie

Michael Utsch

4.1 Bedeutungswandel der Religionszugehörigkeit

In den letzten Jahrzehnten hat sich die Religionszugehörigkeit der deutschen Bevölkerung massiv gewandelt. In Westdeutschland gehörten im Jahr 1951 noch 96 % der Bevölkerung einer christlichen Konfession an. Nach der Wiedervereinigung veränderte sich die konfessionelle Struktur der Bundesrepublik Deutschland beträchtlich. Heute sind nur noch 53 % der deutschen Bevölkerung Christen – regional allerdings sehr unterschiedlich verteilt. Die Flüchtlingswelle der letzten Jahre hat zu einer weiteren Pluralisierung der Weltanschauungen und kulturell-religiösen Praktiken beigetragen. Zunehmend ist ein Patchwork-Glaube vorzufinden, in dem verschiedene religiös-spirituelle Überzeugungen miteinander verwoben sind. Diese Mixtur wird permanent erweitert und verändert – den »spirituellen Wanderer« zeichnet seine »fluide Religiosität« aus (Lüddeckens und Walthert 2010). Dieser unübersichtlichen Vielfalt entspricht der schillernde und in Mode gekommene Begriff »Spiritualität«. »Spirituell, aber nicht religiös« ist eine immer häufiger anzutreffende Selbsteinschätzung, auch hierzulande.

Bemerkenswert ist dabei der empirische Befund, dass sich heute viele Konfessionslose selber als »spirituell« bezeichnen. Nach einem Forschungsprojekt der Universität in Bielefeld, für das rund 1.900 Deutsche und Amerikaner online befragt wurden, bevorzugen viele diesen Begriff gerade wegen seiner Mehrdeutigkeit. Unter den Befragten, die keine Religionszugehörigkeit angeben, versteht sich jeder zweite »eher als spirituell denn als religiös« (Streib und Gennerich 2011). Auch wenn die Existenz Gottes bestritten wird, gibt es für alle Befragten etwas, das ihnen heilig ist und sich deshalb zu verwirklichen lohnt.

In den letzten 50 Jahren haben Kultur- und Sozialwissenschaftler eine markante Pluralisierung und Individualisierung der persönlichen Sinngebung festgestellt. Traditionelle Religionen haben ihre Deutungshoheit verloren, Religionswissenschaftler sprechen heute von einem »Markt der Sinnanbieter«, auf dem individuelle Spiritualität aus verschiedenen Traditionen patchworkartig kombiniert wird (Bochinger/Engelbrecht/Gebhardt 2009). Unübersehbar nimmt traditionelle Religiosität ab, und die Mitgliedszahlen der Kirchen sinken kontinuierlich. Trotzdem ist die Suche nach Sinn unübersehbar, was die florierenden Märkte esoterischer Ratgeberliteratur und spiritueller Gesundheitsangebote eindrücklich belegen (Klinkhammer und Tolksdorf, 2015).

In Westeuropa fühlt sich nach dem Religionsmonitor nur noch eine Minderheit einer höheren Macht verpflichtet, die sie durch religiöse oder spirituelle

Praktiken und Rituale verehren (Pollack und Rosta 2015). Weltweit ist das allerdings die Ausnahme – global gesehen wachsen die Religionsgemeinschaften. Dennoch schätzen sich nach dem Religionsmonitor 2013 immerhin 19 % der deutschen Bevölkerung als hochreligiös ein. Dieser Anteil wird vermutlich weiter wachsen, weil auch die überwiegende Mehrheit der Menschen mit Migrationshintergrund religiös geprägt ist. Für viele Asylbewerber bedeutet ihre Religion eine wichtige Unterstützung dabei, sich fern der Heimat der ungewohnten Umwelt anzunähern. Religion dient ihnen als Identifikationsanker.

Die soziologische Säkularisierungsthese hatte vorhergesagt, dass Religion langfristig aus den modernen Gesellschaften verschwinden werde. Angesichts einer anhaltend intensiven Suche nach persönlicher Spiritualität wird demgegenüber heute stärker der religionssoziologischen Individualisierungsthese zugestimmt. Gesellschaftliche Trends der Individualisierung und Pluralisierung haben dazu geführt, dass einstmals (institutionelle) Religiosität sich heute eher in Formen von (individueller) Religiosität bzw. Spiritualität zeigt.

4.2 Was bedeutet Spiritualität?

Bis heute sind bei manchen Psychiatern und Psychotherapeuten antireligiöse und spiritualitätskritische Affekte festzustellen, weil sie eine »größere Wirklichkeit« als persönliche Kränkung empfinden (Bonelli 2018). Für die Weltgesundheitsorganisation (WHO 1998) ist dagegen jeder Mensch spirituell, weil er sich spätestens angesichts des Todes existenziellen Fragen stellen muss. Die Bühne globaler Gesundheitspolitik betrat Spiritualität 1983 während der 36. Weltgesundheitsversammlung der WHO. Eine Gruppe von Delegierten, die mehrheitlich aus muslimischen Ländern stammte, forderte, dass die spirituelle Dimension der Gesundheit künftig in der WHO-Politik berücksichtigt werden müsse (Peng-Keller und Neuhold 2019). Heute wird das Konzept Spiritualität weltweit als wichtiger Faktor für gesundheitliches Wohlbefinden angesehen und dient als anthropologische Kategorie, um die existenzielle Lebenshaltung insbesondere in Grenzsituationen zu beschreiben. Spiritualität kann als die Bezogenheit auf ein größeres Ganzes definiert werden, die inhaltlich entweder religiös (»Gott«), spirituell (»Energie«) oder säkular (»Natur«) gefüllt wird.

Seitdem die WHO »spirituelles Wohlbefinden« als einen eigenständigen Bestandteil umfassender Gesundheit sieht, forschen Gesundheitswissenschaftler intensiver nach seinen Bedingungen. Psychologische Effekte religiöser Glaubensüberzeugungen wie Vertrauen, Hoffnung, Sinngebung oder Vergebungsbereitschaft scheinen sich auf die Gesundheit wohltuend auszuwirken (Utsch 2016). In einem neuen Aufsatz zur Zukunft der Psychotherapie wurde der Sammelbegriff »Tugendpsychotherapie« vorgeschlagen. Darunter werden psychotherapeutische Interventionen gefasst, welche die Förderung menschlicher Tugenden wir Mitgefühl, Vergebung und Dankbarkeit zum Ziel haben und früher in den Religionen kultiviert und vermittelt wurden (Meinlschmidt und Tegethoff 2017). Manche betrachten spirituelle Gesundheit sogar als einen zentralen Bereich, der neben der psychischen, sozialen und biologischen Dimension als vierter Faktor für umfassendes Wohlbefinden gleichberechtigt zu berücksichtigen und zu fördern sei (Steinmann 2013).

Empirische Studien weisen auf, dass positive Spiritualität nicht nur zur Krankheitsbewältigung betroffener Patienten dient. Zunehmend wird sie auch von Mitarbeitenden zur Burn-Out-Prophylaxe entdeckt, um den zermürbenden und belastenden Erfahrungen des psychiatrischen, pflegerischen und psychotherapeutischen Alltags etwas entgegenzusetzen. Manche Experten empfehlen Achtsamkeit zur Förderung der ärztlichen Resilienz. Durch die Integration der spirituellen Dimension sollen »in einem interdisziplinären Forschungsbereich ›Medizinische Spiritualität‹ transpersonale Erfahrungen berücksichtigt werden, die einen heilsamen Effekt sowohl auf die Individuen als auch auf das gesamte Gesundheitssystem besitzen« (Kuhn 2018, S. 149). Die Spiritualität der Mitarbeitenden, das Klima und Leitbild der Einrichtung sowie die spirituellen Erwartungen und Bedürfnissen des Patienten sind ein komplexes Geflecht, das genauer in den Blick zu nehmen sich lohnt und auch schlicht ökonomische Vorteile enthält (Hagemann 2012; Armbruster et al. 2014).

4.3 Spiritualität – eine verloren gegangene Dimension von Gesundheit

Gesundheit wird heute von vielen Menschen als das wertvollste Gut betrachtet. Sie beinhaltet heute weniger die Abwendung von Krankheit als vielmehr das Herausfinden gesundheitsoptimierender Einstellungen und die Suche nach dem persönlichen Lebensglück. Gesundheit wird dementsprechend häufig religiös überhöht und als Synonym für das ideale Leben gebraucht. Perfekt gestylte, teilweise optimierte und dann tadellos funktionierende Körper und Seelen sollen dazu dienen, die Bedürfnisse des Ichs zu stillen. Zunehmend wird dieser Trend auch kritisch hinterfragt (Balandis und Straub 2018; Utsch 2018).

Ganzheitlich verstandene Gesundheit, Heil und Heilung hängen begriffsgeschichtlich zusammen. Das englische »whole« (= ganz sein) und »holy« (= heilig) bringen die Zusammenhänge zwischen Harmonie und Ganzheitlichkeit, zwischen körperlicher Heilung und Seelenheil eindrücklich zum Vorschein. Früher wurden diese Aspekte durch ein umfassendes Welt-Verständnis zusammen gebunden. Heilung hing mit Heiligung zusammen, also mit der richtigen Lebensführung. Die Naturreligionen legen bis heute Zeugnis von dem Zusammenhang zwischen dem persönlichen Wohlbefinden und der Verehrung einer höheren Macht ab. In Anknüpfung an dieses Verständnis ist etwa im Schamanismus bei einer körperlichen Heilung das Seelenheil eingeschlossen. In der historischen

Herleitung der Psychotherapie spielen die klassischen Modelle der geistigen Einwirkungen auf den Körper eine wichtige Rolle (Heim 2009; Reuter 2014).

Glaube und Heilung, Spiritualität und Psychotherapie waren bis ins 17. Jahrhundert untrennbar miteinander verknüpft. Im Altertum waren die Heiler Angehörige der Priesterklasse, und auch im Mittelalter wurde der Arztberuf von der Geistlichkeit ausgeübt. Religiöse Übungen und Rituale wie Opfer und Anbetung wurden gezielt zu physischen und psychischen Heilzwecken eingesetzt. Damit übernahm die Religion eine lebenspraktische Aufgabe, die ihre ursprüngliche Bestimmung, das Tor zum ewigen Seelenheil zu öffnen, durch zum Teil spektakuläre Heilerfolge konkret erfahrbar machte.

Im Mittelalter wurde der Arztberuf von der Geistlichkeit ausgeübt. Mönche gründeten die ersten Hospitäler und Diakonissen prägten über Jahrhunderte das Leitbild für Diakonie und Pflege. Früher wurden religiöse Übungen und Rituale wie Opfer, Anbetung oder Beichte gezielt zu physischen und psychischen Heilzwecken eingesetzt. Mit der Aufklärung, der umgreifenden Technisierung des Alltags und den professionellen Spezialisierungen brachen das religiöse Heil und die säkulare Heilung auseinander. Therapie und Theologie wurden zu Rivalinnen. Verfolgt man den Begriff Therapie auf seine älteste bezeugte Bedeutung zurück, tritt jedoch sein religiöser Kern deutlich hervor: Das Griechische »therapeuein« schließt neben besorgen, warten, pflegen, ärztlich behandeln und eben auch heilen, (wieder-)herstellen auch »die Götter verehren«, »der Gottheit dienen« ebenso ein wie »Eltern ehrfurchtsvoll behandeln«, »Kinder versorgen«, »Land bebauen«. Damit ist auch die über das Individuelle hinausweisende ethische Dimension bereits früh im Begriff »Therapie« angelegt.

Infolge einer zunehmenden wissenschaftlichen Welterklärung wurde Heilsein nicht mehr als ein ganzheitliches Erleben aufgefasst, sondern auf das rein materiell Messbare reduziert. Das streng naturwissenschaftliche Forschungsideal objektiver Erkenntnis widerspricht einer ganzheitlichen Betrachtung, die den Menschen als Körper-Seele-Geist-Einheit zu verstehen sucht. Neben diesem Objektivitäts-Ideal nennt Kaiser (2007) weitere Gründe für die Tabuisierung von Religiosität und Spiritualität in der Psychiatrie: die historisch bedingte Abwehr von allem Spekulativen und die stürmische Entwicklung der Psychopharmakologie und bildgebenden Verfahren. Erschwerend tritt hinzu, dass Religionen in der Psychiatrie oft in krankmachende Form auftreten, verzerrt durch wahnhaftes Denken oder eine krankmachende fundamentalistische Erziehung (Zwingmann et al. 2017; Utsch 2012). Inzwischen hat sich die Lage durch die humanistischen und transpersonalen Psychotherapieverfahren sowie die Palliativmedizin geändert. Spiritualität ist zu einem wichtigen Thema der Psychotherapie geworden, was aktuelle Veröffentlichungen belegen (Utsch et al. 2018; Juckel et al. 2018; Hofmann und Heise 2017).

Psychotherapeutische Behandlungen berühren häufig existenzielle Sinn- und Wertefragen: Wie will ich leben, sterben, meine Kinder erziehen? (Baatz 2017). Patienten und Therapeuten befinden sich bei der Beantwortung solcher Fragen in einer verwirrenden Situation, in der biografische Prägungen, institutionelle sowie Familiensysteme und persönlicher Glaube miteinander verquickt sind. Hier bietet die Religionspsychologie Hilfen an, um sich in der unübersichtlichen

Vielfalt von Sinnentwürfen, Glaubenssystemen und Weltanschauungen besser zurechtzufinden.

Soziologen bezeichnen dieses Feld alternativer Bildung und Gesundheitsvorsorge als »holistisches Milieu« (Höllinger und Tripold 2012). Damit beschreiben sie die wachsende Nachfrage von Menschen, die umfassend alternativ-therapeutisch und spirituell beraten, behandelt und geheilt werden wollen. Nach einer repräsentativen Befragung in Österreich haben 56 %der Befragten mindestens eine Erfahrung mit einer ganzheitlichen Praxis, 27 % mit drei oder mehr Praktiken. Das Feld dieser Pilotstudie über das »holistische Milieu« wurde bewusst weit abgesteckt und reichte von Yoga und Meditation über Homöopathie, Familienaufstellung und Akupunktur bis hin zu Reiki, Astrologie und Schamanismus. In einem aktuellen Fachbuch über Rituale in der Psychotherapie werden vier Hauptströmungen spiritueller Heilmethoden vorgestellt, die mittlerweile herkömmliche psychotherapeutische Ansätze ergänzen (Brentrup und Kupitz 2015): schamanische, buddhistische, Quantenheilungs- und hawaiianische Heilrituale.

Das Interesse an alternativer, spiritueller Lebenshilfe ist ungebrochen groß. Ein Drittel des Buchhandels-Umsatzes in der Kategorie »Ratgeber« fällt in die Kategorie »Gesundheit – Spiritualität – Lebenshilfe«. Buddhistische Mönche, westliche Satsang-Meister, Expertinnen feinstofflicher Energien und hellsichtige Medien leiten zwischen zwei Buchdeckeln mit konkreten Tipps zur Alltagsbewältigung an. Nüchterne Zahlen der »Allgemeinen Bevölkerungsumfrage der Sozialwissenschaften« (Allbus 2012) bestätigen den Trend zum Irrationalen. Mehr als die Hälfte der Befragten ist aufgeschlossen gegenüber Anthroposophie und Theosophie, jeder vierte Befragte ist offen gegenüber Wunder- und Geistheilern, und 40 % äußern Sympathie für Astrologie oder New Age. Die Risiken und Nebenwirkungen alternativer, oft esoterisch begründeter Vorgehensweisen werden jedoch oft übersehen.

4.4 Fazit: Mehr Aufmerksamkeit für die religiös-spirituelle Dimension!

In der Psychotherapie ist bisher die Bedeutung religiöser und spirituellen Werte wenig berücksichtigt worden. Unbestritten sind Psychotherapeuten zu weltanschaulicher Neutralität verpflichtet. Das Abstinenzgebot erstreckt sich natürlich auch auf die religiösen Überzeugungen. Diese plausibel klingenden Regeln erweisen sich bei genauerer Betrachtung jedoch als unscharf. Es besteht weitgehend Konsens darüber, dass die drei existenziellen Grundfragen Sinn (Wozu?), Schuld (Warum?), Tod (Wohin?) psychologisch nicht beantwortet werden können. Deshalb interessieren sich immer mehr Professionelle, die Menschen in Grenzsituationen begleiten, für philosophisch-anthropologische Daseinsbegründungen wie auch für die Psychologie der Spiritualität. Wie soll auf die religiösen und spirituellen Fragen der Patienten eingegangen werden, die sich gerade in akuten Notlagen häufig intensiv damit beschäftigen? Wie kann mit existenziellen Lebensfragen und Sinnkrisen professionell umgegangen werden? Wer oder was bietet Halt, Unterstützung und Trost angesichts des Tragischen, Ungerechten und Absurden menschlicher Existenz? Und wie verhalten sich Professionelle gegenüber fremden Sinn- und Lebensdeutungen, die Patienten aus anderen Kulturen, Prägungen und Milieus mitbringen?

Verschiedene Fachverbände haben ihre Mitglieder in den letzten Jahren darauf verpflichtet, den religiösen oder spirituellen Bindungen ihrer Patienten mit einfühlsamer Achtung und Respekt zu begegnen (Utsch et al. 2017). Einerseits wird auf die empirisch belegte Bewältigungskraft positiver Spiritualität hingewiesen, durch die Hoffnung und Sinn vermittelt werden könne. Andererseits sollen klinisch Tätige keine religiösen oder spirituellen Rituale als Ersatz für professionelle Behandlungsmethoden anbieten. Diese Abgrenzung erscheint notwendig, weil das klassische, naturwissenschaftliche Medizinmodell Konkurrenz von alternativen Heilungsmethoden erhalten hat. Es boomen spirituelle Heilmethoden, die von einem transpersonalen Weltbild ausgehen, in der die Grenzen zwischen Materie und Geist, Sein und Bewusstsein, menschlichen und kosmischen Kräften verschwimmen. Neben pfingstkirchlichen Gottesdiensten werden buddhistische Meditation, schamanische Geistheilung, astrologische Beratung und vieles mehr angeboten. Was davon ist folkloristisch-harmlos, was gefährlicher Irrglaube? Um diese Fragen zu beantworten, hat die DGPPN im letzten Jahr eine Arbeitsgruppe eingesetzt, die Empfehlungen zum Umgang mit Spiritualität in therapeutischen Behandlungen erarbeitet hat (Utsch et al. 2017). Erläuternd zu dem Positionspapier der DGPPN wurde kürzlich ein »Fallbuch Spiritualität« veröffentlicht, wie in einzelnen Behandlungsverläufen mit religiösen und spirituellen Themen umgegangen werden kann (Frick et al. 2018). Darin wird deutlich, dass Behandler auf respektvolle Weise religiös neutral bleiben sollten, wenngleich der jeweilige eigene weltanschauliche Hintergrund für den Patienten je nach therapeutisch einzuschätzender Maßgabe transparent gemacht werden kann. Religiöses Outing des Behandlers erscheint für die psychiatrische Behandlung bis auf Ausnahmefälle/-situationen oder in einem ohnehin exklusiven religiös-sozialen Kontext nicht wünschenswert; per se ist eigene Religiosität keine Voraussetzung und auch kein Ausdruck einer religionssensiblen Haltung. Eine Anamnese und auch eine Behandlung kann erleichtert werden, wenn die weltanschauliche Grundhaltung zwischen Patient und Behandler übereinstimmt, wenn z. B. ein hochreligiöser Patient weiß, dass auch der Behandler derselben Religionsgemeinschaft angehört. Wichtiger erscheint aber das einfühlsame Verständnis, worum es dem Patienten bei Problemen mit seiner Spiritualität geht.

Auch hier ist der individuelle therapeutische Prozess zu beachten, da auch religiöse Überzeugungen sich ändern können. Angesichts der Vielfalt sozialer Kontexte (z. B. Behandlung in konfessionellem Krankenhaus) wie der unstrittigen Freiheit eines Patienten auf seine selbstbestimmte individuelle Entwicklung ist die von der eigenen weltanschaulichen Position des Therapeuten unabhängige und für den Patienten in seiner psychischen Dynamik empathische Haltung entscheidend. Nach den Erfahrungen von Machleidt (2019) verändern hochreligiöse

Patienten die therapeutische Identität der Behandler. Therapeuten seien professionell dazu angehalten, ihre religiösen Fremdheitsgefühle wahrzunehmen und angemessen damit umzugehen.

Religionspsychologische Einsichten sind wissenschaftlich, persönlich und gesellschaftlich bedeutsam und verdienen deshalb mehr Aufmerksamkeit, Erforschung und Behandlung in Weiterbildungen:

- *Wissenschaftlich:* In der Psychologie wird zunehmend die Kulturgebundenheit wissenschaftlicher Erkenntnisse reflektiert und berücksichtigt. Um allgemeingültige Aussagen treffen zu können, ist der Mensch als bio-psycho-sozial-kulturelle Einheit zu sehen, Religion stellt wie Musik, Sport, Sprache, Schrift, Wirtschaft oder Werbung eine wichtige Säule der Kultur dar, die psychologisch relevant ist und deshalb berücksichtigt werden muss.
- *Persönlich:* Sinnfragen und existenzielle Krisen können nicht wissenschaftlich, sondern nur individuelle Antworten und Lösungen erfahren; dabei kann das Vertrauen auf etwas Größeres hilfreich sein. Ob das größere Ganze materialistisch oder metaphysisch verstanden wird, ist Ansichtssache und nicht wissenschaftlich, sondern nur »gläubig« zu beantworten. In einer pluralen Gesellschaft ist ein sachgemäßer Dialog zwischen einer säkularen und religiösen Weltdeutung wichtig. Um eine persönlich stimmige Entscheidung treffen zu können, ist es wichtig, seine persönliche Weltanschauung und die daraus abgeleitet Wertehierarchie zu kennen, um authentisch und identitätskonform zu handeln.
- *Gesellschaftlich*: Weltweit ist eine beängstigende Polarisierung von unversöhnlichen Standpunkten, Feindbildern, Verschwörungstheorien und fundamentalistische Gesinnungen im politischen und religiösen Gewand zu beobachten. Angesicht der Zunahme gruppenbezogener Menschenfeindlichkeit ist eine interkulturelle und interreligiöse Verständigung auf Augenhöhe heute nötiger denn je. Hier werden dringend religionspsychologische Verständigungshilfen gebraucht. Die Religionspsychologie erleichtert die Reflexion der eigenen Weltanschauung und das Verstehen fremder Glaubenshaltungen. Der fundamentalistischen Versuchung der Abwehr des Fremden und der Kontrolle über das Unverfügbare kann sie zu mehr Toleranz und zum Aushalten von Zweifeln und Widersprüchen und Sprachfähigkeit über den eigenen und fremden Glauben verhelfen.

Literatur

Armbruster J, Petersen P, Ratzke K (Hrsg.) (2013) Spiritualität und seelische Gesundheit. Köln: Psychiatrie-Verlag.

Baatz U (2017) Spiritualität, Religion, Weltanschauung. Landkarten für systemisches Arbeiten. Göttingen: Vandenhoeck & Ruprecht.

Balandis O, Straub J (2018) Selbstoptimierung und Enhancement. Der sich verbessernde Mensch – ein expandierendes Forschungsfeld. Journal für Psychologie 26/1: 131-155.

Bonelli R (2018) Das psychotherapeutische Unbehagen mit der Religion. In: Utsch M, Bonelli R, Pfeifer S (Hrsg.) Psychotherapie und Spiritualität. 2. Auflage. Berlin: Springer. S. 51–58.

Brentrup M, Kupitz G (2015) Rituale und Spiritualität in der Psychotherapie. Göttingen: Vandenhoeck & Ruprecht.

Hagemann T (2012) Das Verhältnis von Spiritualität, Arbeit und Gesundheit in diakonischen Einrichtungen. In: Stockmeier J, Giebel A, Lubatsch H (Hrsg.) Geistesgegenwärtig pflegen. Neukirchen: Neukirchener Verlagsanstalt. S. 82–97.

Heim E (2009) Die Welt der Psychotherapie. Entwicklungen und Persönlichkeiten. Stuttgart: Klett-Cotta.

Hofmann L, Heise P (Hrsg.) (2017) Spiritualität und spirituelle Krisen. Handbuch zu Theorie, Forschung und Praxis. Stuttgart: Schattauer.

Höllinger F, Tripold T (2012) Ganzheitliches Leben. Das holistische Milieu zwischen neuer Spiritualität und postmoderner Wellness-Kultur. Bielefeld: Transkript.

Juckel G, Hoffmann K, Walach H (Hrsg.) (2018) Spiritualität in Psychiatrie und Psychotherapie. Lengerich: Pabst Science Publishers.

Kaiser P (2007) Religion in der Psychiatrie. Eine (un-)bewusste Verdrängung? Göttingen: Vandenhoeck & Ruprecht.

Klinkhammer G, Tolksdorf E (Hrsg.) (2015) Somatisierung des Religiösen: Empirische Studien zum rezenten Heilungs- und Therapiemarkt. Bremen: Universitätsverlag.

Krohn M (2018) Ärztliche Resilienz durch Achtsamkeit. Gruppe, Interaktion, Organisation 49: 149–155.

Lüddenkens D, Walthert R (Hrsg.) (2010) Fluide Religion: Neue religiöse Bewegungen im Wandel. Bielefeld: Transcript.

Machleidt W (2019) Religiosität und Spiritualität in der interkulturellen Psychotherapie. Wirkungen, Methoden und die Identität des/der Therapeut*in. Psychotherapie-Wissenschaft 9/1:15–21.

Meinlschmidt G, Tegethoff M (2017) Psychotherapie: Quo vadis? Fortschritte der Neurologie und Psychiatrie 85: 479–494.

Peng-Keller S, Neuhold D (Hrsg.) (2019) Spiritual Care im Fokus globaler Gesundheitspolitik. Historische Hintergründe und aktuelle Entwicklungen. Darmstadt: Wissenschaftliche Buchgesellschaft.

Pollack D, Rosta G (2015) Religion in der Moderne. Ein internationaler Vergleich. Frankfurt: Campus.

Reuter H (2014) Geschichte der Psychologie. Göttingen: Hogrefe.

Steinmann R (2013) Spiritualität – die vierte Dimension der Gesundheit. Münster: Lit-Verlag.

Utsch M. (Hrsg.) (2012) Pathologische Religiosität. Genese, Beispiele, Behandlungsansätze. Stuttgart: Kohlhammer.

Utsch M (2016) Spiritualität als Ressource. Verhaltenstherapie und psychosoziale Praxis 48/4: 863–873.

Utsch M, Anderssen-Reuster U, Frick E et al. (2017) Empfehlungen zum Umgang mit Religiosität und Spiritualität in Psychiatrie und Psychotherapie. Positionspapier der DGPPN. Spiritual Care 6/1: 141–146.

Utsch M (2018) Die Wellness-Bewegung als Gesundheitskult. In: Brähler E, Hoefert HW, Klotter C (Hrsg.) Wandel der Gesundheits- und Krankheitsvorstellungen. Lengerich: Pabst Science Publishers. S. 138–145.

Utsch M, Bonelli R, Pfeifer S (2018) Psychotherapie und Spiritualität. Mit existenziellen Konflikten und Transzendenzfragen professionell umgehen. 2. Aufl. Berlin: Springer.

WHO (1998) WHOQOL and Spirituality, Religiousness and Personal Beliefs. Genf: WHO (whqlibdoc.who.int/hq/1998/WHO_MSA_MHP_98.2_eng.pdf, Zugriff am 27.09.2018)

Zwingmann C, Klein C, Jeserich F (Hrsg.) (2017) Religiosität – die dunkle Seite. Beiträge zur empirischen Religionsforschung. Münster: Waxmann.

5 Trance und Ekstase in modernen religiösen Kulten als Beispiel spiritueller Orientierungssuche

Hartmut Zinser

In der Geschichte der Religionen wurde Ekstase, Trance und andere außergewöhnliche psychische Zustände für verschiedene Ziele eingesetzt: 1. Zugang zu den Göttern und damit Bestätigung religiöser Amtsträger und der gesellschaftlichen Ordnung, 2. Erkundung des Willens der Götter und der Zukunft (Orakel, Divination), 3. Krankheit und Heilung (vgl. Oesterreich 1921), 4. Unterhaltung. In der Regel wurde ein Zugang zu den Göttern und Geistern streng reguliert, um eine göttliche Legitimation den kultischen und sozialen Obrigkeiten vorzubehalten und konkurrierende Ansprüche abzuwehren. Ausnahmsweise wurden ekstatische Rituale auch den Zurückgesetzten periodisch zugestanden, um solche Personen im Ritual vorübergehend die Phantasien und Bedürfnisse ausagieren zu lassen, die ihnen im Alltag eher nicht zugänglich waren (Lewis 1989). Leider werden in der religionswissenschaftlichen und ethnologischen Literatur Trance, Besessenheit, Ekstase und außergewöhnliche psychische Zustände (vgl. hierzu F44.3, Dilling et al. 2015) nicht klar unterschieden.

In rezenten ekstatischen Kulten werden vielfach die religionsgeschichtlichen Erscheinungen zur Legitimation angeführt. Allerdings ist dabei selten von Religion die Rede, vielmehr wird von Spiritualität gesprochen. Insbesondere werden solche Veranstaltungen unter dem Namen Schamanismus angeboten und damit eine religiöse Qualität in Anspruch genommen. Der Begriff Schamane stammt aus Sibirien und bezeichnet dort eine Person, die in der Lage ist, sich in Trance zu versetzen und in diesem Zustand die Geister und Götter bei Jagdunglück zu befragen, aber auch bestimmte Krankheiten zu heilen, die auf einen Seelenverlust oder das Eindringen von Geistern in einen Menschen zurückgeführt werden. Aufgabe des Schamanen ist es in diesem Falle, in seiner Trance in die Ober- oder Unterwelt zu den Geistern zu »reisen«, um diese dazu zu bringen, die z. B. in einem Traum »verlorenen« Seelenteile wieder freizugeben oder eine von einem Geist besessene Seele wieder zu verlassen. Der Begriff des Schamanismus wird inzwischen für viele Kulturen auch außerhalb Sibiriens verwendet. Dabei wurde seine ursprüngliche Bedeutung verwässert.

Seit etwa einem halben Jahrhundert, nach dem Erscheinen der Bücher von Mircea Eliade, *Schamanismus und archaische Ekstasetechniken* (1955) und C. Castaneda: *Teachings of Don Juan* (1968), werden sog. schamanistische Kulte angeboten und bisweilen von einer großen Anzahl von Besuchern/Kunden angenommen. Im Zentrum solcher Séancen stehen ekstatische Veranstaltungen, mit denen den Teilnehmern versprochen oder angekündigt wird, dass sie dem Alltag entrinnen und einen Zugang zu einer Transzendenz erhalten könnten. Auch Heilung wird angegeben, aber dabei geht es meistens nicht um bestimmte Krankheiten, sondern eher um eine allgemeine Heilung der Natur und des Umgangs mit ihr und der Menschen mit sich selber. Einige der Kultführer sind vorsichtig und empfehlen regelmäßig, auch die klassische Medizin in Anspruch zu nehmen.

Bei meinen Beobachtungen von solchen Veranstaltungen konnte ich feststellen, dass die Kultführer sich für die Durchführung der Veranstaltungen an den Vorschlägen von Michael Harner (1983) und Holger Kalweit (1984) orientierten. Die Rituale werden in der Regel in dunklen, nur durch eine Kerze erleuchteten Räumen durchgeführt. Die Teilnehmer sollen sich entspannt hinlegen und nach den Anweisungen der Kultführer, die eine Trommel schlagen, eine Rassel benutzen oder einen tape recorder mit entsprechenden Tönen laufenlassen, sich auf eine Phantasiereise in die »anderen Wirklichkeiten« begeben. Nach einigen Übungen soll man sich auf weiteren Séancen eines »Krafttieres« vergewissern, welches man dann im Tanz darstellen soll, und dabei Gegenstände sehen, die man später in der Natur suchen und fortan in einem »Medizinbeutel« bei sich tragen soll (Zur Beschreibung solcher schamanistischen Séancen vgl. Zinser 1988, S. 249–260). Danach könne man den Heilungsprozess bei sich selbst und bei anderen unterstützen. Auch solle man in der Lage sein, in die »außeralltäglichen Wirklichkeiten« einzutreten. Diese Séancen werden als Ekstase oder Trance erlebt.

Meine Befragungen der Teilnehmer und Kultführer waren begrenzt, da die Kultführer das nicht wünschten und die Teilnehmer sich nicht durch die lästigen Fragen eines Religionswissenschaftlers in ihrem Genuss solcher Ekstaseveranstaltungen gestört sehen wollten. Sie suchten Ekstase und Transzendenz und keine Reflexion. Max Weber hat in seiner Zeit entsprechende Unternehmungen einmal als »Erlösung von dem Intellektualismus der Wissenschaft« bezeichnet (Weber 1973, S. 321; S. 322: »Erlösung von dem Rationalismus und Intellektualismus der Wissenschaft«). Jedenfalls signalisiert die Suche nach solchen Veranstaltungen ein Leiden am Alltag, an unserer technisch-bürokratischen Welt, vielleicht auch an der Familie und der Berufssituation, aus denen man in ekstatischen Séancen wenigstens zeitweilig austreten zu können erwartet. Ich hatte, soweit ich das als Laie beurteilen kann, bei keinem der Teilnehmer den Eindruck, dass sie einem »zeitweiligen Verlust der persönlichen Identität und der vollständigen Wahrnehmung der Umgebung« oder einer dissoziativen Störung unterliegen. Merkwürdig aber ist, dass von den Teilnehmern für ihre ekstatischen Erlebnisse – im Unterschied zu zahlreichen anderen Angeboten eines »Aussteigens« in unserer Gesellschaft wie Ferienreisen, Karneval etc. – eine religiöse, spirituell genannte Bestätigung, durch eine Anknüpfung an religiöse Vorläufer, in Anspruch genommen wird.

Nun unterscheiden sich solche Veranstaltungen von den Ritualen der Schamanen in Sibirien. Diese sollen dazu dienen, in einer außergewöhnlichen Situation mit Hilfe der ekstatischen Rituale zum Alltag zurückkehren zu können. In den langen Polarwinternächten werden allerdings die Schamanen auch gebeten, ihre Gesänge und Geschichten zur Unterhaltung vorzutragen, um Sturm und Kälte vergessen zu machen, und eine damit vielleicht verbundene Angst zu beruhigen. Aus Sibirien wird berichtet, dass viele Kandidaten, die von ihrer Gemeinschaft zum Schamanen ausgewählt wurden oder aufgrund ihrer Vorfahren dafür prädestiniert waren, sich dieser Aufgabe und den ekstatischen Erlebnissen bei der

Initiation, wie auch der sozialen Marginalisierung zu entziehen suchen. Bei den modernen Ritualen kann jeder teilnehmen, völlig unabhängig von seinen Vorfahren und einer sozialen Bestätigung. Vor allem suchen die Teilnehmer ekstatische Erlebnisse, um in einem Jenseits von Normalität »der Alltagsneurose des gewöhnlichen Bewusstseins zu entrinnen« und eine »übermenschliche Wahrnehmung« zu erleben, wie es in den Ankündigungen versprochen wird. Die Ziele solcher ekstatischen Veranstaltungen sind mithin völlig unterschiedlich, auch wenn einzelne Berichte vorliegen, dass zum Beispiel im Bori-Kult in Nordnigeria und bei den Bacchanalien im antiken Rom oder bei den Veitstänzen im Mittelalter die Menschen freiwillig teilgenommen haben. Ebenso unterscheiden sich die sozialen Organisationformen. In Sibirien ist ein Schamane in der Regel für seine soziale Gruppe zuständig, in anderen Regionen konstituieren die Teilnehmer nach ihrer Initiation in einem Besessenheitskult eine verbindliche soziale Gemeinschaft. Von einer solchen kann im modernen Schamanismus keine Rede sein. Die Teilnehmer wechseln die Kulte und Kultführer und haben eine Art Klientenbeziehung zu ihrem Kultführer, in der Regel aber keine dauerhaften, jedenfalls keine verbindlichen Beziehungen zu den anderen Teilnehmern. Damit entfällt die in Sibirien zu beobachtende Leistung, solche außergewöhnlichen psychischen Zustände, die für das soziale Umfeld unverständlichen psychischen Erscheinungen sind, in einem bestimmten Weltbild und Verständnis psychischer Vorgänge kommunizierbar zu machen und diese Personen in die soziale Gemeinschaft wieder zu integrieren, auch wenn dies nicht immer gelingen mag. Ob die Teilnahme an solche ekstatischen Veranstaltungen vorübergehend ist oder eine dauerhafte religiöse oder spirituelle Orientierung vermittelt, kann ich nicht beurteilen, schon weil diese Gruppen in Relation zur Gesamtbevölkerung, von denen immer noch mehr als die Hälfte eine religiöse Bildung im Konfirmations- oder Kommunionsunterricht erhalten, doch sehr klein sind. Allerdings ist eine Individualisierung der Religion zu beobachten.

5.1   Fazit

Moderne Trance- und Ekstase-Kulte unterscheiden sich in hinsichtlich ihrer sozialen und psychologischen Funktion sowie der Motivation ihrer Teilnehmer und der Kultführer sehr deutlich von den in der Geschichte der Religionen und Völker bekannten Trance- und Ekstase-Traditionen, oft stehen sie ihnen diesbezüglich konträr gegenüber. Ekstase-Kulte werden von nur sehr wenigen Menschen aufgesucht. Sie mögen als extremes Beispiel auch für eine spirituelle, weniger für eine religiöse Orientierungssuche verstanden werden, wenngleich äußerst unklar bleibt, was diese Personen darunter verstehen. Dies gilt auch für die vielen jungen Menschen, die mittels spezifischer Drogen bewusstseinsverändernde Zustände ansteuern und vor allem in Großstädten eine gesundheitspolitische Herausforderung darstellen.

Anhaltend groß ist allerdings der Unterschied zwischen der Zahl der Teilnehmer an Trance- und Ekstase-Kult-Veranstaltungen wie auch der Konsumenten psychedelischer Drogen, soweit sie überhaupt dem spirituell orientiertem Kreis zuzurechnen sind, und beispielsweise der Zahl der an den großen Kirchentagen teilnehmenden mehreren hunderttausend Personen und den etwa auf dem Jakobsweg jedes Jahr über eine Million wandernden Menschen, auch wenn sich hier gleichfalls nur ein Teil als religiös bezeichnet. Aber auch die anderen Wanderer suchen offensichtlich nicht nur einen Wanderweg, sondern eine »Beglaubigung« dieses Weges durch eine religiöse Tradition.

Literatur

Bourguignon B (1973) (Hrsg.) Religion, Altered Sates of Consciousness, and social Change. Columbus: Ohio State Univ.-Press.

Bourguignon B. (1968) World Distribution and Patterns of Possession States. In: Raymond Prince (Hrsg.) Trance and Possession States. Montreal,Canada: R.M. Burke Memorial Society.

Castaneda C (1968) The teachings of Don Juan, dt. Die Lehren des Don Juan (1973). Übersetzt von Celine und Heiner Bastian. Frankfurt am Main: März Verlag.

Covello E (1987) Castanedas Riesenvolgel In: Dürr HP (Hrsg.) Authentizität und Betrug in der Ethnologie. Frankfurt am Main: Suhrkamp.

Dilling H, Mombour W, Schmidt MH (Hrsg.) (2015) Internationale Klassifikation psychischer Störungen: ICD-10 Kapitel V (F) klinisch-diagnostische Leitlinien (10. Auflage, unter Berücksichtigung der Änderungen entsprechend ICD-10-GM 2015). Bern: Hogrefe Verlag.

Eliade M (1957) Schamanismus und archaische Ekstasetechniken Zürich: Rascher.

Harner M (1983) Der Weg des Schamanen. Reinbeck bei Hamburg: Rowohlt Taschenbücher.

Kalweit H (1984) Traumzeit und innerer Raum. München: Scherz.

Lewis I (1971) Ecstatic Religion. A study of shamanism and spirit possession. 2. überarbeitete. Aufl. London/New York: Routledge.

Oesterreich K (1921) Der Besessenheitszustand. In Deutsche Psychologie, Bd. 1 ff, Langesalza: Wend und Klauwell 1916 – 1918; als Buch 1921.

Weber M (1973) Wissenschaft als Beruf. In: ders. Soziologie, Universalgeschichtliche Analysen, Politik, Stuttgart: Kröner. S. 311–339.

Zinser H (1988) Traumreisen und Schamanisieren. Materialdienst der EZW 51. Jg.: S. 249–260.

6 Haltung und Wissen als Basis religionssensibler Psychotherapie und Psychiatrie

Norbert Mönter

6.1 Therapeutische Grundhaltung in der modernen Psychiatrie

Mit der psychiatrischen Reformbewegung der 1970er Jahre und der Psychiatrie Enquete von 1975 setzte in Deutschland (bezogen auf die seinerzeitige BRD) ein Prozess ein, der nicht nur die Strukturen der Versorgung entscheidend veränderte und die sozialen Verursachungs- und Unterhaltungsfaktoren psychischer Erkrankungen thematisierte. In der seinerzeitigen DDR gab es verbunden mit den Rodewischer Thesen von 1963 (Kumbier et al. 2013) gleichfalls sozialpsychiatrische Reformansätze, die jedoch nur regional begrenzte Wirkung entfalten konnten. Der in der BRD durch die Enquete angestoßene Prozess beinhaltete auch eine Veränderung der diagnostisch-therapeutischen Sichtweise und der Arzt-Patienten-Beziehung. Ein Meilenstein dieser Entwicklung ist verknüpft mit dem epochalen Lehrbuch der Psychiatrie/Psychotherapie »Irren ist menschlich« von Ursula Plog und Klaus Dörner (1978; 24. Aufl. 2017). Dessen Kernelemente waren die Herausarbeitung einer therapeutischen Grundhaltung aller in der Psychiatrie Tätigen auf Basis einer als Begegnung definierten therapeutischen Beziehung und der hohe Anspruch einer möglichst ganzheitlichen Wahrnehmung. Diagnostische Berücksichtigung biologischer, psychologischer und sozialer Faktoren verbunden mit Respekt und Beachtung auch der gesunden Persönlichkeitsanteile respektive Ressourcen lauteten die Eckpunkte der für die etablierte Psychiatrie seinerzeit revolutionären sozialpsychiatrischen, psychotherapeutisch geprägten Behandlungskonzeption. Hier wurde ein Anspruch formuliert, an dem immer zu arbeiten ist; dessen Umsetzung zudem ein immer wieder neu zu definierendes Ziel bleibt, da sich mit der Zeit auch die Menschen in ihren Erwartungen, Fähigkeiten, Möglichkeiten und mit ihnen die Gesellschaften ändern.

Bemerkenswert ist, dass die Worte Religion und Religiosität im Lehrbuch »Irren ist menschlich« nicht ein einziges Mal vorkommen. Diese weitgehende Nichtbeachtung gilt auch für fast alle anderen Psychiatrie-Lehrbücher des ausgehenden 20. und Beginn des 21. Jahrhundert. In einer umfangreichen Untersuchung der Repräsentanz religiöser Thematik in der Weiterbildung und Fortbildung des Psychiaters kommt Peter Kaiser nach Sichtung von zu dem Zeitpunkt als führend anzusehenden Lehrbüchern und der Nachschlagewerke »Psychiatrie der Gegenwart« sowie »Psychiatrie in Klinik und Praxis« zusammenfassend zu der Einschätzung, dass man die »religiöse Thematik in den gegenwärtig aktuellen deutschsprachigen nervenheilkundlichen Kompendien, Lehrbüchern sowie mehrbändigen Standard- und Nachschlagewerken nahezu vergebens sucht« (Kaiser 2007, S. 329). Auch für die Sozialpsychiatrie konstatiert er, »dass weder während der ›Gründerzeit‹ der Sozialpsychiatrie noch in der 25 Jahre später erfolgten Aufarbeitung der Bewegung auf Religion Bezug genommen wurde, [...] weder im Sinne einer gesellschaftlichen Größe noch als individueller Faktor für den psychisch Kranken« (Kaiser 2007, S. 171). Erwähnt seien hier allerdings H. J. Weitbrecht (1909–1975) und C. Scharfetter (1936-2012) als psychiatrisch renommierte Autoren, für die die Religiosität in der Psychiatrie von besonderer Bedeutung war und die sich auch mit deren salutogenetischen Effekten befassten.

Weitaus divergenter als für »die« Psychiatrie erscheint die Entwicklung »der« Psychotherapie in ihrer Positionierung zu Religion und Religiosität. Angesichts der Vielfältigkeit der Psychotherapie-Richtungen kann per se nicht von einem einheitlichen Prozess gesprochen werden. Aber: nachdem über Jahrzehnte Grundthemen menschlichen Daseins, wie sie sich im religiösen Glauben mit ihren Deutungsangeboten und den spezifischen Menschenbildern abbilden, im Mainstream der Psychotherapie eher wenig Beachtung fanden, könnte man mit dem 1986 erschienen Werk »Existenzielle Psychotherapie« des amerikanischen Autors Irving Yalom (1986) ein erstes Zeichen einer diesbezüglichen Neuorientierung sehen. Yaloms tiefpsychologische Reflexionen zu Themen wie Tod, Freiheit, Isolation, Sinnlosigkeit etc. erfolgen zwar aus agnostisch-nichtreligiöser Perspektive, bemerkenswert ist aber die enorme Resonanz, die sowohl seine konzeptionell-theoretischen psychotherapeutischen Positionen wie auch seine später folgenden, existenzielle, ethische und philosophische Fragen aufgreifenden (z. T. populär-) wissenschaftlichen bzw. belletristischen Publikationen erfahren. Die fachöffentliche Aufmerksamkeit für Yaloms Werk unterstreicht den Herausforderungscharakter respektive die Virulenz existenzieller Themen, für die die etablierte Psychotherapie und Psychotherapie langzeitig weder Antwort noch Diskussions-Forum bot. Mit dem heute gewachsenen Bewusstsein der Relevanz existenzieller Fragen, denen man heute auch die Mobilität des Menschen und die Globalisierung ökonomischer und kultureller Prozesse zurechnen muss, hat auch das spezifische Interesse in der Psychotherapie und Psychiatrie für die Bedeutung religiöser oder auch weltanschaulicher Glaubensüberzeugungen bei psychischer Erkrankung zugenommen. Eine Neubewertung religiöser Faktoren für Diagnose und Therapie hat auch die Fachgesellschaft DGPPN mit ihrem Positionspapier »Religiosität und Spiritualität in Psychiatrie und Psychotherapie« (Utsch et al. 2017) vorgenommen. Auch ist auf die beeindruckend wachsende Zahl jüngster Publikationen hinzuweisen (▶ Vorwort). Für die psychotherapeutische Anthropologie sei beispielhaft auf Gerd Rudolf hingewiesen, der den »religiösen Menschen« u. a. in einem eigenen Kapitel thematisiert (Rudolf 2015, S. 120–146).

6.2 Religionssensibilität im Kontext von Kultursensibilität

Obgleich Religiosität in den grundlegenden Publikationen der Reformpsychiatrie nahezu unbeachtet blieb, fügt sich die Berücksichtigung und Validierung subjektiven (religiösen) Glaubens, des diesbezüglichen sozialen Kontextes (Familie, Gemeinde) wie auch der individuellen identifikatorischen Konfliktfelder (z. B. bei Migration) durchaus in die anfangs beschriebene therapeutische, auf ganzheitliche Wahrnehmung zielende Grundhaltung. Ganz offenkundig war aber auch die Sozialpsychiatrie und mit ihr die Psychotherapie nicht ohne blinden Fleck: Einerseits gehörten subtile Analysen familiärer Beziehungsmuster und die Identifizierung psychoemotionaler wie psychosozialer Prägefaktoren zum State of the Art, wobei allerdings die vielfältigen, oft konkurrierenden Therapieschulen die Entwicklung verbindlicher Behandlungskonzepte erschwerten bzw. anhaltend erschweren. Andererseits wurde einer eventuell vorhandenen religiösen Bindung des Patienten, seiner Familie oder der umgebenen sozialen Gruppe markanter Weise eine marginale und tendenziell pathogene Bedeutung zugemessen.

Erst die Migrationsbewegung der letzten Jahrzehnte führte brennglasartig deren umfassendere Relevanz vor Augen, was nun vermehrt auch zur Berücksichtigung der kulturellen (eben auch religiösen) Prägungen führt. Kenntnisse über deren Auswirkungen auf Familienstrukturen, Individuationsprozesse, auf Geschlechterrollen und Sexualität, Peerverhalten, auf Krankheits- und Therapieverständnis, Erwartungen an Ärzte und andere Helfer gehören heute zum psychiatrischen und psychotherapeutischen Handwerk. Hervorgehoben seien beispielhaft die von Tarik Yilmaz (2006) aufgestellten therapeutischen Forderungen nach »Respekt statt Toleranz in der therapeutischen Haltung«, »Kultursensitive Haltung statt kulturspezifischer Haltung« und »Berücksichtigung der Loyalität« gegenüber sozialen Gruppen und besonders der Familie. Eine umfänglichere Darstellung hierzu findet sich im Teil »VII Kulturelle und transkulturelle Psychotherapie« des Lehrbuches von Wielant Machleidt und Andreas Heinz (2018, S.473 ff).

In die differenzierende psychotherapeutische Betrachtung/Berücksichtigung der Kulturen, auch die Religionen für sich und Religiosität im Allgemeinen einzubeziehen statt näher zu untersuchen, liegt angesichts ihrer kulturprägenden Bedeutung nahe. Dabei sollte selbstverständlich die christliche Religion, ihre Verbreitung auf allen Kontinenten (in je unterschiedlicher Perzeption) wie auch die im weltweiten Vergleich starke Säkularisierung der »westlichen« Welt reflektierend-kultursensitive Berücksichtigung finden.

Dass mit einer für Religiosität respektvoll-sensiblen Haltung der Weiterentwicklung des therapeutischen Behandlungsverständnisses mit stärkerer Subjektorientierung und einer Mitbestimmung des Patienten im Sinne der therapeutischen partizipativen Entscheidungsfindung entsprochen wird, liegt auf der Hand.

6.3 Psychiatrie/Psychotherapie und Religion im zeitgeschichtlichen und gesellschaftlichen Kontext Europas

Will man die bisherige Nicht-Beachtung, Tabuisierung und z. T. pauschale Ablehnung der Religion in der Psychiatrie/Psychotherapie verstehen, erscheint ein kurzer Blick in die Geschichte hilfreich. Sorge für die Gesundheit, mithin auch die seelische Verfassung, war seit frühester Zeit religiösem Denken und religiösen Strukturen der Versorgung und Behandlung immanent. Erinnert sei z. B. an die Priesterärzte der altorientalischen Hochkulturen (Mesopotamien, Ägypten), die explizit als Mittler zwischen der Welt der Götter/Dämonen und der menschlichen Welt fungierten, die ersten (islamischen) Spezialanstalten für Geisteskranke (Bimaristane, 12. Jahrhundert) in Kairo und Damaskus, später auch im christlichen Europa, an die philosophisch-religiös geprägten (Gelehrten-)Ärzte des frühen Mittelalters wie z. B. Avicenna und Maimonides, an Hildegard von Bingen, andererseits an die Hexenprozesse, denen auch psychisch Kranke zum Opfer fielen (»Tod als Therapia ultima«) bis hin zum moral treatment des Quäkers William Tuke (1794) in der aufkommenden psychiatrischen Reformbewegung des 18. und frühen 19. Jahrhunderts. Als wissenschaftliche Disziplin hat die Psychiatrie ihren konkreten Anfang erst mit der Aufklärung gefunden. Wichtige Vorläufer in der Antike mit ihren berühmten Ärzten (Hippokrates, Galen u. a.) und dem im 5. bis 1. Jahrhundert v. Chr. entstandenen Corpus Hippocraticum, das den Weg zur rationalen (vernünftigen) Erkenntnis öffnete und den Abbau der religiösen Welterklärung einleitete, sollen nicht unerwähnt bleiben. Mit dem Aufkommen des Renaissance-Humanismus wurde der theologische Einfluss auf die Medizin schwächer und wissenschaftliche Erklärungen hatten auch Bedeutung für die Diagnose und Therapie psychischer Erkrankungen und die Versuche Krankheiten neu zu klassifizieren (vgl. hierzu ausführliche Darstellungen u. a. bei Ackerknecht 1985; Dörner 1995). So steht am Beginn der wissenschaftlichen Betrachtung, auch des psychisch Erkrankten, die Loslösung von dem religiösen Menschenbild. Die Wissenschaftlichkeit der Psychiatrie wird in besonderer Weise verknüpft mit dem Charité-Internisten und Psychiater Wilhelm Griesinger (1817–1868) und seiner markanten Feststellung »Psychische Krankheiten sind Krankheiten des Gehirns« (Griesinger 1871). Dem zunehmend naturwissenschaftlich-biologischen Verständnis psychischer Erkrankungen standen in der Neuzeit (dann zunehmend ohne explizit religiöse Positionen) eher pädagogisch-psychotherapeutische Einstellungen zu psychisch Erkrankten und den notwendigen Behandlungen gegenüber, was in den vielfach beschriebenen Streit der Somatiker vs. Psychiker überging und modifiziert noch heute spürbar ist.

Die Aufstellung der Psychiatrie als eigenständige Medizin- und Wissensdisziplin setzte die Distanzierung von religiösen Glaubenssätzen und dem tradierten religiösen Menschenbild voraus. Diese Abgrenzung fiel heftig und grundlegend aus und findet sich kontextualisiert durch die allgemeine zeitgeschichtliche Entwicklung. Fußend auf Immanuel Kants wegweisender Schrift »Die Religion innerhalb der Grenzen der bloßen Vernunft« (1794) zeigte sich seit dem 19. Jahrhundert eine differenzierte Religionskritik. Diese war mit z. T. plakativen Leitgedanken wie der Forderung nach einer »Anthropologie statt Theologie« von Feuerbach (1804–72) der Einschätzung »Religion ist das Opium des Volkes« von Karl Marx (1818–1883), der »Gott ist tot«-Theologie von Friedrich Nietzsche (1880–1900) und der »Entzauberung der Welt« im Sinne einer zunehmenden Intellektualisierung und Rationalisierung sowie einer zunehmenden Säkularisierung von Max Weber (1864 – 1920) verbunden. Dass die Säkularisierung sich andererseits auch mit dem Aufkommen, der als Ersatzreligionen fungierenden totalitären Ideologien des Nationalsozialismus und des Stalinismus mit ihren menschenverachtenden Terror-Regimen und den Kriegskatastrophen des 20. Jahrhundert parallelisierte, ist ein gravierendes Faktum. Es verleitet zu dem Gedanken, dass die europäischen Gesellschaften ohne grundlegende religiöse Orientierung in einen unvergleichlichen völkermordenden Terror versanken oder – hoffnungsvoller formuliert – für eine nicht religiös verankerte Welt offenkundig noch nicht vorbereitet waren. (vgl. Horkheimer und Adorno 2010).

In einer Art Wechseldynamik von Verursachung und Auswirkung betraf die Säkularisierung der Gesellschaft des 20. Jahrhunderts auch das psychiatrische wie das sich zunehmend profilierende psychotherapeutische Fach. Einen Tiefpunkt stellt das von deutschen Psychiatern gedanklich vorbereitete (Binding und Hoche 1920), von führenden Klinik-Psychiatern, Kliniken und Universitäten mitverantwortete T4-Programm der NS-Regierung zur Vernichtung unwerten Lebens dar. Erst 2010 war die deutsche Psychiatrie in Form ihrer Fachgesellschafft DGPPN zu einer kritischen Aufarbeitung dieser schmachvollen Periode in ihrer Geschichte in der Lage (Schneider 2011). Die Opposition einzelner Kirchenvertreter (nicht des damaligen Papstes Pius XII) gegen das, geistig Behinderte und psychisch Kranke besonders betreffende, »Euthanasie«-Programm in der Zeit des Nationalsozialismus wird man nicht unbeachtet lassen können, spricht man über das Werteverständnis auch von Therapeuten und ihre gesellschaftliche wie individuelle Verantwortung für Patienten. Nach Ansicht des Historikers Götz Aly war der öffentliche Protest des katholischen Bischofs von Münster, Clemens August Graf von Galen, der entscheidende Anstoß, wenn auch nicht der alleinige Grund für Hitler, die Aktion vorläufig einzustellen (Aly 1989).

Zu der gesellschaftlichen Bedeutung ihrer christlich-kirchlichen Organisationen im Deutschland der jüngeren Geschichte ist an manch Weiteres, vor allem Widersprüchliches zu erinnern, z. B. ihre Position in den beiden Weltkriegen, das Schweigen der offiziellen Kirchen zum Holocaust, aber auch die widerständige »bekennende Kirche« im Nationalsozialismus. Zu erinnern ist auch an die Kirchenopposition in der DDR und ihre Bedeutung in der Wendezeit 1988/1989 sowie den weltweiten sexuellen Missbrauch-Skandal (nicht nur) in der katholischen Kirche bei gleichzeitiger Diskriminierung z. B. homosexueller Menschen einerseits und die franziskanische Positionierung des derzeitigen Papstes gegen Armut, Gewalt, Naturzerstörung und Intoleranz andererseits (vgl. u. a. Papst Franziskus 2017). All das sind aber zugleich durchaus Themen, die auch Patienten in psychiatrischer Behandlung bewegen und in ihren therapierelevanten Einstellungen beeinflussen können; hier kann dieser Bezug nur angedeutet werden.

Die vielschichtige gesellschaftliche Bedeutung von Religionen und die wechselhafte Rolle christlicher Kirchen sind hier exemplarisch angesprochen. Für die organisatorisch verfassten Gemeinschaften, Kirchen- und übergreifenden Organisationen respektive Verbünde etc. anderer Religionen wären eigene kritische Bewertungen ihrer gesellschaftlichen (und politischen) Rolle anzustellen. In diesem Buch bildet der Islam, auch unter diesem Aspekt, aufgrund seiner gewachsenen demographischen und politischen Bedeutung einen Schwerpunkt und die verschiedenen Beiträge geben erste Einblicke. Eine umfassende Sicht auf andere Religionen in ihrer gesellschaftlichen wie ethisch normativen Funktion ist nicht der Anspruch dieses Buches. Dass UNO-Vertreter aktuell eine Anklage des Militärs des buddhistischen Myanmar wegen Völkermordes an den muslimischen Rohingyas fordern, während anderseits der spirituelle Führer der tibetischen Buddhisten, der 14. Dalai Lama, ob seiner friedenspolitischen, auch psychologisch-spirituellen Botschaften weltweit und religionsübergreifend Anerkennung erfährt, gibt gleichfalls nur einen Ausblick auf das vielschichtige Thema.

Erforderlich wäre vielmehr eine umfassend-vergleichende länder- und religionenspezische Untersuchung des Verhältnisses von Religion und Gesellschaft, die explizit die staatliche Ebene einbeziehen müsste. So finden sich im christlich geprägten Europa augenscheinlich gravierende Unterschiede beispielsweise zwischen manchen Ländern Osteuropas einerseits und vielen Ländern Mittel- Süd- und Nordeuropas. (vgl. u.a Rémond 2000). In islamischen Staaten zeigen sich die unterschiedlich intensive Verbindung von Religion und Staat, Gesellschaft und Rechtsprechung markant: vom »Gottesstaat« Iran mit einer aus dem Koran und der islamischen Tradition abgeleiteten Verfassung bis zur in den postkemalistischen Jahrzehnten laizistischen Türkei. Israel stellt mit seinem am 19. Juli 2019 von der Knesset mit knapper Mehrheit verabschiedeten Nationalstaatsgesetz, das den jüdischen Charakter des Staates festschreibt, eine besonders umstrittene enge Verknüpfung von Religion und Staat dar. Große länder- und staatsspezifische Unterschiede hinsichtlich des Verhältnisses von Staat, Gesellschaft und Religion finden sich auf dem asiatischen und afrikanischen Kontinent.

Zum komplexen Zusammenhang zwischen Religion und Krieg bis hin zur Frage, ob Religionen nicht selbst ständig Gewalt hervorbringen, sei auf Hartmut Zinsers religionswissenschaftliche Untersuchung verwiesen (Zinser 2015).

Hervorzuheben ist – das Thema gesellschaftlicher Funktion von Religionen an dieser Stelle abschließend – aber die seinerzeit überraschende Einschätzung des Philosophen Jürgen Habermas anlässlich des Erhalts des Friedenspreises des Deutschen Buchhandels am 14.10.2001. Habermas, der sich selbst (in Anlehnung an Max Weber) als religiös »unmusikalisch« sieht, eröffnete in seiner vielzitierten Dankesrede »Glauben und Wissen« (wenige Wochen nach dem New Yorker Attentat vom 11. September) einen neuen philosophischen Diskurs über die Bedeutung von Religion im »postsäkularen Zeitalter« gerade für ethische Fragestellungen (Habermas 2001) und den solidarischen Zusammenhalt in der Gesellschaft.

Wie nicht nur die aktuelle Geschichte bezüglich des sogenannten Islamischen Staates zeigt, verbindet sich mit Religion und Gläubigkeit immer auch die Gefahr politisch manipulativen und indoktrinären Missbrauchs. Siehe hierzu auch den Beitrag von Rauf Ceylan in diesem Band in Kapitel 18 (▶ Kap. 18).

Auch wenn bisweilen die Grenzen fließend sind: Zielpunkt respektive Objekt religionssensibler Psychotherapeuten und Psychiater (im Folgenden PP abgekürzt) sind nicht die einzelnen Religionen in ihrer organisatorischen Verfasstheit und politischen Bedeutung, sondern die Religiosität des einzelnen Menschen, wie er auch als Patient dem PP gegenübertritt.

6.4 Was sollte, muss ein für die Religiosität des einzelnen Patienten sensibler PP wissen, berücksichtigen

Haltung und Wissen bilden die gemeinsame Basis einer religionssensiblen PP. Ohne ein Grundwissen über Prozesse und Funktion religiösen Glaubens, über Geschichte, Inhalte und die Alltagsrelevanz wie Alltagspraxis des jeweiligen religiösen Glaubens läuft auch eine um Verständnis bemühte therapeutische Haltung ins Leere. Differenzialdiagnostik und das Erkennen krankheits- wie gesundheitsfördernder Wirkungen von Religiosität setzt konkrete Kenntnisse voraus. Wie Henning Freund in einer ersten Studie zur aktuellen Berücksichtigung von Religiosität und Spiritualität bei Weiterbildungsermächtigten für das Gebiet Psychiatrie und Psychotherapie feststellte (Freund et al. 2018), werden diese Themenfelder von einem Teil der Ermächtigten bereits in der Weiterbildung berücksichtigt.

Religiöse Menschen sind gegenüber der Psychiatrie und Psychotherapie oft eher zurückhaltend, wenn nicht verschlossen. In der konkreten Begegnung signalisiert Religionskenntnis des Therapeuten dem Patienten Interesse und Wertschätzung, es befördert Vertrauensbildung, während Unkenntnis distanziert, das Verstehen des Erkrankten einschränkt und den therapeutischen Brückenbau erschwert. Nun ist Religiosität (und Spiritualität) sehr komplex hinsichtlich ihrer motivationalen und psychodynamischen Dimensionen, insbesondere auch hinsichtlich des saluto- wie pathogenen Potenzials. Zudem sind die Religionen derart vielfältig, dass eine Konzentration auf die wesentlichen Aspekte der den Religionen gemeinsamen Glaubensprozesse und Merkmale hilfreich sein kann.

Nachstehend werden die therapeutisch relevanten Themenbereiche (ohne Nennung der Bezüge zu den anderen Beiträgen dieses Themenbandes und zudem nicht abschließend) zusammengestellt. So soll die Zusammenstellung vor allem einen Blick auf die Komplexität der Themen und Fragekomplexe vermitteln:

- Mit der *Geschichte der Religionen* und ihrer Funktion in der Menschheitsgeschichte sind grundsätzliche Fragen verbunden, die sich nicht selten bis in die individuelle therapeutische Begegnung hinein verlängern oder projizieren können. Es sind existenzielle Fragen nach dem Ursprung der Welt, nach dem grundsätzlichen Woher, Warum und Wohin, die psychisch Erkrankte oft in besonderer Weise bewegen.

- Religionen bieten *anthropologische Konzepte* der geistig-seelischen Daseinsbewältigung und der Sinndeutung eigenen Daseins. Für PP ist es selbstverständlich sich über die unterschiedlichen psychischen Funktionen und Modelle ihrer Systematisierung Klarheit zu verschaffen. Hier hinein gehören u. a. auch die kognitiv-emotional generierten Fähigkeiten »Glauben«, »Zweifeln«, »Prüfen« und (»Nach-)Denken«, welche den Menschen in besonderer Weise charakterisieren. Es sind Grundfunktionen, die bei psychischer Erkrankung regelhaft in der einen oder anderen Weise tangiert/beeinträchtigt sind. Ohne Glauben im allgemeinen Sinne des Vertrauenkönnens oder sich Anvertrauens ist weder die kindliche Entwicklung noch das soziales Leben des Erwachsenen vorstellbar. Betrachtet man den mehr kognitiven Anteil, so scheint es, dass die Neugier des Menschen und der sein Kausalitätsbedürfnis befriedigende Glauben im Sinne des Vermutens/Hypostasierens die Basis aller Wissensaneignung darstellt. Glauben und Wissen stehen in sehr komplexer Beziehung. Die Psychoanalytikerin Julia Kristeva bezeichnet »Glauben« als »vorreligiös« und formuliert anthropologisch: »Das sprechende Wesen ist ein glaubendes Wesen« (Kristeva 2014 S. 17).
- *Imagination, Suggestion und Autosuggestion* sind dem Psychiater und Psychotherapeuten sehr vertraute seelische Mechanismen bzw. auch Interventionsmethoden. Sie bei unabdingbarer Achtung des Patientenwillens in transparenter Weise und im Sinne von Selbstwirksamkeit für den Patienten zu nutzen birgt therapeutisches Potenzial, welches heute eher begrenzt bzw. oft wenig reflektiert zur Anwendung kommt. Dabei ist die Placebo-Wirkung nicht nur wirkstofffreier Medikamente wie überhaupt die Berge versetzende Kraft des Glaubens jedem Therapeuten klar vor Augen.
- Zum Themenkomplex Glauben und Wissen gehört im erweiterten Sinne auch das Verhältnis zwischen Gefühl und Vernunft oder auch *die Beziehung des vernunftgesteuerten Wesens zum Irrationalen*. Für Psychiater/Psychotherapeuten stellt dieser Themenkomplex angesichts eines alltäglichen Kontaktes mit dem »Wahnsinn« eine professionelle Herausforderung per se dar. Es verwundert PP auch nicht, dass das Verhältnis zum Irrationalen, oder auch zum vermeintlich Irrationalen, die Menschen schon seit dem Altertum bewegt und philosophisch, historisch und gesellschaftlich ein Dauerthema darstellt (vgl. z. B. Dodd 1986).
- Die *neurobiologischen Grundlagen* menschlichen Verhaltens sind heute für PP eine unverzichtbare Basis für Diagnostik und Therapie. Zur Neurobiologie religiösen Glaubens gibt es bislang erst wenig belastbare Erkenntnisse; umso wichtiger ist es hier für PP plakativen Schlagzeilen nicht aufzusitzen (vgl. Spitzer 2006).
- Zur PP-Sozialisation gehören die Kenntnis der Modelle des Verhaltens und die Vermittlung von Bildern vom Menschen. Über lange Zeit waren die unterschiedlichen psychoanalytischen Konzepte prägend. Bezüglich des Verstehens und der *Einordnung von Religiosität in das psychologische Koordinatensystem* werden PP heute nicht mehr allein beim Atheismus Sigmund Freuds und bei

den schon seinerzeit hierzu divergierenden Positionen anderer Gründerväter der Psychoanalyse wie C.G. Jung, A. Adler oder auch E. Fromm und V. Frankl verbleiben. Sie werden auch aktuellere Diskussionen verfolgen wollen wie z. B. Herbert Wills »Freud Atheismus im Widerspruch« (Will 2014) oder zusammenfassende Aufarbeitungen der weiteren Therapieschulen wie von Kaiser (2007, S. 598f.f) oder Utsch (2018, S.75f.f) lesen.

- PP sollten sich auch auskennen, was die individuelle und vor allem kollektive *menschliche Neigung zu Irr- und Aberglaube*, zu Sektenbildung und auch Ersatzreligionen anbelangt. »Selbst die irrationalste Orientierung gibt dem einzelnen, wenn sie von einer nennenswerten Anzahl Menschen geteilt wird, das Gefühl des Einsseins mit anderen und damit ein gewisses Maß an Sicherheit und Stetigkeit« (Fromm 1981, S. 40).

  Als bedeutsames Beispiel heutiger Zeit erscheint der vor allem in US-amerikanischen evangelikalen Kirchen, geringer aber auch im Judentum und Islam verbreitete Kreationismus, einer streng an die Heiligen Schriften der abrahamitischen Religionen ausgerichteten Glaubensauffasung. Der Kreationismus besteht u. a. auf einem Weltalter von 6.000 bis maximal 12.000 Jahren; seine Annahmen sind mit nahezu allen Feldern der Naturwissenschaft unvereinbar sind, womit die auf I. Kant zurückgehende Forderung, wonach Glauben zumindest »nicht den Naturgesetzen widersprechen« solle, ihre anhaltende Aktualität erweist.

  Als »kollektive und mächtige Form modernen Götzendienstes« sieht Fromm – dies sei hier am Rande bemerkt – »die Anbetung der Macht, des Erfolgs und des Marktes« (Fromm 1981, S. 36).

- *Die Funktion von religiösem Glauben mit ihrem salutogenetischen Potenzial* im Sinne einer immanenten therapeutischen Funktion wurde in letzter Zeit mehrfach beschrieben und sollte von religionssensibler PP gut rezipiert sein. Hier kann nur eine stichwortartige Aufzählung erfolgen:
  - Vermittlung von Lebenssinn innerhalb eines definierten Welt- und Menschenbildes
  - Lebensbewältigung und Lebensfreude stärkende Mythen und Narrative
  - Trost, Vergebung, Hoffnung angesichts leidvoller Wirklichkeiten und menschlicher Begrenztheiten in transzendierender Projektion
  - Entlastende, den Lebensmut stärkende Effekte bei psychischen Störungen, insbesondere bei durch Schuldgefühle mitgeprägter Syndromatik wie bei Sucht oder Depression
  - Affektkanalisierende, die Affektregulation und Alltagsbewältigung fördernde Rituale
  - Ethische Leitvorstellungen
  - Sozialität und Kommunität

- Die Gefahren des religiösen Glaubens sind gleichwohl bekannt und seien nachfolgend analog gelistet (▶ Kap. 16, Beitrag Demling in diesem Band und Scharfetter 1997):
  - Verstärkung und Induzierung gravierender psychopathologischer Syndrome durch gedanklich-emotionale Einengung auf religiöse Inhalte oder spezielle bewußtseinsmodifizierende spirituell-meditative Techniken

– Verstärkung von Scham- und Schuldgefühlen bei Depressionen und anderen Störungen
– Verlust von autonomer Lebensgestaltung und Entwicklung dogmatisch-fundamentalistischer Einstellungen
– Verlust von Sozialkontakten außerhalb z. B. von Sekten
– Entwicklung gesundheitsschädlicher Glaubensüberzeugungen
– Verführbarkeit für gewaltorientierte gesellschaftliche Lösungswege

6.4   Fazit

Abschließend ist zu bemerken, dass schon zu Beginn des letzten Jahrhunderts die Religions-Psychopathologie als Teil der Religionspsychologie mit Fragen befasst war, die im Schatten anderer Entwicklungen (wie u. a. der Psychoanalyse) lange Jahrzehnte unbeachtet blieben. So formulierte bereits 1913 Karl Jaspers Fragen nach dem Hintergrund, Art und der Funktion religiöser Phänomene bei psychischen Kranken und auch nach Religion als potenzielle Hilfe sowie nach der therapeutisch angemessenen Herangehensweise (Jaspers 1913). Diese Fragen sind bis heute unverändert relevant.

Literatur

Ackerknecht E (1985) Kurze Geschichte der Psychiatrie. 3. Auflage. Stuttgart: Ferdinand Enke (1. Auflage 1957).
Binding K, Hoche A (2006, Erstveröff. 1920) Die Freigabe der Vernichtung lebensunwerten Lebens. Ihr Maß und ihre Form. Berliner WissenschaftsVerlag.
Dodd E (1991) Die Griechen und das Irrationale. Darmstadt: Wissenschaftliche Buchgesellschaft.
Dörner K (1995) Bürger und Irre. Zur Sozialgeschichte und Wissenschaftssoziologie der Psychiatrie. Hamburg: Europäische Verlagsanstalt.
Dörner K, Plog U (Hrsg.) (1978) Irren ist menschlich. Wunstorf: Psychiatrie Verlag.
Dörner K, Plog U, Bock T et al. (Hrsg.) (2017) Irren ist menschlich. 24.Aufl. Köln: Psychiatrie Verlag.
Freund H, Böhringer S, Utsch M et al. (2018) Religiosität und Spiritualität in der Facharztweiterbildung. Eine Umfrage bei den Weiterbildungsermächtigten für Psychiatrie und Psychotherapie. Der Nervenarzt 89/5: 539–545.
Frick E, Ohls I, Stotz-Ingenlath G et al. (Hrsg.) (2018) Fallbuch Spiritualität in Psychotherapie und Psychiatrie. Berlin: Springer.
Fromm E (1981, amerik. Originalausgabe 1950) Religion und Psychoanalyse. 6. Aufl. Gütersloh: Goldmann Sachbuch.
Götz A (Hrsg.) (1989) Aktion T4: 1939–1945. Die »Euthanasie«-Zentrale in der Tiergartenstraße 4. Berlin: Edition Hentrich.

Graef-Calliess T, Schouler-Ocak M (Hrsg.) (2017) Migration und Transkulturalität. Neue Aufgaben in Psychiatrie und Psychotherapie. Stuttgart: Schattauer

Griesinger W (1871) Die Pathologie und Therapie der psychischen Krankheiten. 3. Auflage Stuttgart: Krabbe.

Habermas J (2001) Glauben und Wissen. Friedenspreis des Deutschen Buchhandels. Berlin: Suhrkamp

Heinz A, Machleidt W (Hrsg.) (2018) Praxis der interkulturellen Psychiatrie und Psychotherapie: Migration und psychische Gesundheit (Kapitel VII Kulturelle und transkulturelle Psychotherapie). München: Urban&Fischer.

Horkheimer M, Adorno T (2010, Erstveröff.1947) Zur Dialektik der Aufklärung. Frankfurt am Main: S. Fischer Verlag.

Jaspers K (1973, Erstveröff. 1913) Allgemeine Psychopathologie. 9.Auflage. Berlin: Springer.

Juckel G, Hoffmann K, Walach H (Hrsg.) (2018) Spiritualität in Psychiatrie und Psychotherapie. Lengerich: Papst.

Kaiser P (2007) Religion in der Psychiatrie. Eine (un)bewusste Verdrängung? Göttingen: V&R unipress.

Kumbier E, Haack E, Steinberg H (2013) 50 Jahre Rodewischer Thesen – Zu den Anfängen sozialpsychiatrischer Reformen in der DDR. Psychiat Prax 2013 40(06): 313–320.

Schneider F (Hrsg.) (2011) Psychiatrie im Nationalsozialismus: Psychiatry under National Socialism. Berlin-Heidelberg: Springer.

Kant I (1977, Erstveröffentl. 1794) Die Religion innerhalb der Grenzen der bloßen Vernunft. Frankfurt am Main: Suhrkamp.

Papst Franziskus (2017) Laudato si: die Umwelt-Enzyklika Freiburg: Herder.

Rémond R (2000) Religion und Gesellschaft in Europa: von 1789 bis zur Gegenwart. München C.H. Beck.

Rudolf G (2015) Wie Menschen sind. Stuttgart: Schattauer.

Scharfetter C (1997) Der spirituelle Weg und seine Gefahren. Stuttgart: Ferdinand Enke.

Spitzer M (2006) Gott-Gen und Großmutterneuron. Geschichten von Gehirnforschung und Gesellschaft. Stuttgart: Schattauer.

Utsch M, Anderssen-Reuster U, Frick E et al. (Hrsg.) (2017) Empfehlungen zum Umgang mit Religiosität und Spiritualität in Psychiatrie und Psychotherapie. DGPPN-Positionspapier. Spiritual Care 6/1: 141–146.

Utsch M, Bonelli R, Pfeifer S (Hrsg.) (2018) Psychotherapie und Spiritualität. 2. Aufl. Heidelberg: Springer.

Will H (2014) Freuds Atheismus im Widerspruch. Stuttgart: Kohlhammer.

Zinser H (2015) Religion und Krieg. Paderborn: Wilhelm Fink.

Yalom I (1989) Existentielle Psychotherapie. Köln: Edition Humanistische Psychologie.

Yilmaz T (2006) Grundlagen der kultursensitiven Krisenintervention. In: Wohlfahrt E, Zaumseil M (Hrsg.) Transkulturelle Psychiatrie – Interkulturelle Psychotherapie. Berlin: Springer. S. 279–284.

7 Ressourcenfindung und Religion aus Sicht zweier Betroffener

Susanne Ackers und Angelika Heiden

Susanne Ackers und Angelika Heiden kennen sich aus dem EX-IN (Experienced Involvement) Kurs 2013/2014 in Berlin. Auf Einladung von Norbert Mönter führen sie ein Gespräch über ihre Erfahrungen mit Religion und Psychose.

Angelika: Welche Rolle hat das Thema »Glaube und Religion« in deiner Kindheit und Jugend gespielt? Was hat dich geprägt?

Susanne: Meine erste Erinnerung geht zurück auf einen Besuch zusammen mit meinem Vater in der Wallfahrtskirche in Kevelaer am Niederrhein, nahe der holländischen Grenze. Die im 19. Jahrhundert erbaute neogotische Kathedrale war für mich als circa 4-Jährige das größte »Haus«, das ich je gesehen hatte. Wir saßen ziemlich weit vorne und ich verfolgte das »Spektakel« der prunkvoll gekleideten Gottesdiener in prächtigen Gewändern mit großem Interesse. Als sich in großen Nebelschwaden der Weihrauch im Kirchenraum verteilte, wurde mir schwindelig und ich wurde wohl »kreidebleich«. Mein Vater und ich verließen den sonntäglichen Gottesdienst. Ich erinnere mich gut an die vielen Menschen in den Bänken rechts und links, die uns anschauten als wir als Einzige mitten im Geschehen die Kirche verließen. Meine Eltern hatten ökumenisch geheiratet und ich besuchte in der Schule den katholischen Religionsunterricht und feierte die »Heilige Kommunion«. Als Familie gingen wir nicht oft in die Kirche, obwohl ich das von meinen Klassenkameraden Ende der 1960er Jahre oft hörte. Meine eigene religiöse Prägung würde ich daher als nicht sehr intensiv bezeichnen. Wie war es bei dir?

Angelika: Ich bin in den 1970er und 1980er Jahren in Schwerin in der DDR aufgewachsen. Meine Eltern haben mich evangelisch taufen lassen, aber ich kann mich nicht erinnern, dass wir gemeinsam bei einem Gottesdienst waren oder über Gott geredet haben. Auch zum Religions- und Konfirmandenunterricht haben sie mich nicht geschickt, aus Sorge, dass ich in der Schule ausgegrenzt werde. So wuchs ich in dem sozialistischen Schulsystem, welches eine marxistisch/leninistische Weltanschauung vermittelte, auf. Ich liebte Mathematik und Physik, forschte gern und erklärte mir die Welt rein logisch und allein aus dem, was ich mit meinen fünf Sinnen wahrnehmen konnte. Ich war eine überzeugte Atheistin. Womit ich aber auch aufgewachsen bin, waren sehr intensive Naturerlebnisse, wenn ich mit meinem Vater im Wald oder auf großen Wiesen unterwegs war. Da gab es Momente der totalen Überwältigung, die ich nicht in Worte fassen konnte (heute würde ich von »Gipfelerlebnissen« sprechen). Aber es war damals normal und stand für mich nicht im Widerspruch zu meinen atheistischen Überzeugungen, weil ich diese Erlebnisse als sehr wahrhaftig erlebte.

Angelika: Ich möchte dich gern fragen, wie es zu deiner ersten Krise kam?

Susanne: Meine erste Psychose fand in den Ostertagen 1998 statt. Ich sang gregorianische Gesänge (die ich in den Jahren zuvor in Workshops kennengelernt hatte) wie zum Beispiel »Mater dolorosa« und glaubte während des Singens, den Schmerz der Mutter zu erleben, die ihren Sohn verloren hatte. Im Nachhinein denke ich, dass in dieser Psychose die katholische Religion eine große Rolle unter anderem auch deswegen spielte, weil ich ein klassisches Kunstgeschichtsstudium hinter mir hatte und viele Bilder, Skulpturen, Geschichten und Heilige »in mir« abgespeichert waren.

Ein für mich sehr besonderes Erlebnis gründete in der Gewissheit, dass ich mich eins mit der Natur und dem ganzen Universum fühlte. Damals unterrichtete ich in Schweden an einer kleinen Universität und es war Winter. Nach einer längeren Autofahrt überkam mich »diese« Gewissheit, als ich aus dem Auto ausstieg. Es lag hoher Schnee und ich empfand den Widerschein des bläulich-dunklen Nachmittagslichtes als mystisch und verzaubernd. Ich erinnere mich gut an diesen sehr intensiven Moment. Ich glaube, dass ich in diesem Moment einen Zustand erreicht hatte, den viele Menschen durch jahrelanges Meditieren zu erlangen versuchen. Leider war ich »dorthin« aber alleine gelangt (durch mein paranoides Erleben zog ich mich immer mehr in mich zurück und vermied möglichst alle Kommunikation, weil ich glaubte, ich würde die Menschen, mit denen ich telefoniert hätte oder gesprochen hätte, »verraten«) und wusste nicht, wie ich wieder in die gesellschaftlich geprägte »Wirklichkeit« zurückkommen konnte. Ich hatte mich »verloren« in der »anderen« Welt und konnte nicht mehr schlafen und essen. Erst durch Haldol Einnahme in der Psychiatrie des örtlichen Krankenhauses der schwedischen Universitätsstadt kam ich wieder zur Ruhe und dieses Gefühl des »All-Eins-Seins« legte sich langsam. Nach der Rückkehr nach Deutschland und hier wieder in der Klinik wurde mir dann von Profis geraten »Vergessen Sie, was Sie erlebt haben!« und »Umgeben Sie sich mit normalen Menschen!«. Ich versuchte, von meinem Erleben zu berichten, hörte aber immer nur »Das ist Teil Ihrer Erkrankung!«. Ich hörte dann auf darüber zu sprechen und verfiel in eine tiefe Sprachlosigkeit und postpsychotische Depression, die beinahe drei Jahre anhielt. Und wie kam es zu deiner ersten Krise?

Angelika: Im Sommer 1993 hatte ich, wie ich heute sagen würde, eine Sinnkrise. Ich fühlte mich oft leer, als wenn mir etwas fehlte, ohne genau sagen zu können was. Ich spürte, dass es mit dem Zusammenbruch der DDR und damit auch mit meinen weltanschaulichen Überzeugungen zu tun hatte. Es gab eine neue Freiheit, wie z. B. das Reisen, aber ich musste nach dem Studium meinen Platz in dem kapitalistischen Gesellschaftssystem erst finden.

Beruflich plante ich, im Rahmen einer Promotion zum Thema »Niedrigenergiehaus« zu forschen.

Ab September 1993 besuchte ich eine Vorlesungsreihe, die sich »studium fundamentale« nannte. Angekündigt waren Themen zur Philosophie, Psychologie, griechische Mythologie, Wahrnehmung, freie Liebe, gemeinschaftliches Leben u. ä.

Die Auseinandersetzung mit anderen Sichtweisen eröffnete für mich völlig neue Horizonte. Ich fühlte mich sehr lebendig und als ob ich mich an Wahrheiten erinnerte, die ich längst vergessen hatte.

In meiner ersten Krise konnte ich im Sommer 1994 sehr intensive spirituelle Erfahrungen wie Gefühle des Einssein mit dem Universum, starke Herzöffnung, bei der ich von Liebe zu Allem erfüllt war, Erfahrungen von Synchronizität und Erinnerungen an frühere Leben über längere Zeit machen. Mein Umfeld sah mich nicht als psychisch krank an, sondern ließ sich von meiner Energie mitreißen. Im September konnte ich dem Energiestrom nicht mehr Stand halten. Ich fühlte mich als Erlöserin der Welt, schlief immer weniger, viele Eindrücke trafen mich ungefiltert und ich verlor den Kontakt zur Außenwelt und kam in die Psychiatrie. Ich war sehr erfüllt von meinem Erleben und es war für mich wahr. Ohne Angst erzählte ich den Ärzten und dem Pflegepersonal von meinen Erlebnissen. Entweder schwiegen sie oder bezeichneten mein Erleben als schizophren und rieten mir, die Erfahrungen und auch die Bücher dazu zu vergessen.

Ich wurde langsam unsicher in meiner Wahrnehmung von mir, »richtig« zu sein mit all meinen Erlebnissen. Das Haldol machte mich schwerfällig im Denken, so dass ich immer weniger für mich einstehen konnte. Ich verlor den Kontakt zu mir, behielt mein Erleben immer mehr für mich. Nach dem Krankenhausaufenthalt wieder zu Hause, versuchte ich, weiterzuleben wie vorher und alles Erlebte zu vergessen. Langsam glitt ich in eine schwere Depression und musste wegen Suizidgefahr wieder in die Psychiatrie. Was ich in der Krise im Sommer 1994 erlebt hatte, hatte mein Weltbild auf den Kopf gestellt und ich musste nach Wegen suchen, dies zu verarbeiten.

Was hat dir geholfen, das Erlebte zu verarbeiten und weitere Krisen zu vermeiden bzw. besser zu bewältigen?

Susanne: Mir hat geholfen, dass sich meine Freundinnen und Freunde »organisierten« und mich abwechselnd in meiner Wohnung besuchten. Sie erzählten mir Geschichten aus ihren eigenen Leben oder politische und kulturelle Begebenheiten und erinnerten mich immer wieder daran, dass es Hoffnung gäbe, dass ich wieder selbstbestimmt leben werden würde. Auf diese Weise erlebte ich, dass die Zeit (die für mich stillzustehen schien) »da draußen« noch verging und ich erlernte langsam durch mein soziales Netzwerk, Perspektiven auch für mich wieder vorstell- und durchführbar werden zu lassen.

Nach der zweiten Krise stieß ich 2009 auf EX-IN (Experienced Involvement), ein Ausbildungsprogramm für Psychiatrieerfahrene zu Genesungsbegleitern. Hierdurch lernte ich erst, über mein Erleben offen zu sprechen und auch, meine Biographie im Zusammenhang zu sehen. Das hat mich sehr gestärkt, sodass ich seit 2014 im sozialpsychiatrischen Bereich arbeiten und meinen Genesungsweg mit Menschen teilen kann, die noch am Anfang ihrer Krise stecken. Diese Arbeit ist für mich sehr wichtig und macht sehr viel Sinn.

In Bezug auf Religion fällt mir eine Bemerkung eines guten Freundes ein: 2003 hatte ich begonnen, mich näher mit dem Buddhismus zu beschäftigen. Während einer Chanting-Session fiel plötzlich der Strom in der gesamten Wohnung aus. Kurz zuvor hatte ich es als störend empfunden, dass das Radio leise im Hintergrund lief. Ich glaubte, dass ich diesen Stromausfall durch meine Gedanken »erzeugt« hätte. Ich fühlte mich dafür verantwortlich und bekam Angst vor einem Rückfall in die Psychose. Der Freund, dem ich davon erzählte, sagte dann, dass die buddhistische Lehre wahrscheinlich nicht »das Richtige« für mich sei. Dort hinge alles mit allem zusammen und jeder Mensch sei verantwortlich für sich und seine Umwelt. Ich fühlte, dass mir diese Sichtweise half, meine unsicheren Grenzziehungen zu vermeiden. Der Freund führte weiter aus, dass im Unterschied dazu die christliche Lehre die Möglichkeit böte, Verantwortung abzugeben und um Hilfe zu bitten. Das leuchtete mir sehr ein und ich hörte mit dem Chanten auf.

Stattdessen fand ich einen achtsamen Umgang mit mir und meiner Umwelt, sowie das Vertrauen darin, das am Ende alles gut wird. Manchmal schicke ich Wünsche ans Universum und stelle mir sehr konkret vor, wie und in welcher Welt ich leben möchte, was heutzutage gar nicht so einfach ist.

Ich bin überzeugt davon, dass es in irgendeiner Form nach dem Tod »weiter« geht, ohne mir darüber konkrete Vorstellungen zu machen. Die Frage, ob wir geistige Wesen sind, die eine menschliche Erfahrung hier auf Erden machen, oder ob wir Menschen sind, die übernatürliche Erfahrungen machen, beschäftigt mich zur Zeit und wird mich vielleicht bis zum Ablauf meiner Zeit auf Erden begleiten.

Seit 2015 engagiere ich mich ehrenamtlich in dem Berliner Verein »exPEERienced – erfahren mit seelischen Krisen e. V.«. Hier erlebe ich eine Gemeinschaft Gleichgesinnter: Betroffener, Angehöriger und Profis, die mich sehr trägt. Ich kann der Gesellschaft etwas »zurück« geben und fühle mich bestärkt auf meinem Weg.

Was hat dir geholfen?

Angelika: Ich lernte mit der Zeit, dass es wichtig ist, auf meine Intuition zu hören und das Erlebte zu erforschen. Insbesondere die Erfahrung, einer höheren Macht und des Eins-Seins mit allem, ließen mich nicht mehr los. Versuchte ich, dies abzulehnen oder zu vergessen, wurde ich depressiv und erlebte dann wieder eine Psychose, aber im Gegensatz zum ersten Mal mit viel Wut und Angst vermischt.

Ich las viele Erfahrungsberichte und Bücher zu verschiedenen Religionen bzw. sprach mit Menschen, denen es ähnlich ging oder geht. Besonders das Buch »Spirituelle Krisen« von Stanislav und Christina Grof hat mir sehr geholfen, Worte für meine Erfahrungen zu finden. Den Begriff »Gipfelerlebnis« von Abraham Maslow (Maslow 2014) kenne ich von dort. Die Erlebnisse verarbeitete ich kreativ in Bildern und Geschichten. Beides war und ist sehr wichtig für mich, um mir immer wieder bewusst zu machen, dass ich nicht einfach »verrückt« bin, sondern Erfahrungen gemacht habe, die denen ähnelten, die auch andere erlebten.

Sehr gut ging und geht es mir in der Natur. Da komme ich zur Ruhe und in der Stille öffnet sich mein Herz. Ich fühle mich »richtig« und sehr mit Allem verbunden.

Sehr wichtig war mir auch das Tanzen am Institut »Heilende Kräfte im Tanz«. Ich lernte, meinem inneren Bewegungsimpuls zu folgen und fühlte mich seitdem beim Tanzen ganz bei mir.

Vor einigen Jahren lernte ich das 12 Schritte Programm für Esssüchtige kennen. Ich war begeistert von der Kapitulation und Abgabe aller Probleme an eine höhere Macht. Ich gab alles ab, interpretierte alles als richtig und geriet in eine weitere Psychose. Heute sehe ich daher meinen Umgang mit diesem, für mich zu starren, Programm sehr kritisch.

Ich bemühe mich sehr, achtsam meine Verbindung zu einer höheren Macht (für mich stimmen viele Begriffe wie auch Gott, die Natur, das Universum) durch Gebet und stille Zeit zu vertiefen. Wenn ich in Not bin, z. B. verzweifelt in einer Depression feststecke und nicht mehr weiß, was ich tun soll, entlastet mich ein aufrichtiges Gebet um Hilfe sehr.

Gemeinsame Schlussfolgerungen

- Allein unsere beiden verschiedenen Geschichten zeigen, dass es keinen »idealen« Weg aus der Psychose gibt. Unsere gemeinsamen Erfahrungen allerdings sind die Begegnungen mit der »schweigsamen Psychiatrie«. Damit meinen wir nicht, dass wir als Klientinnen von uns aus schweigsam waren. Durch die Erfahrung, dass unser Erleben als »krankhaft« bezeichnet wurde, fühlten wir uns nicht ernst genommen und gerieten erst ins Schweigen.
- Durch unsere Erlebnisse wissen wir, wie wichtig es ist, gerade in der ersten Krise, Menschen auch bzgl. der Inhalte von Psychosen wertschätzend zu begleiten: Wir wünschen uns in der Psychiatrie mehr emphatisches und aktives Zuhören mit viel Geduld, um die unbekannten Erlebnisse zu akzeptieren und zu ordnen. Manche Prozesse brauchen eben Zeit.
- Im Unterschied zum Christentum, bei dem das Vertrauen an Gott und die Heiligen im Mittelpunkt steht, fordert der Buddhismus stärker eine Selbstverantwortung für das eigene Leben und die Umwelt. Religionen mit ihren unterschiedlichen Glaubensinhalten, können, wenn sie für die jeweils Betroffene »richtig« sind, sehr hilfreich sein. Sowohl die Abgabe jeglicher Verantwortung wie auch die totale Überverantwortung für das Ganze kann aber auch ein sehr großes Risiko darstellen und in eine Krise bzw. Psychose führen. Tiefe Konflikte können darüber hinaus entstehen, wenn religiöse Konzepte »wörtlich« genommen werden und daraus eine »Leistungsfrömmigkeit« entsteht.
- Gerade die Frage nach dem »Sinn des Lebens«, die sich in jeder Krise in den Vordergrund drängt und überwältigend wird, ist nicht von heute auf morgen zu klären. Oft braucht es Jahre, um sich neu zu positionieren und eine Haltung zu finden, die trägt. Religion stellt dabei einen wichtigen Aspekt für eine Recovery-orientierte Genesung dar.

Literatur

Maslow AH (2014) Jeder Mensch ist ein Mystiker. Impulse für die seelische Ganzwerdung (Erstausgabe: »Religions, Values and Peak-Experiences«. New York: 1964.). Wuppertal: Peter Hammer Verlag.

8 Hilfe und auch Belastung: Herausforderungen in der religiösen Orientierung von Angehörigen

Christian Zechert

Wenn ich als Angehöriger auf meinen engeren Familienkreis blicke, dann scheinen Spiritualität und Religiosität keine besondere Rolle zu spielen. Ich stelle mir die Frage genauer: Haben wir in unserer Familie Angehörige, die mit ihrer psychischen Belastung seelsorgerische Hilfe in Anspruch nehmen? Haben wir Angehörige, die spirituelle Bedürfnisse äußern? Mir fiel im engeren Angehörigenkreis niemand ein, auf den dies zutreffen könnte. Auch nicht auf mich. Aber niemand von ihnen würde sich jemals ablehnend gegenüber den Kirchen und Gläubigen oder dem Bedürfnis nach spirituellen Erfahrungen äußern. Nur besonders engagiert sind wir nicht. So wie ein großer Teil in der Gesellschaft, so scheint es mir. Und doch war es schon mal anders: die Psychiatriereform der 1970er Jahre fand erhebliche Unterstützung durch die kirchlichen Hochschulgemeinden, die Vereine gründeten und sich als Katholiken auch pastoral um Angehörige kümmerten. Der Beitrag der Evangelischen Akademien Bad Boll und Loccum bei der Gründung der Angehörigenbewegung ist erheblich. In Bad Boll fand 1969 die erste Tagung für Angehörige seelisch Kranker statt. Im Juni 1985 wurde in Loccum der Bundesverband der Angehörigen psychisch Kranker (BApK) gegründet. Angehörige und Kirchen hatten durchaus eine enge Beziehung. Klaus Dörner und Niels Pörksen, engagierte Vertreter der Sozialpsychiatrie, waren häufig aktive Beteiligte des evangelischen Kirchentages; Pörksen verstand sich stets auch als Angehöriger.

8.1 Religiöse Orientierungen Angehöriger

Wer sich heute auf die Suche nach der Bedeutung von Religiosität und Spiritualität bei Angehörigen psychisch erkrankter Menschen macht, muss sich bemühen, diese (wieder) zu entdecken. Ihr Einfluss auf das Verhalten von Angehörigen erschließt sich nicht auf den ersten Blick. Eine spezifisch religiöse oder spirituelle Einstellung von Angehörigen gibt es nicht. Religiöse Empfindungen gehören in unserer säkularisierten Gesellschaft mehr und mehr zu den persönlichen, zumeist privaten Eigenschaften, die, von besonderen religiösen Anlässen abgesehen, sich einer öffentlichen Darstellung rasch entziehen.

Wer aber die Bedeutung von Glauben und Spiritualität z. B. in der Familie eines befreundeten Angehörigen einmal wahrgenommen hat, der wird ihren Beitrag zur Bewältigung eigener Belastungen und der eines erkrankten Familienmitgliedes zu schätzen wissen. Fündig wird z. B., wer sich die Motive und Biografie der Angehörigen Hildegunt Schütt verdeutlicht. Sie stand dem BApK acht Jahre vor und ist bis heute dessen Ehrenvorsitzende. 2002 äußerte sie in einem Interview, es gehöre zu ihrem Naturell, sich den Problemen und Schwierigkeiten in ihrem Leben zu stellen, sie am Schopf zu packen. Das verdanke sie ihrem Gemüt und ihrer Religiosität. Schütt:

> »Ich sag Ihnen ja, das ist das, was ich an Religiosität in mir empfinde. Mir sagen manchmal die Leute, Sie sind viel zu bescheiden. Ich sage: Ich brauch ja auch nicht viel. Und ich habe es auch nicht nötig, dass ich mir irgendwo was umhänge.« (Hummitzsch 2002, S. 50)

Nicht immer wird man bei religiösen Angehörigen dieses öffentliche Bekenntnis für das Engagement durch ein religiöses Motiv entdecken. Dabei dürften mehr Angehörige sowohl innerhalb als auch außerhalb der organisierten Angehörigenselbsthilfe religiös aktiv sein, als es scheint. In der bundesdeutschen Bevölkerung bekennen sich trotz erheblicher Unterschiede zwischen den westlichen und östlichen Bundesländern 17,1 % dazu täglich, 8,2 % mehr als einmal die Woche und 5,1 % wöchentlich zu beten (Allbus 2012, S. 287). Das sind knapp 30 % der deutschen Bevölkerung, die ebenso wie andere Menschen psychisch erkranken können. Angesichts von ca. 660.000 klinischen psychiatrischen Aufnahmen jährlich stellen diese knapp 30 % der religiös lebenden Patienten mit ihren Angehörigen eine relevante Gruppe dar (zu Religionszugehörigkeit in Deutschland im internationalen Vergleich (▶ Kap. 2). Andere Angehörige reagieren aus Solidarität religiös, wenn beispielsweise das alkoholkranke oder drogenabhängige Familienmitglied in einer nicht selten religiös unterströmten Selbsthilfegruppe entscheidenden Halt gefunden hat.

In der gelebten Religiosität finden sie Trost und Kraft durch Gebete und religiöse Zeremonien, wenn die persönlichen Belastungen durch ein erkranktes Familienmitglied besonders hoch sind. Als Angehöriger kann ich zugleich Teil einer gläubigen Gemeinde sein, in der ich aktuell, aber auch dauerhaft Zuwendung und Aufmerksamkeit durch andere Gemeindemitglieder oder Geistliche erhalte. Wie häufig dies der Fall ist, wissen wir nicht. Wer aber Kontakt zu kirchlichen Gemeinden hat, wird rasch feststellen, dass dies keineswegs eine Ausnahme ist. Die christliche Gemeinde schließt die Begleitung der Menschen ein, die sich in seelischen Krisen befinden oder dessen Angehörige sind. Ein weiterer Teil der gläubigen Angehörigen dürfte seelsorgerische Angebote aufsuchen, wenn ein Seelsorger der Gemeinde dies anbietet. Der Umfang und die Notwendigkeit dieser seelsorgerischen Hilfen innerhalb der konfessionellen Gemeinden sind kaum zu unterschätzen. Dies gilt genauso für Migranten und ihre religiösen Gemeinden.

Nähert man sich also dem Thema der religiösen Orientierung der Angehörigen, dann fallen weitere Aspekte auf, bei denen Angehörige sich in religiösen oder spirituellen Bezügen befinden, die einen engen Zusammenhang zu psychiatrischen Hilfen und Bewältigung von Krisen besitzen.

So kann ich als Angehöriger durch eine neue und ggf. völlig andere religiöse Orientierung des erkrankten Familienmitgliedes überrascht sein. Eine Orientierung, die von der eigenen oder bislang gemeinsamen gelebten Religiosität abweicht. Dies muss keineswegs die als »religiöser Wahn« bezeichnete psychotische Erfahrung eines erkrankten Familienmitgliedes sein. Es kann auch die Suche nach einem neuen, einen anderen Halt gebende religiöse Gemeinschaft sein. So haben wir in unserem erweiterten Familienkreis einen beruflich erfolgreichen Verwandten, materiell exzellent abgesichert, der aber in seinen sozialen und partnerschaftlichen Beziehungen immer wieder an Grenzen stößt. Auch dies ist nichts Besonderes, kommt vor. Aber nun hat er sich einem religiösen Zirkel angeschlossen, weit entfernt von den anerkannten Kirchen. Seine Eltern und Geschwister betrachten dies mit Argwohn: Ist es eine Sekte? Wollen sie an sein Geld? Will und soll er sich ganz und gar dem religiösen Zirkel verschreiben? Wer sind die Mitglieder dieses religiösen Zirkels? Menschen, die starken Einfluss ausüben, weil sie etwas geben, was den Eltern, den Geschwistern und anderen Verwandten verborgen bleibt? Angehörige können so den Verlust eines zu ihnen gehörenden Menschen erfahren, dessen Motive und Handeln sie auf dem Hintergrund einer anderen religiösen Orientierung nicht mehr verstehen.

8.2 Religiosität und Spiritualität bei Psychosen akzeptieren

Eine scheinbar ähnliche, aber doch völlig andere Suche, kann von Psychiatrieerfahrenen mit Psychoseerfahrung geschildert werden, die nach vielfach schwierigen, die Existenz und das Selbstverständnis bedrohenden Jahren einen Sinn ihrer psychotischen Erfahrung in ihrem Leben entdecken. Sie können nunmehr diesen Sinn wahrnehmen und wissen diesen biografisch einzuordnen. Die dabei gemachten spirituellen und religiösen Erfahrungen spielen dabei nicht selten eine wichtige Rolle. So z. B. Stephan Eberle:

> »Erst viel später, als ich meine Psychose als spirituelle Krise zu verstehen gelernt hatte, sah ich klar, was ich damals eigentlich gebraucht hätte: Einfach einen Raum der Stille und Geborgenheit, um wieder ganz zu mir zu finden und mich regenerieren zu können. Und vor allem einen Menschen, der einfühlsam zuhören kann und wirklich versteht, was mit mir los ist, der klar ist und Sicherheit und Vertrauen ausstrahlt.« (Eberle 2013, S. 72)

Vgl. hierzu auch den Dialog zweier Psychoseerfahrener in Kapitel 7 dieses Bandes (► Kap. 7). Dieses Bedürfnis, verstanden zu werden, können manchmal gerade sehr nahe Angehörigen wie die Eltern aber auch Geschwister kaum erfüllen, sind sie doch fast immer zwangsläufig in die biografischen Entwicklungen des Erkrankten verstrickt. Wir sollten aber als Angehörige, also als Eltern, als Partner, Geschwister oder als Kinder um die Bedeutung der Suche nach dem höchst persönlichen Sinn, der in einer Psychose verborgen sein kann, wissen. Wir können diese Suche unterstützen, indem wir uns dem entdeckten Sinn der Psychose nicht entgegenstellen, auch wenn wir ihn möglicherweise anders sehen. Die Bedeutung nachzuvollziehen und zu erkennen, dass dies eine für den psychiatrieerfahrenen Menschen eine ihm Stabilität gebende Erfahrung ist, sollte unsere Aufgabe als Angehörige sein. Gelingt es so dem erkrankten Kind, dem Bruder, der Schwester, dem Vater oder der Mutter seine krisenhafte Biografie wieder in ein von ihm akzeptiertes Gleichgewicht zu bringen, dann müssen wir uns auch hierbei stützend und akzeptierend verhalten.

8.3 Klinische Seelsorge – ein Angebot auch für Angehörige

Ebenfalls nur scheinbar fern von diesen individuellen Erfahrungen der Menschen mit Psychoseerfahrung steht sowohl in der klinischen Psychiatrie als auch bei konfessionellen psychosozialen Trägern fast immer ein seelsorgerisches Angebot zur Verfügung, welches sich ausdrücklich auch an Angehörige wendet. Für nahezu alle konfessionellen Träger psychosozialer Hilfen wie der Diakonie und der Caritas ist es selbstverständlich, dass sie seelsorgerische Begleitung sicherstellen. Von diesem Selbstverständnis und Tradition sind zum Beispiel die von Bodelschwinghschen Stiftungen Bethel (Jahresbericht 2017/2018, S. 1 und S. 27) geprägt, die sich für die Suche nach Sinn und religiöse Orientierung ihrer Patienten und Angehörigen ausdrücklich Zeit und Raum nehmen. Die seelsorgerischen Angebote können unabhängig von der eigenen Religionszugehörigkeit oder Konfession in Anspruch genommen werden. Das seelsorgerische Angebot ist dabei durchaus differenziert. Es reicht in manchen Fällen sowohl von Einzel- oder Familiengesprächen bis hin zur Teilnahme der Seelsorgerinnen und Seelsorger an Gruppensitzungen. Von Bedeutung ist für Patienten und Angehörige dabei, dass die seelsorgerischen Mitarbeiterinnen und Mitarbeiter unabhängig von der therapeutischen und administrativen Hierarchie arbeiten. Sie sind weder weisungsgebunden noch weisungsbefugt gegenüber den weltlichen Mitarbeitenden. Ihre Schweigepflicht verschafft ihnen eine eigene Souveränität. Angehörige sollten von dieser Unabhängigkeit der Seelsorge wissen und sie nutzen, weil eigene Vertrauensverhältnisse möglich sind, die in keiner Dokumentation auftauchen und eben nicht Behandlung sind. Am Rande sei erwähnt, dass die Krankenhausseelsorge seit vielen Jahren erheblichen finanziellen Herausforderungen ausgesetzt ist, weil die knapper werdenden Kirchensteuermittel diese Stellen nicht mehr ausreichend finanzieren können.

Auf eine besondere seelsorgerische Zuwendung für Angehörige, der im Maßregelvollzug untergebrachten Patienten, sei ebenfalls aufmerksam gemacht. Hierbei stehen insbesondere solche Angehörige im Fokus, die Opfer von Straftaten ihrer erkrankten Angehörigen wurden. Hierzu nahm die Westfälische Landeskirche Stellung:

Der Maßregelvollzug ist eine gesamtgesellschaftliche Aufgabe, zu der die Kirchen ihren besonderen Beitrag leisten können. Wir als Kirche haben die Aufgabe, die Opfer von Straftaten bzw. deren Angehörige seelsorglich zu begleiten. Wir sehen die Not, die Trauer, die tiefen körperlichen und seelischen Verletzungen der Opfer und ihrer Angehörigen. Wir stehen ihnen als Mitmenschen und als Seelsorger und Seelsorgerinnen zur Seite. Wir sind konfrontiert mit ihren Fragen, ihrer Not und ohnmächtigen Empörung und suchen mit ihnen nach Hilfe und Bewältigung.« (Synode der Westfälischen Landeskirche vom 13.11.1998, S. 8)

Explizit werden solche Angehörige der im Maßregelvollzug untergebrachten Patienten genannt, die Opfer von innerfamiliären Straftaten wurden. Dies gilt auch für den Strafvollzug und für muslimische Gefangene bzw. Patienten im Maßregelvollzug.

8.4 Religionssensible Angehörigenarbeit

Als abschließender Gesichtspunkt soll die religionssensible Angehörigenarbeit bei Familien mit Migrationshintergrund und Fluchterfahrung genannt werden. Sie ist noch nicht im Blick der Angehörigenverbände. Weder in der praktischen Angehörigenarbeit, noch als Begriff ist sie etabliert. Noch ist das Wissen deutscher Angehörigenverbände um solche Angehörige von Familien mit Migrationshintergrund und Fluchterfahrung ausgeklammert, bei denen ihre mitgebrachte Religiosität einen erheblichen Einfluss auch auf den Umgang mit psychischer Erkrankung spielt. Wenn die religiösen Werte und die Bedeutung von Spiritualität im Leben von Menschen aus anderen kulturellen Hintergründen verstanden und miteinander gelebt wird, kann dies ein Schlüssel des Zugangs für diese neuen Angehörigen sein. Wenn auch auf der Seite der professionellen Therapeuten dieser religionssensible Zugang an Bedeutung wie durch spezifische Fortbildungen gewinnt (Mösko 2017), dann sollten die deutschen organisierten Angehörigen bemüht sein, von dieser Entwicklung zu profitieren und sich im Sinne des Trialogs einbringen. Sicherlich müssen die praktischen Seiten einer religionssensiblen Angehörigenarbeit noch entwickelt werden.

Es scheint als spielten diese Wurzeln einer auch auf Religiosität und Spiritualität getragenen Bewegung nur noch eine scheinbare Rolle. Dies ist aber falsch, denn bei genauerer Betrachtung spielt sie durchaus eine lebhafte, gleichwohl häufig im Verborgenen liegende Rolle. Neu belebt werden kann sie durch eine religionssensible Psychotherapie und Psychiatrie, die hierbei sowohl die Angehörigen mit sog. Migrationshintergrund als auch die deutschen Angehörigen einbezieht.

Literatur

Allbus (Die Allgemeine Bevölkerungsumfrage der Sozialwissenschaften) 2012: Variable Report. GESIS Studien-Nr. 4614 (v1.1.1). S. 287. http://dx.doi.org/10.4232/1.11753, Zugriff am 09.09.2018.

Synode der Westfälischen Landeskirche vom 13.11.1998. In: Seidel A und Wienberg G (2005) Was Sie vielleicht schon immer oder gerade jetzt über Forensik und Maßregelvollzug wissen wollten … 20 Fragen und Antworten zum Thema unter besonderer Berücksichtigung der in Duisburg-Hohenbudberg geplanten Forensik-Klinik für suchtkranke Patienten (nach § 64 StGB).

Eberle E (2013) Ein nächtlicher Albtraum – Vorbote der Morgendämmerung. In: Hansen H (Hrsg) Der Sinn meiner Psychose. Zwanzig Frauen und Männer berichten. Neumünster: Paranus. S. 70–78.

Hummitzsch S (2002) Angehörige machen sich auf den Weg. Eine Befragung von Zeitzeugen zu den Anfängen der Angehörigenbewegung psychisch kranker Menschen. Diplomarbeit Studiengang Sozialwesen an der Fachhochschule Wiesbaden.

Mösko M (2017) Interkulturelle Kompetenzen in der Aus-, Fort- und Weiterbildung. In: Graef-Callies T, Schouler-Ocak M (Hrsg) Migration und Transkulturalität. Neue Aufgaben in Psychiatrie und Psychotherapie. Stuttgart: Schattauer. S. 142–145.

Vorstand v. Bodelschwinghsche Stiftungen Bethel (Hrsg) (2018) Jahresbericht 2017/2018 der von Bodelschwinghschen Stiftungen Bethel. Bielefeld. (http://www.bethel.de/filead min/Bethel/downloads/jahresbericht/Jahresbericht_2017_18/Jahresbericht_1718_online. pdf. Zugriff 09.09.2018).

Sohn J (Hrsg) (2012) Evangelische Kirche im Rheinland Landeskirchenamt/Abteilung II Theologie und Diakonie Dezernat II.3 Seelsorge Krankenhausseelsorge als Aufgabe der Kirche und des Krankenhauses. (https://www.ekir.de/www/downloads/ekir2012-09-14kra nkenhausseelsorge.pdf, Zugriff am 09.07.2019).

II Religionssensibilität: auch eine Frage des Wissens

9 Psychische Krankheit/Gesundheit und jüdischer Glaube

Nicolai Stern

9.1 Gedanken um das Menschenbild und Krankheitsverständnis im Judentum

Als Erzväter der Juden gelten Abraham, Isaak und Jakob, die westsemitische Nomadenstämme anführten und an unbekanntem Ort zwischen dem Mittelmeer und Mesopotamien lebten (etwa 1900 bis 1500 v. u. Z.). Als Stifter der jüdischen Religion und deren höchster Prophet gilt Mose. Das Judentum wurde von dem deutsch-jüdischen, liberal-rabbinischen Gelehrten Leo Baeck (1873–1956) als »ethischer Monotheismus« bezeichnet. Magie, Aberglauben und Götzendienst sowie allerlei »Geschäfte« wie Tempelprostitution, Menschen-/besonders Kinderopfer etc. wurden durch die mosaischen Gesetze ersetzt. Das Judentum beinhaltet einen strengen, schlichten Monotheismus mit einer perspektivisch universellen Ethik, wobei die religiöse Grundhaltung nicht nur Glauben bedeutet, sondern »Pflichterfüllung an dem Menschen« (Baeck 1905). Das Symbol dieser universellen Ethik ist der Dekalog (Zehn Gebote), den später auch das Christentum übernahm.

Die Basis von sogenannter »jüdischer« Psychotherapie und Psychiatrie (wonach der jüdische Aspekt, nach Meinung des Autors, eigentlich universell ist) ist demnach die Thora (Fünf Bücher Moses) und der Talmud (Goldschmidt 1930), der im Judentum als die verschriftlichte »mündliche Thora« verstanden wird.

Den nachfolgenden Zitaten liegt die Übersetzung der »Buber-Rosenzweig-Bibel« (Buber und Rosenzweig 1997) zugrunde, die sich stark am althebräischen Urtext orientiert und keine christlich inspirierte Form der Interpretation aufweist.

Nach Vorstellung der Thorah ist der Mensch als Ebenbild G'ttes[4] erschaffen und hat damit etwas g'ttliches. So steht im 1. Buch Mose 1:26: »Machen wir den Menschen in unseren Abbild nach unseren Gleichnis!«

Daraus leitet sich die »Liebe zum Nächsten« ab. Im Original steht etwas abgewandelt und von Martin Luther als »Liebe deinen Nächsten wie dich selbst!« übersetzt folgendes. So steht im 3. Buch Mose 19:18: »Halte lieb deinen Genossen, dir gleich (ist er, wie) ich bins.«

Der jüdische Glaube nimmt Krankheiten und Leiden der Menschen sehr ernst. So steht im Babylonischen Talmud (Goldschmidt 1930): »Wenn ein Mensch Lei-

---

4 Diese Schreibweise des Wortes »Gott« beruht auf dem Respekt vor der Heiligkeit des Wortes und soll vermeiden, dass es zu häufig oder missbräuchlich verwendet wird.

den hat, soll er über seine Taten nachdenken, da geschrieben steht: ›Durchsuchen wir unseren Wandel und ergründen ihn, und kehren zurück zum Ewigen‹ (Goldschmidt 1930, Ejcha 3).« Nach der Halachah, den jüdischen Religionsvorschriften, ist der Betroffene verpflichtet sich an einen Arzt zu wenden, um die Ursache oder Gründe für seine Krankheit zu suchen und den Weg der Heilung zu finden. Gleichzeitig ist er verpflichtet, über seine Taten nachzudenken und zu reflektieren, da er nicht grundlos krank wird. Der physisch-somatische Gesundheitsstatus gibt immer auch Hinweise auf seelisch-psychische Schwächen.

In der Thorah wird eine direkte Abhängigkeit zwischen den Taten des Menschen und seinem physischen Gesundheitszustand beschrieben. Dort heißt es: »Und sprach: Wenn du hörst auf die Stimme des Ewigen, deines Gottes, und tust, was recht ist in seinen Augen, und neigst dein Ohr seinen Geboten zu und beachtest alle seine Satzungen; so werde ich keine der Krankheiten, die ich auf Mizrajim (Ägypten) gelegt, auf dich legen, denn ich, der Ewige, bin dein Arzt« (2. Buch Moses 15:26).

Das bedeutet, dass die Medizin in G'ttes Händen liegt. Der Mensch ist verpflichtet, sich an einen Arzt zu wenden und das Beste für seine Gesundheit zu tun. Aber der Mensch sollte auch nicht vergessen, dass seine Taten Einfluss auf seine Gesundheit haben. Je mehr der Mensch tut, um ein hohes moralisch-ethisches Niveau zu halten, desto besser wirkt sich das auf seine Gesundheit aus (Apel 2009).

Der Arzt, Rabbiner und Philosoph Moses Maimonides (1138–1204) schrieb in seinem bekannten Werk »Morä Newuchim« (»Führer der Unschlüssigen«) (Maimonides 1190/1995, 3, 24): »Es sei nicht selbstverständlich, dass der Mensch leidet, sondern grundsätzlich sei der Mensch von guter Gesundheit. Dadurch wird Lebenskraft konserviert und gefördert. Die Ruhe im Leben des Menschen ist eine der wichtigsten Komponenten, um seine Ziele zu erreichen und sein Potenzial zu verwirklichen. Das Leiden dient dazu, den Menschen zu wecken, damit er über seine Taten nachdenkt und seine Wege korrigiert.«

Im normalen Lebensverlauf neigt der Mensch dazu, seine Taten und Lebenswandel nicht zu reflektieren und nicht darüber nachzudenken, wie er sie verbessern kann. Durch die Veränderung des sowohl physisch-somatischen als auch psychisch-spirituellen Gesundheitszustands wird der Mensch dazu gebracht, sich prüfend zu reflektieren und eine adäquatere Perspektive im Leben zu bekommen.

Krankheit im Judentum wird demnach als Prüfung im Sinne von Reflexion und daraus folgender Verhaltensänderung sowohl in ganz lebenspraktischer als auch auf einer ethisch-moralischen Dimension verstanden.

9.2 Glaubensimmanente Hilfe zur Bewältigung von (insbesondere psychischer) Erkrankung

Die weisen Rabbiner zur Zeit des Midraschs (der Schriftauslegung ca. 200 n. u. Z.) gingen von zwei Trieben aus, die das menschliche Herz beherrschen. Zu einem ein »guter Trieb« (Jezer HaTow) und zum anderen ein »böser Trieb« (Jezer HaRa), der analog zum freudianischen Verständnis der »Libido« (Selbsterhaltungstrieb) und des »Thanatos« (Todestrieb) verstanden werden kann.

Auch die Kabbalah, die alte jüdische Mystik, spiegelt eine heute psychotherapeutisch anmutende Konzeption wieder, wonach das Schlechte im Menschen keine »böse Eigenschaft« in einem dualistischen Sinne (Gut und Böse) ist. Es sind dagegen Mängel infolge der Abwesenheit bestimmter guter Eigenschaften, wie es in der Lehre der Sephiroth (Emanationen G'ttes) dargestellt wird. Den Menschen wieder näher zu dem zu bringen, woran es ihm mangelt, ist eine zutiefst kabbalistische Auffassung und gehört auch in der Psychotherapie und Psychiatrie zur Grundvoraussetzung.

Aus diesem Grund steht das Judentum für ein progressive Haltung in der Medizin, die psychiatrischen Erkrankungen und psychischen Störungen die gleiche Wertigkeit wie körperlich-somatischen Erkrankungen zumisst. Sie müssen genauso auch von Fachleuten dieser Richtung behandelt werden (Dessauer 2010).

Aus dem religiösen Korpus leitet sich das Prinzip der »Zeddakah« ab. Das hebräische Wort »Zeddakah« steht sechsundachtzig Mal im TaNaCh (Thorah, Newiim, Ketuwim bilden das gesamte sogenannte »alte Testament«). Es wird im biblischen Kontext meist als »Gerechtigkeit« übersetzt.

Seit der talmudischen Zeit (ca. 200 n. Chr.) wird das Wort »Zeddakah« auch häufig im Sinne von Wohltätigkeit benutzt und steht kontextual im Zusammenhang mit dem altaramäischen Wort »Zidka« = »rechtes Tun/Handeln«, »Wohltätigkeit«.

»Zeddakah« bedeutet theoretisch für jeden Juden, dass er durch den besonderen Bund beziehungsweise die Auserwählung durch G'tt eine besondere Verpflichtung gegenüber den Mitmenschen hat. Dadurch ist Zeddakah keine Tugend, sondern eine religiöse Pflicht. »Zeddakah« gehört zu den Mitzwoth (Mosaischen Gesetzen) und steht im Kontext mit dem kabbalistischen Konzept des »Tikkun 'Olam«(= Reparatur der Welt).

So schreibt eine bekannte deutsche Medizinhistorikerin, dass vom Mittelalter bis ins 20. Jahrhundert bei jüdischen Ärzten eine »[...] immer wieder und nachhaltig vertretene Auffassung und Forderung nach gesellschaftlicher Gleichheit, Rechtsverbindlichkeit und Rechtsanspruch sowie der Fürsorge als gesellschaftliche Pflicht – nicht zu leugnen sei« (Heidel 2011 S. 209).

Auch die abrahamitische Religion des Islam besitzt mit dem arabischen »Sadaka« einen analogen Ausdruck, »Sadaka« steht 24 Mal im Koran (Jeffery 1938). Die meisten Koranwissenschaftler gehen von einer Ableitung von dem Hebräischen »Zeddakah« aus, da die Bedeutung ähnlich ist: ursprünglich »Gerechtigkeit«, heute zumeist im Sinne von »freiwilliger Gabe« (Obermann 1944).

9.3   Psychosoziale Hilfen der jüdischen Gemeinschaft

Sich um den Mitmenschen zu kümmern ist quasi in der DNS der jüdischen Religion eingebaut und wahrscheinlich auch ein Grund, warum der Arztberuf (aber auch andere Berufe, wie Psychologen, Pflegekräfte und Soziale Arbeit) so häufig in der jüdischen Bevölkerung vertreten ist.

Die Wohlfahrtspflege ist im Judentum für Kranke schon seit dem Mittelalter in Europa und dem Orient belegt. Ihre Aufzählung würde hier den Rahmen sprengen. Das Interessantere dabei sind die religionsgesetzlichen (halachischen) Vorschriften bezüglich der Behandlung von Kranken.

Im babylonischen Talmud (Goldschmidt 1930) Kapitel Sabbath: 12 b finden wir folgende Anweisung zur Behandlung von kranken Menschen:

»Wer einen Kranken besucht, setze sich weder (erhöht) auf dessen Bett oder einen Stuhl, sondern er hülle sich ein und setze sich dem Kranken (auf Augenhöhe) gegenüber, denn die Göttlichkeit befindet sich über der Kopfseite des Kranken.«

Wenn sich ein Arzt oder Psychotherapeut in der Begegnung mit dem Patienten mit ihm auf quasi Augenhöhe begibt und sich auf ihn als einzigartige Persönlichkeit einlässt, ist er zu einer tiefen Begegnung fähig. Dies ermöglicht beide die »G'ttliche Gegenwart« (Hebräisch: »Schechinah«) wahrzunehmen (Probst 2018b).

9.4   Die Einstellung des Judentums zum Suizid

Nach Thorah und Talmud und der daraus abgeleiteten Halachah (Jüdisches Religionsgesetz) heißt es: Das menschliche Leben gehört nicht dem individuellen Menschen, sondern es gehört G'tt. Das Leben ist eine Art Leihgabe mit der Aufgabe es im Sinne G'ttes zu nutzen. Auch muss deshalb für Körper und Seele gut gesorgt sein. Wer ein menschliches Leben nimmt, raubt quasi das Eigentum von G'tt. Auf Hebräisch heißt das »Chillul HASCHEM« (Entweihung G'ttes).

Das Judentum ist eine lebensbejahende Religion. Um ein Leben zu retten, egal ob es sich um einen Juden oder Nichtjuden handelt dürfen fast alle Gebote und Verbote der Thorah gebrochen werden. Man nennt dies »Piku'ach Nefesch«. Es bestehen aber drei Ausnahmen, in dem man sich lieber töten lassen sollte oder lieber sich selbst umbringen muss, als dies zu tun: Götzendienst, Inzest und die Ermordung eines Anderen. Zur Vermeidung dieser drei Fälle ist der Suizid sogar nach der Halachah und dem babylonischen Talmud (Goldschmidt 1930, Kap. Sahedrin: 74 a) vorgeschrieben und wird als »Kiddusch HASCHEM« (»Heiligung G'ttes«) genannt. Man stirbt quasi als »Märtyrer« für G'tt.

Man findet im Talmud häufig Schilderungen über Fälle von Suizid, die meistens immer Verständnis oder sogar Empathie für Suizidopfer beinhalten.

In all diesen Fällen geht man nicht von einem Suizid im religionsgesetzlichen Sinne aus. Nach dem jüdischen Religionsgesetz, der Halachah, gilt es nur als Suizid (Hebräisch: »LaDaath«), wenn der Betroffene freiverantwortlich, absichtlich und voll zurechnungsfähig ist. Es muss vor Zeugen angekündigt sein und als Grund die bewusste und vorsätzliche Auflehnung gegen G'tt genannt werden. Fehlen diese entscheidenden Kriterien darf keine »Auflehnung gegen G'tt« (»La-Daath«) und damit kein Suizid angenommen werden und die Trauerbräuche dürfen dem Betroffenen nicht verwehrt werden (vergleiche Jore Dea 345:2 und Mischne Tora Awel 1:11) (Probst 2018a).

Einige Textbeispiele dafür aus dem Talmud (Goldschmidt 1930) :

So sollte ein römischer Soldat einen berühmten Rabbiner zur Hinrichtung führen, um dies nicht tun zu müssen suizidierte sich der Soldat (Taanit: 29 a).

Im Kapitel Gittim: 57 b wird von einem Kollektivselbstmord von 400 minderjährigen Mädchen und Jungen berichtet, die die Römer als Sexsklaven zur Zwangsprostitution nach Rom verkaufen wollten. Sie sprangen alle von Bord und ertranken im Mittelmeer.

In einer anderen Geschichte berichtet Rabbi Akiwa, dass einmal ein kleiner Junge ein wertvolles Glas zerbrochen hat. Aus Angst vor der Strafe des Vaters stürzte sich der kleine Junge in einen Brunnen und starb (Semachot: 2,5).

Bei keinem dieser Fälle lag ein Suizid im halachischen Sinne vor. Bei Suizid aus Angst vor Folter, Entwürdigung und Qual sowie bei psychischen Problemen und psychiatrischen Erkrankungen und bei geistig und intellektuell nicht zurechnungsfähigen Menschen besteht demnach keine »Auflehnung gegen G'tt« (»LaDaath«). Beim geringsten Zweifel darf nicht von Suizid ausgegangen und die jüdischen Trauerriten dürfen nicht verwehrt werden (Probst, 2018a).

9.5 Fazit

Der »ethische Monotheismus« des Judentums kann auch als Begründung einer sich universell verstehenden Ethik angesehen werden, die viele Lebensbereiche entscheidend beeinflusst. Dies kann auch für die psychiatrische und psychotherapeutische Behandlung so gesehen werden. Das Krankheitsverständnis im Judentum als Prüfung respektive Aufforderung zur Reflexion über eine Änderung des Verhaltens bzw. Einstellung erscheint als ein fast modern anmutendes säkularisiertes Gesundheitskonzept. In der heutigen Zeit in unserer Wohlstandsgesellschaft sind viele Erkrankungen sowohl psychischer als auch somatischer Art durch Änderungen des Lebenswandels (Rauchen, Alkohol, wenig Bewegung, Ernährung, Stress etc.) in Richtung Salutogenese veränderbar.

Literatur

Apel A(2009) Leidgeprüft. Krankheiten sollen den Menschen dazu bewegen, über sich selbst und sein Tun nachzudenken. Jüdische Allgemeine Zeitung. (https://www.juedi sche-allgemeine.de/article/view/id/707, Zugriff am 02.10.2018).

Baeck L (1905/1995) Das Wesen des Judentums. 6. Auflage. Fourier Verlag: Wiesbaden.

Buber M und Rosenzweig F (1997) Die fünf Bücher der Weisung, Band 1.Verdeutscht von Martin Buber, gemeinsam mit Franz Rosenzweig (12. verbesserte Auflage der neubearbeiteten Ausgabe von 1954). Lambert Schneider im Bleicher Verlag: Gerlingen.

Dessauer M (2010) Im Widerspruch. Die jüdische Religion ist lebensbejahend. Was sagt sie zur Selbsttötung? Jüdische Allgemeine Zeitung. (https://www.juedische-allgemeine.de/ar ticle/view/id/9221, Zugriff am: am 30.08.2108).

Goldschmidt L (1930) Der Babylonische Talmud. Nach der ersten zensurfreien Ausgabe unter Berücksichtigung der neueren Ausgaben und handschriftlichen Materials ins Deutsche übersetzt. 12 Bände. Nachdruck 1996. Jüdischer Verlag im Suhrkamp Verlag: Frankfurt am Main.

Heidel C-P (2011) Jüdische Medizin – Jüdisches in der Medizin – Medizin der Juden? (= Medizin und Judentum, Bd. 10). Mabuse-Verlag: Frankfurt am Main.

Jeffery A (1938) The foreign vocabulary of the Qur'ān. Baroda, India: Oriental Institute.

Maimonides M (1190/1995) Führer der Unschlüssigen. 3 Bücher in 2 Bänden. Übersetzung und Kommentar von Adolf Weiss. Mit einer Einleitung von Johann Maier. Philosophische Bibliothek Band 184a und 184b/c. Hamburg: Felix Meiner Verlag.

Obermann J (1944) Islamic origins. A study in background and foundation. In: Faris NA (Hrsg.) The Arab heritage. Princeton.

Probst S (2018a) Selbstmord oder Selbsttötung? Wann dem Toten die Trauerbräuche nicht vorenthalten werden dürfen. Jüdische Allgemeine Zeitung. (https://www.juedische-allge meine.de/article/view/id/30534, Zugriff am 30.08.2018).

Probst S(2018b) Die Schechina am Krankenbett. Über die heilsame Wirkung von Krankenbesuchen. Jüdische Allgemeine Zeitung. (https://www.juedische-allgemeine.de/article/ view/id/30816, Zugriff am: am 30.08.2018).

10 Christlicher Glaube und Glaubensgemeinschaft: gesundheitliche Ressourcen

Beate Jakob

10.1 Gesundheit, Krankheit und Heilung aus christlicher Perspektive

Gesundheit, Krankheit und Heilung sind wichtige Themen in der Bibel. In den alt- und neutestamentlichen Texten begegnen uns kranke Menschen, die Heilung suchen und oft finden. Nach den Weissagungen der alttestamentlichen Propheten werden in der erwarteten Heilszeit alle Menschen von ihren Krankheiten geheilt werden[5] (vgl. z. B. Jesaja 33: 24; 35: 5f).

Zu Beginn seines öffentlichen Auftretens proklamiert Jesus den Beginn der Heilszeit, des Reiches Gottes (Markus 1: 15). Als Zeichen dafür heilt er Menschen von Krankheiten: »Er heilte viele« (Markus 3: 10). Die Evangelien vermitteln den Eindruck, dass Jesus »auf Schritt und Tritt« heilte.

Wir tendieren dazu, die biblischen Heilungen durch die »Brille« unseres überwiegend naturwissenschaftlich geprägten Gesundheitsbegriffs zu lesen, der Gesundheit als die Abwesenheit von körperlichen bzw. seelischen Störungen versteht. In unserer Gesellschaft wird Gesundheit oft mit religiöser Inbrunst verehrt – ein gesunder und vielleicht sogar optimierter Körper verspricht Aufmerksamkeit und Anerkennung. Doch das Streben nach der perfekten Gesundheit führt in eine Sackgasse: Entgegen den Versprechungen der Wellness-Szene gibt es keine Methode, die Wohlbefinden garantieren kann. Im Gegenteil: Glück ist das Nebenprodukt einer gelungenen Alltagsgestaltung, kann aber niemals auf direktem Wege erreicht werden (»Jetzt sei doch mal glücklich!«). Zufriedenheit breitet sich aus, wenn ich aus meinen Möglichkeiten und Bedingungen – selbst mit einer körperlichen Einschränkung oder chronischen Krankheit – das für mich Beste daraus mache. Eine Kontrolle und Steuerung des Zufalls, die Verwirklichung aller Wunschträume und grenzenloses Durchsetzen und Bewundert-Werden sind weder medizinisch noch psychologisch machbar. Aus theologischer Sicht gehören das Akzeptieren von Grenzen, das Leiden und auch das Scheitern zum gesunden Menschsein dazu.

Das christliche Verständnis von Gesundheit ist umfassender als die rein naturwissenschaftliche Sicht und basiert auf dem biblischen Menschenbild. Nach dem Schöpfungsbericht in 1. Mose, Kapitel 1, erschafft Gott den Menschen als sein Abbild und als Gemeinschaft von Mann und Frau. Er haucht dem Menschen

---

5 Soweit nicht anders vermerkt, sind alle Bibelzitate der Lutherbibel, revidierte Fassung von 1984, entnommen.

seinen Geist ein und »so ward der Mensch eine lebendige Seele« (Die Lutherbibel 1912, 1. Mose 1: 7). Jeder Mensch hat deshalb eine unveräußerliche Würde und ist eine Einheit von Leib, Geist und Seele. Ihm vertraut Gott die Sorge für die Schöpfung an (1. Mose 1: 28; 2: 15). So steht der Mensch von seinem Wesen her in einer Beziehung zu Gott, zu den Mitmenschen und zur Schöpfung. Das christliche Verständnis von Gesundheit bezieht sich auf den Menschen als Ganzen und mit seinen Beziehungen. Gesundheit umfasst deshalb mehr als einen intakten Körper oder seelisches Wohlbefinden. Die Gesundheitskommission des Ökumenischen Rats der Kirchen, dem orthodoxe, anglikanische, protestantische, vereinigte und andere Kirchen, nicht aber die römisch-katholische Kirche angehören, definiert Gesundheit unter anderem als »Harmonie miteinander, mit der natürlichen Umwelt und mit Gott« (Deutsches Institut für Ärztliche Mission 1990, S. 9). Dementsprechend können Menschen, die mit körperlichen oder seelischen Einschränkungen leben, dennoch in verschiedener Hinsicht »gesund« sein. Krank ist ein Mensch dann, wenn sein körperliches oder seelisches Befinden beeinträchtigt ist, aber auch, wenn er in gestörten Beziehungen lebt.

Weil der Mensch eine Einheit aus Leib, Seele und Geist ist und wesentlich in Beziehungen lebt, gilt auch: Beziehungen können das körperliche und seelische Befinden positiv oder auch negativ beeinflussen.

10.2 Die Heilungen Jesu: Heilung als Begegnung

Waren die Heilungen Jesu Wunder, die unserem Verstehen völlig entzogen sind, mithin nur »geglaubt« werden können? Oder waren sie Prozesse, bei denen verschiedene heilende Faktoren wirksam waren?

Für letzteres spricht schon, dass Jesu Heilungen immer im Rahmen von persönlichen Begegnungen geschehen, entweder mit dem/der Kranken selbst oder den Verwandten. Jesus tritt in eine Beziehung zu den Hilfesuchenden und es kommt ein heilender Prozess in Gang. Die Heilung geschieht individuell: Manche Kranke werden gesund, weil Jesus ihren Glauben sieht: »Dein Glaube hat dich gesund gemacht« (z. B. Markus 5: 34). Glaube bedeutet hier nicht das Fürwahrhalten von Glaubensinhalten, sondern die vertrauensvolle Beziehung zu Gott. Einem gelähmten Menschen sagt Jesus die Sündenvergebung und damit die Heilung seiner Beziehung zu Gott zu (Markus 2: 5). An anderer Stelle spricht Jesus den eigenen Willen als heilende Kraft an und fragt: »Willst du gesund werden?« (Johannes 5: 6).

Der Prozesscharakter der Heilungen wird etwa deutlich, als Jesus zehn Männer, die an Aussatz leiden, auf den Weg schickt: »Geht hin und zeigt euch den Priestern« (Lukas 17: 14). Ihre Heilung geschieht »unterwegs«.

Ein wichtiger Aspekt ist die soziale Dimension der Heilungen. Jesus wendet sich den Menschen zu, die zu seiner Zeit kein Ansehen hatten, den Kranken, Frauen und Kindern. Er berührt auch die »Unberührbaren«, wie etwa Menschen mit Hautkrankheiten, und stellt so ihre Menschenwürde wieder her. Jedem Menschen, dem er begegnet, vermittelt Jesus: Du bist von Gott angenommen und geliebt – ohne Vorbehalt und ohne irgendeine Vorbedingung. Diese Art der Begegnung wirkt »Wunder«.

Im Folgenden soll nun unter Bezug auf das Konzept der Salutogenese aufgezeigt werden, wie biblische Zusagen und die Elemente des heilenden Handeln Jesu seelische Gesundheit fördern können.

10.3 Die Förderung seelischer Gesundheit – der salutogenetische Ansatz

Die Weltgesundheitsorganisation definiert seelische Gesundheit als einen »Zustand des Wohlbefindens, in dem eine Person ihre Fähigkeiten ausschöpfen, die normalen Lebensbelastungen bewältigen, produktiv arbeiten und etwas zu ihrer Gemeinschaft beitragen kann« (Weltgesundheitsorganisation 2013). Diese Definition integriert die Beziehung des Menschen zur Gemeinschaft und basiert auf einem dynamischen Verständnis seelischer Gesundheit. Sie spiegelt das Konzept der Salutogenese (vgl. z. B. Bengel 2001) wieder, welches der Ottawa Charta zur Gesundheitsförderung (Weltgesundheitsorganisation 1986) zugrunde liegt. Nach diesem Konzept bewegt sich jeder Mensch kontinuierlich zwischen den Polen »gesund« und »krank«. In diesem Prozess stehen krankmachenden (pathogenen) Faktoren gesundheitsfördernde (salutogene) Faktoren gegenüber. Salutogene Faktoren sind Ressourcen, die die individuelle Gesundheit fördern. Diese Ressourcen sind personal, wie ein stabiles Selbstwertgefühl, oder kontextuell, wie gute gesellschaftliche Rahmenbedingungen und soziale Unterstützung. Entsprechend diesem Konzept können der christliche Glaube und die Glaubensgemeinschaft als Ressourcen für die seelische Gesundheit verstanden werden. Diese Einsicht findet auf immer mehr kirchlichen Handlungsfeldern Anwendung (Von Heyl et al. 2015).

10.4 Der persönliche Glaube als Ressource

Es gibt eine Vielzahl von Studien, die einen positiven Zusammenhang zwischen christlichem Glaube bzw. Religion und seelischer Gesundheit postulieren (z. B. Klein et al. 2011). Dabei zeigt sich, dass ein gesundheitsfördernder Aspekt des Glaubens nur dann eintritt, wenn ein positives Gottesbild – das Bild des liebenden Gottes – und nicht etwa das Bild eines strafenden Richtergottes verinnerlicht ist. Zudem weisen die Studien darauf hin, dass eine extrinsische religiöse Motivation nicht gesundheitsförderlich ist. Diese liegt dann vor, wenn der Glaube, z. B. im Rahmen einer religiösen Erziehung, mehr von außen erwartet wird, als verinnerlicht ist (Utsch 2016).

Neben der Liebe zu Gott ist das höchste christliche Gebot, den »Nächsten lieben wie sich selbst« (Markus 12: 31) – verstanden als Aufforderung, die Mitmenschen *und* sich selbst zu lieben.

Die christliche Ethik mit dem Gebot der Nächstenliebe und der Gerechtigkeit kann Menschen Halt und Orientierung geben, sofern sie nicht unter dem Aspekt der Sanktionen bei Nichteinhaltung gesehen, sondern als Hilfe zu einem guten Miteinander im persönlichen Umfeld und in der Gesellschaft verstanden wird.

Folgende Zusagen des christlichen Glaubens können die Selbstakzeptanz und das Selbstwertgefühl – die Liebe zu sich selbst – und damit die seelische Gesundheit fördern:

- *Du bist von Gott unbedingt geliebt.* Gottes Liebe muss nicht »verdient« werden, sondern geht jeder eigenen Leistung voraus. Diese Zusage wirkt befreiend für Menschen, die in ihrem Leben immer wieder erfahren haben, nicht geliebt zu werden. Sie kann Hoffnung und Vertrauen vermitteln und das Selbstwertgefühl stärken.
- *Dein Leben ist von Gott bejaht und sinnvoll.* Der Glaube hilft, Vorletztes und Letztes zu unterscheiden. Er will davor bewahren, ein Leben ohne volle Gesundheit und mit nur eingeschränkter Leistungsfähigkeit als sinnlos anzusehen. Weil der Wert des Lebens und die Würde eines Menschen unverlierbar und unantastbar sind und Gott das Leben unbedingt bejaht, steht die christliche Ethik einer Selbsttötung äußerst kritisch gegenüber – ohne jedoch Menschen, die einen Suizid begangen oder versucht haben, als Sünder zu bezeichnen.
- *Gott liebt dich trotz Schuld und Versagen und vergibt dir die Schuld.* Diese Zusage kann heilsam sein, zum Beispiel für Menschen mit Depressionen und Angststörungen, wenn Schuldgefühle nach Fehlhandlungen oder Vergehen oder auch unbegründete Gefühle der Schuld die Krankheit verstärken. Die Erfahrung der Vergebung kann ein erster Schritt sein, anderen Menschen zu vergeben und sich mit ihnen zu versöhnen.

Diese stärkenden Zusagen können in Gottesdiensten, durch Rituale (wie etwa die persönliche Segnung), Meditation, Bibellektüre und im seelsorgerlichen Gespräch erfahren werden.

10.5 Die Glaubensgemeinschaft als Ressource[6]

Kirchengemeinden sind Orte des gelebten Glaubens und der gemeinsamen Suche nach Sinn und Orientierung. Sie sind ein soziales Netz, in dem Begegnung stattfindet und Menschen sich gegenseitig unterstützen. Ob diese Ressource wirksam werden kann, hängt allerdings von verschiedenen Faktoren ab.

Generell profitieren Menschen, die schon seit längerer Zeit in eine Kirchengemeinde oder religiöse Gruppe integriert sind, in Phasen von Krankheiten stärker vom sozialen Netz als Menschen ohne schon bestehende Anbindung. Psychisch kranke Menschen neigen auch oft dazu, sich zurückzuziehen. Sie denken, für andere belastend zu sein und wollen sich deshalb niemandem zumuten – oder auch, weil sie sich als psychisch kranke Menschen in der Gemeinde diskriminiert fühlen. Andererseits kommt es auch immer wieder vor, dass Menschen in Kirchengemeinden die Begegnung mit psychisch Kranken meiden, weil sie sich dabei unsicher fühlen.

Sehr unterstützend kann die Integration in eine Gruppe innerhalb der Kirchengemeinde sein, in der keine dauernde zwischenmenschliche Interaktion stattfindet. So war es für eine Frau in der Phase einer schweren Depression hilfreich, an den monatlichen Treffen ihrer Frauengruppe teilzunehmen, ohne etwas zu sagen und ohne sich auf den Vortrag konzentrieren zu können. Die Leiterin eines Kirchenchores ermutigt Menschen mit psychischen Belastungen, auch dann zur Chorprobe zu kommen, wenn sie sich schlecht fühlen. Denn sie möchte allen das Gefühl geben, jederzeit willkommen zu sein, »egal wie er oder sie drauf ist« (Weyel und Jakob 2014, Interview 7, Zeile 169f). Zusätzlich zur erfahrenen Gemeinschaft kann, so die Chorleiterin, auch das Liedgut des Chores Menschen sehr berühren und sie für Gespräche öffnen.

In unserer Gesellschaft, die den Einzelnen, vor allem jungen Menschen, ein hohes Maß an Mobilität abverlangt, bieten sich Kirchengemeinden als Anlaufstellen an, um an einem zunächst fremden Ort schnell Kontakte zu knüpfen mit Menschen, deren Lebens- und Weltanschauung sich ein Stück weit mit den eigenen deckt.

Die Wertschätzung eines sozialen Netzes darf jedoch nicht dessen potenzielle negativen Auswirkungen ausblenden: In kleinen Dorfgemeinschaften etwa oder in religiösen Gruppierungen/Sekten mit sehr strengen Regeln des Zusammenlebens können Menschen sich als unfrei und bevormundet erfahren. Leider wird das Bedürfnis nach Zugehörigkeit von manchen religiösen Gruppen auch ausgenutzt, was die Attraktivität von Sekten erklärt. Wenn soziale Kontrolle und ein strafendes Gottesbildes im Vordergrund stehen, ist Vorsicht angezeigt (Utsch 2012).

---

6 Dieser Absatz bezieht sich auf ein Forschungsprojekt des Deutschen Instituts für Ärztliche Mission (Difäm) e. V. und des Lehrstuhls für Lehrstuhl für Praktische Theologie mit dem Schwerpunkt Seelsorgelehre und Pastoraltheologie an der Evangelisch-theologischen Fakultät der Universität Tübingen. Die Ergebnisse sind publiziert in Weyel und Jakob 2014.

Unbestreitbar können aber personale und soziale Ressourcen des Glaubens – soweit die erwähnten negativen Faktoren nicht wirksam werden – die Beziehung eines Menschen zu sich selbst und auch zu seinen Mitmenschen positiv verändern. Diese Ressourcen stehen nicht in Konkurrenz zu einer psychotherapeutischen Behandlung, sondern können diese ergänzen.

10.6 Fazit

Die traditionsreiche Rivalität zwischen Psychologie und Theologie hat in der Vergangenheit oft dazu beigetragen, einen »Graben« zwischen der Psychotherapie einerseits und christlichen Wegen zur Heilung andererseits entstehen zu lassen. Deshalb sind Studien und Publikationen auf diesem Gebiet wichtig, die zeigen, wie personale und soziale Ressourcen des Glaubens die Beziehung eines Menschen zu sich selbst und zu seinen Mitmenschen positiv verändern. Diese Ressourcen können und wollen eine professionelle Therapie zwar nicht ersetzen, aber durchaus ergänzen und unterstützen.

Literatur

Bengel J (2001) Was erhält Menschen gesund? Antonovskys Modell der Salutogenese – Diskussionsstand und Stellenwert. Eine Expertise von Jürgen Bengel, Regine Strittmann und Hildegard Willmann. Im Auftrag der BZgA. Bundeszentrale für gesundheitliche Aufklärung (BZgA), Köln. Erw. Neuaufl. Köln: BZgA.

Deutsches Institut für Ärztliche Mission e. V. (1990) Das christliche Verständnis von Gesundheit, Heilung und Ganzheit. Studie der Christlich-Medizinischen Kommission Genf. Tübingen: Difäm.

Die Lutherbibel (1912) Die Bibel oder Die ganze Heilige Schrift des Alten und Neuen Testaments: Nach der deutschen Übersetzung Martin Luthers. Nach der 1912 vom Deutschen Evangelischen Kirchenausschuss genehmigten Text. Stuttgart: Privileg Württembergische Bibelanstalt.

Die Lutherbibel (1984) Die Bibel nach der Übersetzung Martin Luthers. Revidierte Fassung von 1984. Stuttgart: Deutsche Bibelgesellschaft.

Klein C, Berth H, Balck F (Hrsg.) (2011) Gesundheit – Religion – Spiritualität. Konzepte, Befunde und Erklärungsansätze. München: Juventa.

Weltgesundheitsorganisation Europa (1986) Ottawa Charta zur Gesundheitsförderung. (http://www.euro.who.int/__data/assets/pdf_file/0006/129534/Ottawa_Charter_G.pdf?ua=1, Zugriff am 10.08.2018).

Weltgesundheitsorganisation Europa (2013) WHO-Regionalkomitee für Europa – 63. Tagung, Faktenblatt – Psychische Gesundheit. (http://www.euro.who.int/__data/assets/pdf_file/0012/216210/RC63-Fact-sheet-MNH-Ger.pdf?ua=1 , Zugriff am 10.09.2018).

Utsch M (Hrsg.) (2012) Pathologische Religiosität. Genese, Beispiele, Behandlungsansätze. Stuttgart: Kohlhammer.

Utsch M (2016) Ressourcen der Religion und Spiritualität. Verhaltenstherapie und psychosoziale Praxis 48(4): 863–873.

Utsch M (2018) Die Wellness-Bewegung als Gesundheitskult. In: Brähler E, Hoefert HW, Klotter C (Hrsg.) Wandel der Gesundheits- und Krankheitsvorstellungen. Lengerich: Pabst. S. 138–144.

Von Heyl A, Kemnitzer K, Raschzok K (Hrsg.) (2015) Salutogenese im Raum der Kirche. Ein Handbuch. Leipzig: Evangelische Verlagsanstalt.

Weyel B, Jakob B (Hrsg.) (2014) Menschen mit Depressionen. Orientierungen und Impulse für die Praxis in Kirchengemeinden. Gütersloh: Gütersloher Verlagshaus.

11 Psychische Krankheit/Gesundheit und Glaube im Islam – Koranische Konzepte seelischer Zustände und deren Kontextualisierungen

Mahmud Martin Kellner

Kultursensibler Umgang mit religiösen Werten im Kontext von Psychotherapie stellt heute aufgrund demographischer Entwicklungen in Europa eine wichtigen Herausforderung an Wissenschaft und Praxis dar (vgl. Utsch et al. 2018 S. 68). Besonders bei muslimischen Patienten spielen religiös-spirituelle Konzepte im Zusammenhang der Psychotherapie oft eine besonders wichtige Rolle (vgl. Kizilhan 2015; Rüschoff und Kaplick 2018, S. 16).

Im vorliegenden Artikel sollen muslimische Konzepte seelischer Gesundheit und Krankheit besonders in Hinblick auf religiöse Grundlagentexte und koranexegetische Werke vertieft werden – im Mittelpunkt dabei stehen jene Begriffe, die mit psychischen Entitäten und Zuständen des Menschen zu tun haben.

11.1 Gesundheit des Herzens

Im Koran[7] wird der Begriff Krankheit in unterschiedlichen Bedeutungen verwendet: Einerseits im körperlichen Sinn (und hier vor allem im Bereich der Erleichterung bestimmter orthopraktischer Pflichten, vgl. 5:6 sowie 48:17), und andererseits im geistig-spirituellen Sinn: In mehreren Versen ist die Rede von *Krankheit des Herzens* (2:10, 24:50, 47:20), und zwar im Sinne des Tadels bestimmter spiritueller Zustände, denen sich der Mensch überlässt; Tritton (1971, S. 495) fasst dieses Konzept in moderne Begrifflichkeiten: »Sickness of the heart may be rendered as an unhealthy mind.« Im Koran wird aber nicht nur Krankheit, sondern auch der Zustand des »heilen Herzens« (26:89, 37:84) erwähnt. Wenn man das »Herz« als zentrale psychospirituelle Struktur (vgl. Abu Raya 2018, S. 190) im islamischen Denken versteht, ist es sinnvoll, das Verständnis derartiger Begriffe in muslimischen Traditionen näher zu betrachten. Im Tafsir[8] des andalusischen Exegeten al-Quṛtubī heißt es, es handle sich um ein Herz, welches »heil von Götzendienst und Zweifel ist« (Quṛtubī 2006, Bd. 16, S. 44).

Ibn ʾAšūr, einer der einflussreichsten Autoren im Bereich der sunnitischen Koranexegese des 20. Jahrhunderts, führt aus, dass unter *Herz* im Koran *Bewusstsein*,

---

7 Die deutschen Koranzitate entsprechen, wenn nicht anders angegeben, der Übersetzung von Paret (1979).
8 Unter Tafsir versteht man einen exegetischen Kommentar zum Koran.

Denken und Verstand gemeint ist: Auch wenn diese Fähigkeiten tatsächlich *im Gehirn* lokalisiert sind, so sei es doch das (körperliche) Herz, welches das Gehirn mit der Kraft des Bewusstseins versorgt (Ibn ʾĀšūr 1984, Bd. 1, S. 255).

Von Denkern wie al-Ghazzali wird das Herz als tendenziell instabiles Zentrum des Menschen gesehen, welches unterschiedlichen, zum Teil enorm gegenläufigen Impulsen und Bedürfnissen ausgesetzt ist und sich unterschiedlichen psychischen Potenzialen (so wie spirituellen, emotionalen und körperlichen Bedürfnissen) zuwendet und von diesen entsprechend geprägt wird. Psychische Gesundheit werde dementsprechend durch die Schaffung einer Balance zwischen unterschiedlichen seelischen Impulsen erreicht (Ashy 1999, S. 245).

Neben dieser prominenten Konzeption eines spirituell-geistigen Herzens werden im Koran auch andere Ebenen seelischen (Er-)Lebens erwähnt:

11.2 Nafs

Die zumeist mit dem Begriff *Seele* übersetzte Wort *nafs*[9] hängt durch die Wurzelkonsonanten n-f-s etymologisch mit den Begriffen des *Atmens* (*nafas*)[10], der Lebenskraft, aber auch mit dem Begriff *Selbst* zusammen. Diese *nafs* wird im Koran im Zusammenhang von drei verschiedenen Zuständen erwähnt, welche den moralischen Zustand des Selbst charakterisieren:

1. Die Seele, die zu Sünden aufruft: »Und ich behaupte nicht, dass ich unschuldig sei. Das (Menschen-)Wesen verlangt (nun einmal) gebieterisch nach dem Bösen – davon sind jene ausgenommen, derer mein Herr sich erbarmt. Er ist barmherzig und bereit zu vergeben« (12:53).
2. Die sich selbst tadelnde, reumütige Seele, die motiviert ist, den Weg der moralischen Läuterung zu beschreiten: »Ich schwöre bei jeder reumütigen Seele« (75:2).
3. Die Seele, die Ruhe und Frieden gefunden hat: »O du Seele, die du Ruhe gefunden hast, kehre zu deinem Herrn zufrieden und mit Wohlgefallen zurück« (89:53).

In der Literatur – sehr oft in Bezugnahme auf al-Ghazzali – wird immer wieder betont, dass den Kern spiritueller Entwicklung folgender Weg der Seele darstellt: Vom Zustand der inneren Neigung zum »Bösen« hin zum Zustand des zufriedenen (bzw. befriedeten) Inneren über den »Zwischenzustand« der tadelnden

---

9 Im Vergleich mehrerer Koranübersetzungen finden sich die Wörter *Seele*, *Ego* und *Menschenwesen* als Entsprechung für den arabischen Begriff *nafs* (http://www.ewige-religion.info/koran/, Zugriff am 16.06.2018).

10 Ein möglicher Zusammenhang zum Atem ist der unmittelbare Austausch zwischen innerer und äußerer Welt, der auch die in der Literatur beschriebenen emotionalen Zustände der *nafs* zugrundeliegen.

Seele (vgl. Ashy 1999, S. 248f.). Dies gilt als der Weg innerer Läuterung, ausgedrückt in dem Vers: »Wohl ergehen wird es ja jemandem, der sie (die Seele) läutert« (91:9)[11].

Die Konzeption des Wohlergehens durch die Erlangung eines Zustandes von Gottesbewusstsein bzw. Gottesgedenken findet sich im Koran an mehreren Stellen. Besonders oft wird in diesem Zusammenhang folgender Vers zitiert: »Diejenigen, die glauben und deren Herz im Gedenken Allahs Ruhe findet – im Gedenken Allahs findet ja das Herz Ruhe« (13:28). Umgekehrt wird jenen Menschen, die sich vom *Gedenken* an Gott bzw. seiner *Ermahnung* (*ḏikr*) abwenden, eine Art von leidvollem Zustand vorausgesagt: »Wer sich aber von Meiner Ermahnung abwendet, der wird ein beengtes Leben führen« (20:124).

Im 12. Jahrhundert erklärt der persische Korankommentator al-Baġawī diese *Beengung* so, dass dem Menschen als Konsequenz seiner Abwendung von Gott Zufriedenheit und Genügsamkeit entzogen werden und er deshalb in einen inneren Zustand kommt, in dem er durch nichts mehr gesättigt werden kann (Baġawī 1989).

Ein anderer Begriff im Zusammenhang mit dem psychischen Leben des Menschen ist die sogenannte *rūḥ*, oft übersetzt mit Geist: »Man fragt dich nach dem Geist. Sag: Der Geist ist Logos (amr) von meinem Herrn. Aber ihr habt nur wenig Wissen erhalten« (17:85). Im Werk al-Ghazzalis stellt die *Rūḥ* jenen Aspekt der Seele, welcher für spirituelle Erkenntnisse empfänglich ist und im ständigen Konflikt mit den »niedrigeren« Bedürfnissen der *nafs* steht.

11.3 ʼAql

Ein weiteres arabisches Wort, welches in muslimischen Werken über die menschliche Psyche oft erwähnt wird, ist *ʼaql*, meist mit *Verstand*, *Intellekt* oder *Ratio* übersetzt. Dieser Begriff kommt im Koran lediglich in verbaler Form vor (2:171, 13:4 u. a.) und weist auf die Grundbedeutungen »etwas festzubinden« bzw. »fixieren«; es scheint also um eine psychische Kraft zu gehen, in der Sachverhalte kognitiv miteinander in Ver*bind*ung gebracht werden bzw. an bestimmte Gesetzmäßigkeiten *gebunden* werden; andererseits könnte man auch von einer regulierenden Kraft sprechen, mit der man sein eigenes Verhalten koordinieren und an geistige Konzepte binden kann. So ist das Konzept der *religiösen Verantwortung* des Individuums (*taklīf*) an die beiden Bedingungen der *Geschlechtsreife* (*bulūġ*) und des *Verstands* (ʼaql) gebunden. Eine wesentliche Konsequenz aus dem Gesagten ist die Tatsache, dass aus den koranischen Narrativen heraus das Selbst des Menschen als ein dynamisches System aufgefasst wurde – »as a structured, self regulated and evolving phenomenon« (Briki und Amara 2017, S. 836). Zudem finden sich im Koran Begriffe wie geistige Unreife bzw. Einschränkung (4:5), in-

---

11 Übersetzung nach Bubenheim/Elyas (2002).

nere Unachtsamkeit (18:28, 7:205) sowie verschiedene Emotionen wie Angst (16:112), Furcht (6:48), Ehrfurcht (2:40), Freude (32:17), Liebe (101:8) etc. Eine systematische Darstellung von Emotionen im Koran findet sich bei Bauer (2017).

Für psychische Krankheit im engeren Sinn wird im Arabischen meist das Wort *ǧunūn* (maǧnūn als Adjektiv) verwendet, welcher im Koran hauptsächlich im Kontext des Abwehrens von schmähenden Vorwürfe gegen Propheten verwendet wird (44:14, 68:51, 7:184).

11.4 Ginn

Dieses Wort *maǧnūn* ist etymologisch mit dem Namen der im Koran erwähnten Geistwesen (*ǧinn*) verwandt (vgl. 114:6); auch das Phänomen »Magie« (*siḥr*) wird in den islamischen Primärquellen angesprochen (z. B. 2:102 im Kontext des religiösen Verbots derartiger Handlungen). Angesichts der Bedeutung von spirituellen Kausalattributionen bei psychischen Störungen (vgl. Utsch et al. 2018, S. 42) ist ein vertiefter Blick in die Konstruktion derartiger Phänomene durch muslimische Gelehrte angebracht:

Am häufigsten wird im Koran das Begriffsfeld Magie im Kontext der Schilderung der Begegnung zwischen Moses und Pharao erwähnt (7:103ff., 20:57ff., 26:34ff.). Bemerkenswert ist dabei die in der exegetischen Literatur dargelegte Interpretation der Aussage: »Er sagte: ›Werft (ihr zuerst)!‹ Und als sie geworfen hatten, bezauberten sie die Augen der Menschen (die zugegen waren) und machten ihnen Angst. Und sie brachten einen gewaltigen Zauber vor« (7:116).

Der vor wenigen Jahren verstorbene ägyptische Koranexeget Muḥammad Mutawallī al-Ša'rāwī schreibt dazu:

> »Somit verändert Magie also nichts an der Wirklichkeit, sondern diese bleibt so, wie sie ist, und derjenige, der diese vollführt, sieht die Realität noch immer so, wie sie ist. Die Menschen aber beginnen die Wirklichkeit aber anders zu sehen, als diese ist [...].« (Ša'rāwī 1997, Band 7, S 4791f.)

Dieses Zitat zeigt, dass *siḥr* von al-Ša'rāwī vielmehr als psychologisches Phänomen denn als tatsächliche Änderung von materiellen Realitäten gesehen wird. Ähnliche Aussagen finden sich schon im 14. Jahrhundert bei Ibn Kaṯīr, der in der Erklärung dieses Verses von *Illusion* spricht (Ibn Kaṯīr 1999) und bei al-Bayḍāwī (1982) heißt es »sie täuschten den Menschen die Wirklichkeit anders vor, als sie tatsächlich ist«. Im Sinne dieser Tafsīr- Literatur könnte man also von einem Verständnis von Magie im Sinne einer drastischen psychologischen Beeinflussung von Menschen sprechen (siehe dazu auch Rahman und Moosa 2009, S. 72).

Der Glaube an unsichtbare Wesen kann als eine aus dem Koran abgeleitete Glaubensüberzeugung gesehen werden, die unter Umständen auch von praktischer Bedeutung sein kann: Wie Ma'rūf (2007) am Beispiel einer Studie über exorzistische Praktiken in Marrokko zeigt, spielen Ideen von Besessenheit im Volksglauben von Muslimen in manchen Regionen der muslimischen Welt eine wesentliche Rolle. Die Assoziierung von Psychosen mit Besessenheit durch Dämonen kann in psychiatrischen Behandlungen von Muslimen auch im Westen grundsätzlich von Bedeutung sein (Lim et al. 2015, S. 26). Aus dem Glauben an Magie und Dämonen entwickelte sich in manchen muslimischen Kulturen ein System exorzistischer Praktiken, die von Autoren wie Ibn Qayyim al-Jawzī systematisiert wurden (vgl. Asman 2008, S. 272f.). Drüber hinaus finden sich in der klassischen Literatur zahlreiche Beschreibungen unterschiedlichster Interaktionen zwischen Menschen und »Geistwesen« in Form von Liebesbeziehungen und anderen sozialen Konstellationen. (vgl. El-Zein 2009, S. 13ff.), die unter bestimmten Bedingungen einen Exorzismus als plausibel darstellen.

Wesentlich ist in diesem Zusammenhang, dass der bloße Glaube an unsichtbare Wesen (ǧinn) nicht notwendigerweise zum Glauben an übernatürliche Krankheitsursachen führen muss – weder theologisch noch in der Lebenspraxis von Muslimen. Die Projektion psychischer Störungen auf übernatürliche Wesen ist oft vielmehr als kulturelles denn als religiöses Phänomen zu sehen und zum Teil Folge kultureller Stigmatisierung psychischer Erkrankungen (vgl. Islam und Campbell 2014).

Nach dieser Darstellung einiger koranischer Begriffe für psychische Prozesse ist auch noch die geistesgeschichtlich wesentliche Konzeption der »Sunna des Propheten« zu nennen. In der Hadith-Literatur finden sich ebenfalls mehrere Aussagen über die Natur der menschlichen Seele, der Rolle des Herzens etc., in denen die im Koran erwähnten Begriffe näher ausgeführt werden (vgl. Hague 2018). Doch darüber hinaus geben die Sammlungen jener Überlieferungen, die Muhammad zugeschrieben werden, wesentliche Einblicke in die Konzeption »gesunden Seelenlebens« aus unterschiedlichsten muslimischen Perspektiven. Der Prophet gilt in der klassischen islamischen Literatur als die vollkommene Verwirklichung von seelisch-spiritueller Balance und innerer Ausgeglichenheit – die entsprechenden Narrative beschreiben auch die psychische Konstitution jenes Menschen, der im Koran als »schönes Vorbild« für die Muslime gilt (vgl. Applebaum 2009, S. 16f.; Othman 2016, S. 21). Systematische Untersuchungen zu Konzepten seelischer Gesundheit in den umfangreichen Werken der Hadith-Literatur stehen noch aus.

11.5 Entwicklung therapeutischer Einrichtungen

Die hier skizzierten Konzepte zur Erklärung psychischer Prozesse in den islamischen Primärquellen wurden im Laufe der Zeit in unterschiedlichsten Traditionen ausformuliert, modifiziert und mit anderen Denktraditionen in Zusammenhang gebracht.

Besonders in der Zeit zwischen dem 9. und dem 13. Jahrhundert beschäftigten sich muslimische Gelehrte aus verschiedenen Perspektiven mit Phänomenen der menschlichen Psyche. Besonders sind hier al-Kindi, al-Farabi, al-Balkhi, Ibn Sina und andere zu nennen (Kaplick und Rüschoff 2018, S. 26) Die in dieser Phase entstandenen Werke weisen teilweise starke hellenistische Einflüsse auf und beziehen sich in unterschiedlichem Ausmaß auf islamische Quellentexte zur psychischen Grundkonstitution des Menschen.

Die Einrichtung spezieller Infrastruktur für die Behandlung psychischer Leiden begleitet in vielen Teilen der muslimischen Welt diese wissenschaftlichen Aktivitäten. Im 9. und 10. Jahrhundert wurden in Damaskus, Bagdad und Kairo eigene psychiatrische Einrichtungen gegründet (vgl. Mohit 2011, S. 342). Die Methoden der Behandlung psychischer Leiden scheint dabei relativ gut entwickelt gewesen zu sein. Beispielsweise stellte rezeptive Musiktherapie mit der Verwendung mikrotonaler Tonskalen einer der Wege dar, mit denen man versuchte, emotionale, aber auch somatische Zustände von Patienten zu verbessern (vgl. Tucek 2007). Es ist davon auszugehen, dass die unterschiedlichen wissenschaftlichen Entwicklungen im Bereich der Psychologie in der Zeit zwischen dem 14. und dem 19. Jahrhundert einen Niedergang erlitten haben (vgl. Kaplick und Rüschoff 2018, S. 26).

Durch die Ausbildung muslimischer Psychologen und Therapeuten im Westen stellte sich zunehmend die Frage nach der Kompatibilität traditioneller muslimischer Vorstellungen zu seelischen Prozessen mit wissenschaftlichen Theorien zur Psychologie, was im weiteren Verlauf zu vielfältigen Diskursen über verschiedene Ansätzen der Theoriebildung in diesem Spannungsfeld geführt hat (ebd., S. 32f.).

Kaplick und Skinner (2017, S. 199; zitiert nach Kaplick und Rüschoff, S. 44) verstehen die Auseinandersetzung Islam und Psychologie als jenes »interdisziplinäre Feld, welches die menschliche Natur in Relation zu islamischen Quelltexten erforscht und dieses Wissen dazu nutzt, den Menschen in seinen bestmöglichen psychischen, spirituellen, kognitiven und emotionalen Zustand zu bringen«.

Daraus ergibt sich die Notwendigkeit, nicht zuletzt für die islamische Theologie, jene Quelltexte für die Forschung verfügbar zu machen, und Konzepte zu seelischer Gesundheit und Krankheit, die zum Teil auch religiös konnotiert sind, in neue Kontexte zu stellen.

Zugleich sind aber Kulturalisierung, Ethnisierung und Übergeneralisierung religiöser Haltungen im Umgang mit muslimischen Patienten zu vermeiden – bzw. ist zwischen religions-, migrations- und, kulturspezifischen Faktoren zu unterscheiden (vgl. Wunn und Klein 2011, S. 375). Weitere systematische Untersuchungen zu potenziell positiven Ressourcen (Rüschoff 2016) religiöser muslimischer Patienten in der Psychotherapie wären wünschenswert.

11.6   Fazit

Zusammenfassend lässt sich festhalten, dass die Kenntnis von religiösen Narrativen im kultursensiblen Umgang mit Muslimen in psychotherapeutischen Behandlungssituationen notwendig ist, diese aber gleichzeitig nicht überbewertet oder stereotypisiert werden dürfen. Es wurde überblicksmäßig gezeigt, dass es in den islamischen Primärtexten unterschiedliche Instanzen seelischen (Er-)Lebens beschrieben werden, die in weiterer theologischer Grundlagenforschung zu erörtern sind. Für die Fundierung von Konzepten »islamischer Psychologie« kann die Kenntnis der für den Themenbereich relevanten exegetischen Quellen wichtige Impulse liefern.

Literatur

Applebaum M (2009) A phenomenological psychological study of Muslim leaders' attitudes toward connection with the Prophet Muhammad. Saybrook: Saybrook University.

Ashy M (1999) Health and Illness from an Islamic Perspective. Journal of Religion and Health 38 (3): 241–257.

Asman O (2008) Qur'anic Healing for Spiritual Ailments: Between Tradition, Religious Law and Contemporary Law Medical Law. Medicine and Law 27: 259–284.

Baġawī H al- (1989) Ma'ālim al-tanzīl (Tafsīr al-Baġawī). Riyāḍ: Dār Ṭaybah.

Bauer K (2017) Emotion in the Qur'an: An Overview. Journal of Qur'anic Studies 19(2): 1–30.

Bayḍāwī M al- (1982) 'anwār al-tanzīl wa-asrār al-ta'wīl (Tafsīr al-Bayḍāwī). Beirut: Dār al-ma'rifa.

Briki W und Amara M (2017): Perspective of Islamic Self: Rethinking Ibn Qayyim's Three-Heart Modek from the Scope of Dynamical Social Psychology. Journal for Religious Health 57: 836-848

Brown J (2017) Hadith – Muhammad's Legacy in the Medieval and Modern World. Oxford: Oneworld Publications.

Bubenheim A und Elyas N (2002): Der edle Qur'an und die Übersetzung seiner Bedeutungen in die deutsche Sprache. Riyad: König-Fahd-Komplex zum Druck des Koran.

Haque A, Khan F, Kheshavarzi H, Rothman A (2016) Integrating Islamic Traditions in Modern Psychology: Research Trends in Last Ten Years. Journal of Muslim Mental Health 10(1): 75–100.

Haque A (2018). »Psychology from an Islamic Perspective.« Global Psychologies. London: Palgrave Macmillan: 137–150.

Ibn 'Āšūr M (1984) Tafsīr al-Taḥrīr wa t-tanwīr. Tunis: al-dār al-tūnisīya li-l-našr.

Ibn Kaṯīr (1999) Tafsīr al-Qur'ān al-'aẓīm. Riyad: Dār Ṭaybah.

Islam F, and Campbell R A (2014) »Satan Has Afflicted Me!« Jinn-Possession and Mental Illness in the Qur'an. Journal of Religion and Health 53(1): 229–243.

Kaplick P, Skinner R (2017) The Evolving Islam and Psychology Movement. European Psychologist 22(3): 198–204.

Kizilhan J I (2015) Religion, Kultur und Psychotherapie bei muslimischen Migranten. Psychotherapeut 60(5): 426–432.

Laabdallaoui M, Rüschoff I (2017) Umgang mit muslimischen Patienten. 2. Auflage. Köln: Psychiatrie-Verlag.

Lim A, Hoek HW, Blom JD (2015) The Attribution of Psychotic Symptoms to Jinn in Islamic Patients. Transcultural Psychiatry 52(1): 18–32.

Ma'rūf M (2007) Jinn Eviction as a Discourse of Power: A Multidisciplinary Approach to Modern Morrocan Magical Beliefs and Practices. Leiden: Brill.

Mohit A (2001) Mental Health and Psychiatry in the Middle East: Historical Development. Eastern Mediterranean Health Journal 7(3): 336–347.

Othman N (2016) A Preface to the Islamic Personality Psychology. International Journal of Psychological Studies 8 (1): 20–27.

Paret, R. (1979). Der Koran. Deutsche Übersetzung von Rudi Paret. Stuttgart: Kohlhammer (12. Auflage 2015).

Qurṭubī M al- (2006) al-ğāmi' li-aḥkām al-qur'ān (Tafsīr al-Qurṭubī). Beirut: mu'assasat al-ri-sālah.

Rahman F, Moosa E (2009) Major Themes of the Qur'an. Chicago: University of Chicago Press.

Rüschoff I (2016) Religiöse Ressourcen in der Psychotherapie muslimischer Patienten. Spiritual Care 6(1): 103–111.

Rüschoff I, Kaplick P (2018) Islam und Psychologie: Beiträge zu aktuellen Konzepten in Theorie und Praxis. Münster/New York: Waxmann.

Ša'rāwī M al- (1997) Tafsīr al-Ša'rāwī. Kairo: Dār aḥbār al-yawm.

Tritton AS (1971) Man, Nafs, Rūḥ, 'Aql. Bulletin of the School of Oriental and African Studies 34(3): 491–495.

Tucek G (2007) Altorientalische Musiktherapie als regulations- und beziehungsorientierter Therapieansatz. In: Bernatzky Günther et al (Hrsg.) Nichtmedikamentöse Schmerztherapie. Wien: Springer. S. 199–209.

Utsch M, Bonelli R, Pfeifer S (2018) Psychotherapie und Spiritualität – Mit existenziellen Konflikten und Transzendenzfragen professionell umgehen. 2. Aufl. Berlin: Springer.

Wunn I, Klein C (2011) Bedürfnisse muslimischer Patienten. In: Peintinger M (Hrsg.) Interkulturell kompetent – Ein Handbuch für Ärztinnen und Ärzte. Wien: Facultas. S. 367–384.

12 Die prägende Kraft der Religionen in Ost- und Südostasien, in Indien und Afrika[12]

Gertrud Wagemann

12.1 Religionen in Ost- und Südostasien

Der Begriff Ost- und Südostasiatische Religionen umfasst die in China, Japan, Kambodscha, Korea und Laos, in der Mongolei, in Myanmar, Singapur, Thailand und Vietnam über viele Jahrhunderte gewachsenen Religionen. In diesen Ländern breiteten sich in unterschiedlicher Intensität der Daoismus und der Konfuzianismus aus, die in China entstanden waren, und der Buddhismus, der in Nordindien seinen Ursprung hatte.

12.1.1 Daoismus und Konfuzianismus in China

Der Daoismus geht auf das Buch Daodejing (im 6. Jahrhundert v .u. Z.) zurück, das von dem legendären Laozi (Alter Meister) stammt. Dao heißt Weg und hat die Bedeutung von Absolutheit und letzter Wahrheit, aber auch schöpferischer Leere. Zugleich ist es der Weg zu einer natürlichen Lebensordnung, indem es den Zusammenhang zwischen Ursachen und Wirkungen erklärt, moralische Ansprüche formuliert und Regeln aufstellt. Es umfasst das Sein als Einheit, die in sich die Zweiheit von Yin und Yang, von dunkel und hell, enthält. Alle Erscheinungen des Kosmos und alle Wesen werden ihnen zugeordnet: Dem Yang entspricht der Himmel, das Männliche, die Stärke, dem Yin die Erde, das Weibliche und die Nachgiebigkeit. Das Streben der Menschen ist um der Harmonie willen um Ausgleich der beiden Prinzipien bedacht. Dies soll nicht durch Anstrengung geschehen, sondern eher durch Nichthandeln und friedfertiges Sich-Versenken.

Laozi gilt als Verkörperung des Dao und wird seit dem 2. Jahrhundert. n. u. Z. als Gott verehrt. Neben ihm gibt es zahllose Götter, die für unterschiedliche Qualitäten der Lebensenergie Qi stehen. Jeder Mensch hat mehrere Körperseelen und Geistseelen. Nach dem Tod trennen sich beide Gruppen und kehren in ihre jeweilige Heimat, in die Erde oder in den Himmel zurück.

Etwa zur gleichen Zeit entwickelten Konfuzius (chin. Kongzi) und andere Weisheitslehrer die Philosophie des chinesischen Humanismus, in dessen Mittelpunkt der Mensch und seine ethischen Entscheidungen stehen. Um Harmonie zwischen dem Kosmos und den Menschen sowie der Menschen untereinander

---

12 Für den vorliegenden Band hat die Autorin die für Psychiater und Psychotherapeuten in besonderer Weise relevanten Themen für die Religionen in Ost-Südostasien, in Indien und Afrika vielfältig nachrecherchiert und kompakt zusammengestellt.

zu erreichen, stellte Konfuzius klare Regeln auf: Die Untertanen begegnen dem als göttlich verehrten Herrscher mit Ehrerbietung, die Söhne den Vätern und die Frauen den Männern. Der Einzelne ordnet sich der Gemeinschaft unter – sie stiftet Identität. Von Natur aus ist der Mensch gut, er soll sich um rechtes Verhalten bemühen und das Böse in sich und in der Welt bekämpfen.

12.1.2 Wechselseitige Beeinflussung und heutige Bedeutung

Daoismus, Konfuzianismus und Buddhismus haben sich über Jahrhunderte hinweg gegenseitig beeinflusst und durchdrungen und – verbunden mit dem uralten Ahnenkult – zu Volksreligionen entwickelt. Die drei Weisheitslehrer wurden später in eigenen Tempeln, manchmal aber auch gemeinsam oder zusammen mit Volksgöttern z. B. dem Gott des Reichtums verehrt.

Viele Wege führen zum Heil. Zu ihnen gehören umfangreiche Rituale, Rezitationen heiliger Texte, Gebete, Sündenbekenntnis, Geistervertreibung und Meditationsübungen.

Nach dem 2. Weltkrieg fanden gravierende Prozesse der Säkularisierung besonders in den kommunistisch regierten Ländern statt, in denen jegliche Religiosität brutal unterdrückt und fast alle Tempel im Land beschädigt oder zerstört wurden. Heute ist ein langsames Wiedererwachen der Religiosität besonders im privaten Bereich spürbar.

12.1.3 Religiöser Alltag und soziales Leben

Eine auf Konfuzius beruhende Tradition ist das richtige Verhalten in Bezug auf Alter, gesellschaftliche Position und Verwandtschaftsgrad. Ältere Menschen genießen Respekt und Rücksichtnahme. Kinder empfinden ihren Eltern gegenüber lebenslang Dankbarkeit. Allgemein ist es wichtig, sich für jede Hilfe dankbar zu erweisen.

Männer und Frauen entscheiden in der Familie gemeinsam. Die Frau hat annähernd die gleichen Rechte wie der Mann. Die überlieferten Vorstellungen von Yin und Yang prägen noch weitgehend das Verhältnis zwischen den Geschlechtern – die Frauen seien sanftmütig, die Männer tonangebend. Chinesen versuchen, Streit zu vermeiden und bemühen sich immer wieder um Kompromisse. Kinder gebildeter Familien werden zu gutem Benehmen erzogen, großer Wert wird auf eine umfassende Bildung gelegt.

Eine noch heute in Anspruch genommene wirksame Kraft geht von Talismanen aus, die im Daoismus immer aus Schriftblättern bestehen. Ein Talisman kann seinen Träger beschützen, ihm bei Unternehmungen helfen und böse Geister, vor allem solche, die Krankheiten verursachen, abwehren. Man trägt ihn am Körper oder bringt ihn in Räumen des Hauses an. Manchmal werden die Schriftblätter auch im Rahmen einer rituellen Zeremonie verbrannt und die Aschenreste in Wasser oder mit Honig vermischt eingenommen.

Die Erhaltung und Wiedergewinnung der Gesundheit spielt für viele Chinesen eine große Rolle, um im Gleichgewicht zwischen Körper und Geist, Yin und Yang, und in Dankbarkeit gegenüber ihren Eltern zu leben. Psychische Probleme, die vielleicht mit Heimweh oder sozialem Abstieg zu tun haben könnten, werden bei manchen unbewusst als körperliche erlebt und als solche geschildert. Schmerzen gehören zu den starken Gefühlen und werden deshalb eher unterdrückt.

Krankheiten können nach daoistischer Glaubensvorstellung nicht nur durch Geister hervorgerufen werden, sondern auch eine Folge von Verfehlungen sein. Wenn Chinesen oder ihre Angehörigen krank sind, nehmen viele von ihnen, so areligiös sie sonst scheinen mögen, gern seelischen Beistand in Anspruch.

Der Tod hat im Volksglauben der Chinesen einen schwierigen Platz. Besonders Unfalltod und Suizid können schädigende Einflüsse auf die Lebenden ausüben und deren Familien stigmatisieren. Die Angehörigen bedürfen der Hilfe von speziell mit diesen Problemfällen vertrauten Geistlichen.

12.1.4 Shintoismus in Japan

Japan ist von einer Vielzahl religiöser Traditionen und lokaler Götterkulte geprägt, die unter der Bezeichnung Shinto zusammengefasst werden. Shinto bedeutet Weg der Götter.

Im Laufe vieler Jahrhunderte hatten sich der Ahnenkult und ursprüngliche Shinto-Vorstellungen einer beseelten Natur, deren Erscheinungen als göttlich verehrt wurden, mit verschiedenen Formen des Buddhismus verbunden und verschmolzen. Der Buddhismus ist in Japan aber auch als eigenständige Religion vorhanden. Oberste Gottheit des Shinto-Glaubens ist die Sonnengottheit Amaterasu. Auf sie bezog sich der erste japanische Kaiser, der Tenno, als ihr direkter Nachkomme. So galt bis 1945 der jeweilige Tenno als »sichtbare Gottheit«. Der Shintoismus wurde Staatsreligion und die rote Sonne das Symbol des Staates.

Nach dem 2. Weltkrieg erfolgte die strikte Trennung von Staat und Religion. Für die japanische Gesellschaft gilt ein hoher Grad an Säkularisierung und ein starker Anpassungsdruck an die hochtechnisierte Wirtschaftswelt.

Viele japanische Familien haben in ihrer Wohnung einen Hausaltar, auf dem neben einem verkleinerten Shinto-Schrein (Kultstätte des Shinto in Japan) oft auch Bilder ihrer verstorbenen Angehörigen stehen. Die Japaner haben häufig, auch wenn sie sich nicht als religiös bezeichnen, eine pragmatische Einstellung zu religiösen Riten: Taufen werden dann im Schrein, Hochzeiten in einer christlichen Kirche oder im Schrein und Totenfeiern in einem buddhistischen Tempel begangen.

Eine wichtige Rolle im Zusammenleben der Menschen spielen die Ehrerbietung gegenüber Höherstehenden, besondere Höflichkeit gegenüber Gästen und ein Netz an Verpflichtungen innerhalb einer Gruppe. Die typisch japanische Begrüßungsform ist die Verbeugung, deren Tiefe von Bedeutung ist.

In Bezug auf Hygiene gilt hohe Sensibilität. So tragen hustende und schnupfende Menschen Masken vor Mund und Nase. Jeder, der von draußen in die

Wohnung kommt, zieht die Schuhe aus und wäscht sich die Hände. Viele Japaner sind es gewohnt, bei jedem Infekt Medikamente einzunehmen. Da sie im Durchschnitt meist kleiner und schmaler sind, als westliche Menschen, sollten Medikamente in der Regel in kleinerer Dosierung verabreicht werden.

12.2 Hinduismus

12.2.1 Grundzüge des Hindu-Glaubens

Der Hinduismus ist eine historisch gewachsene Religion, die sich aus vielfältigen, auch regional unterschiedlichen Glaubensrichtungen entwickelt hat. Zu ihr gehören mehr als 80 % der etwa 1,2 Milliarden zählenden Einwohner Indiens. Die Grundlage hinduistischer Glaubensvorstellungen und Traditionen bilden die im 2. Jahrtausend v. u. Z. entstandenen Veden. Für den gläubigen Hindu sind sie die von Gott offenbarten heiligen Schriften, die bis heute Gültigkeit haben. In diesen Veden (Wissen) werden die Welt der Götter, das Weltwissen und die Weltordnung in vier Textsammlungen dargestellt. Für die Lebensordnung des Einzelnen enthalten sie vier Lebensstufen und vier Lebenspflichten sowie Rituale, die alle besonderen Ereignisse im Leben von der Geburt bis zum Tod begleiten sollen.

Das am meisten gelesene heilige Buch der Hindus ist die Bhagavadgita, kurz Gita genannt. Es ist ein gesungenes Gedicht, das auf einer Legende beruht. In seinen mehr als 100.000 Strophen enthält es die Darstellung der Geheimnisse des Universums und die spirituelle Entwicklung des Menschen.

Gott ist für die Hindus nicht in einem Begriff fassbar – er hat unendlich viele Eigenschaften und Namen. Er wird verehrt in Göttern und Göttinnen, in Himmelskörpern, in bestimmten Tieren und Pflanzen, auch in Bergen und Flüssen. Unter den zahlreichen Göttergestalten ragen Brahma, Vishnu und Shiva heraus. Brahma ist der Gott der Weisheit und der Schöpfer der Welt, Vishnu ist ihr Bewahrer und Shiva ist der Gott des Schicksals, der über die Kräfte der Fruchtbarkeit und der Zerstörung gebietet. Einer der Söhne Shivas und der Göttin Parvati ist der beliebte elephantenköpfige Gott Ganesha, der sich durch Weisheit und Gelehrsamkeit auszeichnet und den Unternehmungen der Menschen Erfolg bringt. Nach alter Überlieferung kommen die Götter in verschiedenen Verkörperungen auf die Erde, um den Menschen zu helfen, indem sie das Böse vernichten. Die bekanntesten unter ihnen sind der lebensfrohe Krishna und der Held Rama, beide Inkarnationen von Vishnu.

12.2.2 Bedeutung des Glaubens für das Menschenbild und die hinduistische Lebensgestaltung

Der für die hinduistische Weltanschauung zentrale Begriff des Karma (auf Pali kamma: Wirken,Tat) umfasst mehr als nur das menschliche Handeln. Er besagt, dass ein unabänderlicher Zusammenhang zwischen den Taten des Menschen und seinem Schicksal im jetzigen und im zukünftigen Leben nach der Wiedergeburt seiner unsterblichen Seele besteht. Vereinfacht gesagt bewirkt gutes Handeln ein gutes und böses Handeln ein böses Karma, das auch Krankheiten verursachen kann. So trägt der Einzelne die volle Verantwortung für sein Tun. Das Karma bestimmt, ob seine Seele in Form eines Steines, einer Pflanze, eines Tieres oder als Mensch wiedergeboren oder ob er in der höchsten Existenzform als übernatürliches Wesen erscheinen und Erlösung finden wird.

Zur hinduistischen Weltanschauung gehört das bis heute die indische Gesellschaft prägende Kastensystem. In den Veden werden vier Stände beschrieben: die Priester und Gelehrten, die Krieger und Beamten, die Kaufleute und Hirten sowie die Bauern und Arbeiter. Dieses System diente dem Frieden zwischen den Berufsgruppen und der gegenseitigen Achtung.

Im Laufe der Jahrhunderte haben sich durch den Einfluss mehrerer Eroberer Indiens, z. B. der islamischen Herrscher und der britischen Armee aus diesen Kasten zahllose Untergruppen gebildet, die streng voneinander getrennt lebten. Mit der Verfassung von 1950 wurde das Kastensystem offiziell abgeschafft. Es bestimmt aber noch heute viele Lebensbereiche der Inder, indem z. B. in bestimmten Schichten die alten Ernährungsvorschriften und Reinigungszeremonien eingehalten werden.

Gläubige Hindus üben ihre Religion vorwiegend im häuslichen Bereich aus. Auf einem geschmückten Altar, dem Familienschrein, stehen Bilder ihrer Götter und ihrer verstorbenen Angehörigen, die sie verehren.

Das Eherecht variiert je nach Region und Kastenzugehörigkeit. Eheschließungen erfolgen meistens innerhalb der gleichen Kaste, Ehefrauen gehören zur Familie ihrer Männer. Offiziell gilt heute die Gleichberechtigung der Geschlechter.

In vielen Familien werden die Ehepartner der Kinder von den älteren Angehörigen vor allem den Großmüttern nach intensiven Beratungen ausgesucht. Bei Eheschwierigkeiten sind sie dann auch um Vermittlung bemüht. Strenggläubige Hindus legen Wert auf eine astrologische Deutung und den Rat eines Priesters. Wenn wenig Geld vorhanden ist, werden die Söhne in der Bildung bevorzugt; Töchter mit einer guten Ausbildung sind schwerer zu verheiraten. Der hohe Brautpreis, der der Absicherung der Frau diente, wurde 1961 abgeschafft, spielt aber manchmal noch eine Rolle, wenn er den Geschäftsinteressen der Familien nützt. Die traditionelle Vorstellung, dass Frauen ein schlechteres Karma haben, wirkt bis heute, sie können aber durch die Geburt eines Sohnes an Ansehen gewinnen.

Sexualität ist ein tabuisiertes Thema, weil sie in alter Zeit eine Art Heiligtum bedeutete. Die emotionale Hingabe an einen persönlichen Gott – Vishnu oder Shiva – konnte erotisch-sexuelle Züge annehmen. Göttinnen spielen im Hinduismus eine gleichgewichtige Rolle wie männliche Gottheiten. Die Tabuisierung im westlichen Verständnis fand durch die islamische Invasion (Anfänge um 1000, Mogulherrschaft bis 1857) statt, die eine strenge Geschlechtertrennung vorsah. Vorehelicher Geschlechtsverkehr ist bei gläubigen Hindus verboten, in der Ehe gilt Geschlechtsverkehr als Pflicht. Der Ehebruch, besonders der Frauen, wird nicht gebilligt.

Viele Hindus sind Vegetarier, da sie Respekt gegenüber den Tieren haben, die sie als gleichwertige Wesen sehen. Rindfleisch lehnen sie ab, weil die Kuh als heiliges Tier gilt. Gläubige Hindus halten wöchentliche Fastentage zu Ehren der von ihnen verehrten Götter oder Göttinnen ein.

12.2.3 Situation in Deutschland

In Deutschland leben vergleichsweise viele vorwiegend hinduistische Tamilen aus Sri Lanka und Südindien, die infolge der Unabhängigkeitskämpfe 1975–2009 geflüchtet sind.

In der Bundesrepublik gibt es relativ wenige Hindu-Tempel, in denen Priester eine Vielzahl von Götterbildern pflegen und eine Zeremonie, die Puja, durchführen. Manthras sind Ritualformeln aus den heiligen Schriften, die während des Opfers und zur Lobpreisung gesprochen werden.

Alte Traditionen sind auch noch bei den in Deutschland lebenden Hindus wirksam. Das Wohl der Familie bedeutet mehr als das Wohl des Einzelnen. Die Eltern genießen Respekt. Der Mann hat die Verantwortung für die ganze Familie. Die Frau verwaltet die Schlüssel der Wohnung, sie erfüllt ihre Pflichten, indem sie den Mann begleitet und unterstützt.

Der auf die Stirn gemalte rote Punkt (Bindi) ist eine alte indische Tradition. Er symbolisiert das Blut des Ehemannes und soll die Zusammengehörigkeit des Paares schützen. Heute dient er aber oft nur dem Schmuck.

Welche Rechte und Möglichkeiten junge Hindus in Deutschland haben, hängt weitgehend von der Erziehung durch die Eltern und von deren Toleranz ab.

12.3 Sikhismus

12.3.1 Entstehungsgeschichte und Grundzüge

Die Religionsgemeinschaft der Sikhs ist Ende des 15. Jahrhunderts in Nordindien im Pandschab entstanden. In die vom Hinduismus geprägte Region waren seit dem 8. Jahrhundert islamische Einflüsse gedrungen. Während der Auseinandersetzungen zwischen den Religionen bildeten sich Reformbewegungen, deren bedeutendste die der Sikhs ist. Ihr Gründer, der Wanderprediger und Guru (Lehrer) Nanak, verkündete die Botschaft von der Hingabe an einen einzigen, allgegenwärtigen Gott: *Er ist der Gott aller Völker, darum können alle Menschen Geschwister sein.* Gott dienen bedeutet, seiner Schöpfung zu dienen. Deshalb soll ein Sikh (Schüler) mit harter Arbeit sein Einkommen verdienen, ein normales Familienleben führen und in allen Bereichen des Lebens ehrlich sein. Die Früchte seiner Arbeit soll der Sikh zuerst mit anderen teilen, bevor er an sich selbst denkt.

Guru Nanak übernahm die alte indische Lehre vom Karma, die besagt, dass der Mensch den Folgen seiner Taten bei seiner Wiedergeburt nicht entgehen kann. Er fügte aber die Gnade Gottes ein, mit deren Hilfe die Kette der Wiedergeburten für verantwortlich handelnde Menschen durchbrochen werden kann.

Der Guru bestimmte einen seiner Schüler zu seinem Nachfolger; mit acht weiteren Gurus bilden sie die »goldene Kette« der zehn geistlichen Führer der Sikhs. Die neue Lehre fand viele Anhänger, verbreitete sich schnell und geriet so in Widerspruch zu den jeweiligen religiösen und politischen Herrschern. Nachdem der Islam im Reich der Moguln zur Staatsreligion ernannt worden war, wurden die Sikhs verfolgt, Guru Nanak und spätere Gurus kamen ins Gefängnis, einige wurden hingerichtet. Aufgrund dieser Erfahrung gründete der zehnte Guru Gobind Singh im 17. Jahrhundert den Verteidigungs-Orden der Khalsa, die Waffenbrüderschaft der Sikhs.

Guru Gobind Singh erklärte die fast 6.000 von mehreren Gurus geschaffenen Hymnen und Gebete sowie die aus den Traditionen der Hindus und Muslime angereicherten Schriften zum Heiligen Buch Guru Granth Sahib und ernannte es zu seinem »lebendigen« Nachfolger für alle Zeiten.

12.3.2 Religiöser Alltag, soziales Leben und Situation in Deutschland

Das Heilige Buch Guru Granth steht im Mittelpunkt der sonntäglichen Gemeindefeier, die im Tempel, dem Gurwara, stattfindet. Jeder Sikh, gleich ob Mann oder Frau, kann einen Gottesdienst leiten. Ein demokratisch gewählter Fünferrat führt die Gemeinde. Sie erhält sich durch freiwillige Spenden und ehrenamtliche Tätigkeiten.

Die Gemeindefeier besteht aus instrumental begleiteten Lesungen und Gebeten, einer an alle gerichteten und gesegneten kleinen Süßspeise und einem anschließenden vegetarischen Mahl. Dieses Langar wird aus Spenden finanziert und von Ehrenamtlichen aus allen Schichten zubereitet. Arm und Reich, auch Nicht-Sikhs, nehmen nach einer rituell notwendigen Waschung und in ordentlicher Bekleidung gemeinsam an dieser Mahlzeit teil. In Deutschland wird Langar täglich in etwa 40 Gurwaras für alle Bedürftigen angeboten.

Zu den religiösen Pflichten der Sikhs gehört das tägliche Morgen- und Abendgebet nach einer rituell notwendigen Waschung und in ordentlicher Bekleidung. Im Krankheitsfall sind Gebet und Meditation von besonderer Bedeutung, weil sie zur Heilung beitragen können. Wenn Patienten eine Kopie des Heiligen Buches bei sich haben, ist sie mit besonderem Respekt zu behandeln. Man darf sie nur mit gewaschenen Händen oder Einweghandschuhen anfassen, oder nachdem man sie in ein Tuch gewickelt hat. Sie darf nie zu Füßen eines Menschen liegen oder gar auf der Erde.

Die Sikhs bilden eine feste religiöse und soziale Gemeinschaft; alle Mitglieder werden als Erwachsene getauft. Mann und Frau sind gleichgestellt. Die Ehe gilt als heilig. Um die schon in den Namen erkennbare unterschiedliche Kastenzugehörigkeit aufzuheben, wurden gleiche Familiennamen eingeführt: Alle Sikh-Männer heißen »Singh« (Löwe) und alle Frauen »Kaur« (Prinzessin). Da Singh ein alter indischer Name ist, gibt es auch Träger dieses Namens, die nicht Sikhs sind. Im täglichen Leben herrscht neben der relativ offenen auch noch die traditionelle Rollenverteilung von Mann und Frau.

Über viele Jahrhunderte war der Turban die typische Kopfbedeckung eines Inders. Heute sind die meisten Turbanträger Sikhs, denn mit der Gründung der Khalsa-Gemeinschaft wurde u. a. ein Turban über ungeschnittenem Haar verbindlich. Er wird vor allem in der Gemeindefeier aber auch in der Öffentlichkeit getragen.

Sikhs lehnen meistens Tabak und Drogen ab, manche meiden auch Alkohol. Für Sikhs ist das Leben das größte Geschenk Gottes, das immer mit Respekt behandelt wird. Es ist daher ihre Pflicht, sich um die Gesunderhaltung zu bemühen und im Krankheitsfall Rat und Hilfe zu suchen. Wichtig ist auch, Familienmitglieder in die Diagnose und den Behandlungsplan einzuweihen und ggf. einzubeziehen.

Die Sikhs stellen eine relativ kleine Glaubensgemeinschaft in Deutschland dar. So fühlen sie sich besonders miteinander verbunden und haben seltener psychosoziale Probleme als Folge von Einsamkeit.

12.4 Religionen in Afrika

12.4.1 Stammeskulturen, islamische und christliche Einflüsse

Seit Urzeiten haben die in Afrika, südlich der Sahara, in Stämmen zusammenlebenden Menschen ihren eigenen Glauben und Kult entwickelt und bewahrt. Für sie ist die Verbundenheit mit der Landschaft, in der sie wohnen, und dem Stamm, zu dem sie gehören, wesentlich. Im Mittelpunkt ihres Glaubens steht die erlebte Einheit von Natur und Mensch.

Alle »Naturgewalten«, sowie Geistwesen und die Ahnen nehmen Einfluss auf die Umwelt und das Leben der Menschen. In den sichtbaren und unsichtbaren Erscheinungsformen der Natur verehren sie das Heilige, das Göttliche.

Die wichtigsten Kultformen sind Gebete, Darbringung von Opfern, rhythmusbetonte Musik und sakrale Tänze. Bei ihren Festen und allen wichtigen Vorhaben und Ereignissen im Leben – wie bei der Geburt, bei Krankheit und Tod – werden auch häufig bei in Europa lebenden Afrikanern die Ahnen, die verstorbenen Eltern und Vorfahren, einbezogen. Mit besonderen Kulthandlungen werden sie eingeladen, man teilt ihnen die Familienanliegen mit und bittet sie um einen guten Verlauf.

Über allen Gottheiten steht der eine, allmächtige Schöpfergott. Er wird meist nicht kultisch verehrt. Für viele Anhänger der Naturreligionen, die Animisten, ist er der gleiche, den auch die Juden, Christen und Muslime verehren. Manche Afrikaner sehen Gott eher als »Vater« oder »Mutter«, andere verstehen ihn als Ganzheit von Mann und Frau.

Viele Länder in Afrika sind heute mitgeprägt vom Islam und vom Christentum, die beide durch Missionierung verbreitet wurden. In und neben diesen monotheistischen Religionen lebt das spezifisch afrikanische religiöse Fühlen und Denken weiter. Es hat den Islam und das Christentum verändert und neue, eigene Formen des religiösen Kultes entstehen lassen. Ihre Vielfalt ist so groß und so unterschiedlich wie die kulturellen Traditionen der afrikanischen Völker.

In Afrika gibt es etwa 20 % Anhänger von Naturreligionen, ungefähr 40 % bekennen sich zum Islam und 40 % zum Christentum. Bei interreligiösen Kontakten herrscht Toleranz – in politischen Konflikten aber werden oft die unterschiedlichen Religionen durch die jeweiligen Machthaber instrumentalisiert.

Afrikanische Muslime erkennen die Fünf Säulen des Islam an, sind aber meist offener, was Ernährung und Kleidung betrifft. Muslimische Frauen tragen entsprechend ihrer Tradition statt des typischen Kopftuches ein turbanartig gewickeltes, vielfarbiges Tuch. Sie können aber auch beide Tücher kombinieren oder ganz ohne Kopfbedeckung gehen.

Unter den Christen sind große Erweckungsgemeinden von jeweils mehreren Millionen Mitgliedern entstanden, die von einzelnen afrikanischen Geistlichen gegründet wurden.

Für beide Religionen aber gilt oft: Gleich ob ein Afrikaner Muslim ist oder Christ, wenn er krank ist, wird er Animist. Traditionelle Heilpflanzen sind seit langem erprobt und spezifische Kultzutaten haben einen Placeboeffekt mit heilender Wirkung. Vor allem ältere Afrikaner glauben häufig, dass die Geister das Leben der Menschen eher negativ beeinflussen und Krankheiten hervorrufen können: Krankheit wird zugefügt und betrifft den ganzen Menschen. Bestimmte Zeremonien sowie Amulette und Fetische dienen – auch über große Distanzen – zum Schutz und zur Heilung.

Eine besondere Art des Geisterglaubens drückt sich im Voodoo-Kult aus (Voodoo bedeutet allgemein Gott). Diese Religionsform kennt viele eigene Götter, die sowohl Böses wie Gutes bewirken können. Voodoo-Priester führen spezielle Zeremonien durch, in denen Nachbildungen dieser Götter im Mittelpunkt stehen. Die Priester handeln meist im Auftrag von Gläubigen, die aufgrund gestörter mitmenschlicher Beziehungen Rache nehmen wollen oder in ihrem Streben nach Macht und Reichtum anderen Menschen auf diese Weise Übles zufügen lassen. Die Voodoo-Priester können aber auch z. B. Vergiftungen heilen und ein unglückbeladenes Schicksal zum Guten wenden.

In muslimisch geprägten Regionen Westafrikas wird oft neben einem Arzt ein Marabout, ein Geistheiler, zu den Kranken gerufen. Diese Geistheiler sind in vielen Ländern Afrikas Berater der Menschen in allen Lebenslagen. So sind sie durchaus von psychotherapeutischer Bedeutung.

12.4.2 Die Tradition der Beschneidung von Mädchen

Eine alte, kulturelle Tradition ist die Beschneidung von Mädchen, die in vielen Ländern Afrikas unabhängig von jeder Religion praktiziert wird. (FGM – Female Genital Mutilation – Weibliche Genitalverstümmelung – oder auch FGC – Female Genital Cutting) Diese speziellen Verletzungen der weiblichen Geschlechtsorgane bewirken, dass die Frauen nicht nur Schmerzen statt Lustempfinden beim Geschlechtsverkehr haben, sondern häufig auch Beschwerden beim Wasserlassen, während der Periode und bei einer Geburt. Ebenso ist das Leben der Neugeborenen bedroht. Nicht zuletzt leiden viele der Betroffenen auch psychisch.

Wenn Mädchen und Frauen, besonders die älteren, diesen Ritus aus der Tradition heraus akzeptieren, tun sie es um der Gemeinschaft willen. Nach dem Eingriff wird meistens ein großes Fest für die Töchter veranstaltet. Erst jetzt sind sie vollwertige Mitglieder der Großfamilie und haben Chancen auf dem Heiratsmarkt.

Auch in Deutschland werden, streng tabuisiert, Beschneidungen von Mädchen vorgenommen. Eine häufig geübte Praxis ist die sogenannte »Urlaubs – FGM«: Mädchen werden während der Ferien in die afrikanische Heimat geschickt, um beschnitten zu werden.

In vielen Ländern Afrikas wurde die weibliche Beschneidung offiziell verboten, ohne dass sich die Traditionalisten daran halten.

12.4.3 Familienstruktur und soziales Leben

Die Familienstruktur wird von Großfamilien gebildet, deren Angehörige gleiche Ahnen haben. Vater und Mutter, Bruder und Schwester sind weiter gefasste Begriffe als in Europa. Oft haben sie nicht den gleichen Nachnamen.

Das gesellschaftliche Leben ist geprägt von der Geborgenheit in der Großfamilie und von der Unterordnung persönlicher Bedürfnisse. Achtung vor dem Anderen, Hilfsbereitschaft und Höflichkeit sind hohe Werte. Das spezifisch afrikanische »Wir-Denken« bezieht auch die Vorfahren mit ein, die zwar »tot sind, aber nicht von uns gegangen«, sondern die Lebenden ständig begleiten (Kita 2008).

Großväter und Großmütter üben Einfluss auf die Erziehung der Kinder aus. Den Ranghöheren, vor allem aber den alten Menschen wird besondere Achtung entgegengebracht. Sie repräsentieren die Fülle der Lebenserfahrung und der Weisheit, sie sind die Hüter der Familientradition.

Im Mittelpunkt jeder Familie steht die Frau, sie wird von allen respektiert, sie kontrolliert alle Angelegenheiten im Haus. Ein Sprichwort aus Kamerun sagt: »Die Frau ist das Herz des Hauses«. Zugleich hat sie in vielen Stämmen ausschließlich die verantwortungsvolle Rolle der Ernährerin.

Es gibt auch heute noch Familien mit mehreren Frauen. Früher herrschte eine klare Hierarchie unter ihnen: »Jeder kannte seinen Platz«. Heute hat nicht zuletzt die Armut zu kleineren Familien – und auch vermehrt zu Streitigkeiten zwischen den Frauen geführt. Der Mann ist meistens das Familienoberhaupt. Er stellt die Verbindung zwischen den Lebenden und den Ahnen her und ist Richter bei allen Familienangelegenheiten. Wenn die Familienmutter auf sich allein gestellt ist, entscheidet sie alles Lebensnotwendige.

Die meisten älteren Afrikaner ernähren sich traditionell anders als die Europäer. Sie bevorzugen zwei warme Mahlzeiten am Tag. Die Hauptmahlzeit gibt es häufig am Abend, sie wird, wenn möglich, im großen Familienkreis eingenommen. Im Krankenhaus sind afrikanische Patienten mit dem Frühstück und dem Mittagessen einverstanden. Schwer erträglich ist aber oftmals das kalte Abendbrot. Traditionell sind Alkoholmissbrauch und Rauchen gesellschaftlich verpönt.

Literatur

Achebe C (1983) Okonkwo oder das Alte stürzt. Frankfurt am Main: Suhrkamp Verlag.

Bokpê A (2002) Der Kuss des Voodoo. Mein Leben als afrikanische Prinzessin. München: List Verlag.

Darga M (2001) Taoismus. Kreuzlingen: Heinrich Hugendubel Verlag.

Günther M (1999) Die Weisheit Asiens. Das Lesebuch aus China, Japan, Tibet, Indien und dem vorderen Orient. Diederichs Gelbe Reihe. Bd. 155. Kreuzlingen: Heinrich Hugendubel Verlag.

Hori I (1974) Folk Religion in Japan. Chikago: The University of Chikago Press.

Koku Kita J (2008) Afrikanische und europäische Mentalitäten im Vergleich. Fremde Nähe – Beiträge zur interkulturellen Diskussion Bd. 19. Münster, Hamburg, London LIT Verlag.

Meru E, Singh P, Singh GJ, Singh A (2006) Sikhs und Sikhismus, Religion, Riten und der Goldene Tempel. Aachen: Shaker Verlag.

Stukenberg M (1995) Die Sikhs, Religion, Geschichte, Politik. München: C.H. Beck.

Tworuschka M und Tworuschka U (1988) Buddhismus – Hinduismus. Vorlesebuch Fremde Religionen. Lahr: Verlag Ernst Kaufmann und Düsseldorf: Patmos-Verlag.

Wagemann G (2014) Feste der Religionen – Begegnung der Kulturen. München: Kösel-Verlag.

Wagemann G (2016) Verständnis fördert Heilung – Der religiöse Hintergrund von Patienten aus unterschiedlichen Kulturen. Berlin: Verlag für Wissenschaft und Bildung.

13 Psychische Krankheit und Gesundheit im Buddhismus

Gerald Virtbauer

13.1 Einleitung: Buddhismus als Psychologie

Der Buddhismus ist eine der vielschichtigsten Weltreligionen mit circa 500 Millionen Buddhisten weltweit, von denen 95 % im asiatisch-pazifischen Raum beheimatet sind. Er lässt sich in den Theravada-Buddhismus und Mahayana-Buddhismus (zu dem auch der tibetische Buddhismus zählt) unterteilen. Vor allem im Mahayana-Buddhismus gibt es zahlreiche, inhaltlich stark divergierende, Strömungen. In der Buddhismuskunde wird daher oft von »Buddhismen« gesprochen. Verbunden sind jedoch alle buddhistischen Strömungen durch die wesentlichen Lehren des historischen Buddha (ca. 480–400 v. u. Z.), wenn auch die Interpretation und Praxis dieser Lehren sich über die Jahrhunderte in verschiedenen Kulturen unterschiedlich entwickelt haben und es ein großes Spektrum an zusätzlichen, historisch und kulturell geprägten, Glaubensinhalten gibt, deren Verbindungen zur Lehre des Buddha manchmal schwer nachzuvollziehen sind.

Den Kern der Lehre des Buddha, wie sie uns im Pali-Kanon überliefert ist, bildet ein Training in Ethik und Meditation, das den Menschen durch Einsicht in die Charakteristiken des Lebens vom Leiden am und im Leben befreien soll. Der Fokus in der Lehre des Buddha auf eine systematische Analyse des Zusammenspiels von Geist und Körper und die Entwicklung positiver mentaler Fähigkeiten durch ethisches Verhalten und Meditation machen den Buddhismus zu einem ethisch psychologischen System, das aufgrund seiner zeitlosen Aussagen zur Natur des Menschen auch sinnvoll mit moderner psychologischer und therapeutischer Theorie und Praxis verglichen werden kann. Der Buddhismus spielte in der Entwicklung psychotherapeutischer Verfahren eine wichtige Rolle und ist heute der philosophische und praktische Hintergrund von achtsamkeitsbasierten therapeutischen Interventionen (Gombrich 2009; Virtbauer 2012).

Das psychologisch systematische Vorgehen spiegelt sich in den vielen Listen in der Lehre (Pali *dhamma*) des Buddha wider. Die wichtigste Liste sind die vier edlen Wahrheiten vom (1) Leiden (*dukkha* – wird auch mit »Stress« übersetzt), dem (2) »Ursprung des Leidens« (*dukkha-samudaya*), dem (3) »Ende des Leidens« (*dukkha-nirodha*) und dem (4) »Weg zum Ende des Leidens« (*dukkha-nirodha-gāminī paṭipadā*) (*SN*[13] V 420–424). Diese Liste verdeutlicht die Pragmatik, die sich

---

13 Abkürzungen der Pali-Quellen: As – Atthasālinī; MN – Majjhima-nikāya; SN – Saṃyutta-nikāya. Verweise auf (Band und) Seiten der Pali Text Society Ausgaben: Müller 1979 (As); Chalmers 1899 (MN); Fee 2008 (SN).

durch die Lehre des Buddha zieht. Die vier edlen Wahrheiten erinnern an eine medizinische Systematik mit dem Ziel, Krankheit ([1] Leiden, Stress) und ihre Ursache ([2] »Ursprung des Leidens«) zu verstehen und Gesundheit ([3] »Ende des Leidens«) durch Therapie ([4] »Weg zum Ende des Leidens«) zu verwirklichen. Positiv ausgedrückt geht es im Buddhismus um die Verwirklichung von Glück im Leben, welches auf Einsicht in die Natur menschlichen Lebens und Leidens aufbaut.

13.2   Existenzielles und psychisches Leiden

Leiden kann aus buddhistischer Sicht aus zwei Perspektiven analysiert werden. Zum einen ist Leiden eine Charakteristik allen Lebens. Ich bezeichne diese Dimension als existenzielles oder ontologisches Leiden. Zum anderen ist Leiden ein psychischer Zustand, der aufgrund einer falschen Beziehung zu existenziellem Leiden resultiert. Dieses psychische Leiden kann der Mensch vollständig überwinden, was in der dritten edlen Wahrheit verdeutlicht wird (Virtbauer 2013).

Aus buddhistischer Sicht ist alles Leben existenziell letztlich leidvoll. Alle konditionierten (d. h. auf Ursache und Wirkung beruhenden) Phänomene, die Leben konstituieren, sind durch drei Charakteristiken gekennzeichnet: (1) Vergänglichkeit (*anicca*), (2) Leiden (*dukkha*) und (3) Nicht-Selbst (*anattā*). Es gibt kein Phänomen in der menschlichen Erfahrung, das nicht vergänglich und daher letztlich leidvoll ist. Aufgrund dessen kann es in keinem Phänomen ein inhärentes und überdauerndes Selbst geben. Diese Nicht-Selbst-Lehre des Buddha weist darauf hin, dass alles im Leben entsteht, eine gewisse Zeit besteht und dann wieder vergeht. Es gibt daher weder materielle noch psychische Phänomene, die in irgendeiner Weise dauerhaft bestehen, wie beispielsweise ein ewiges Selbst oder eine ewige Seele im Menschen oder in der Natur. Das einzige Phänomen, oder vielleicht besser »Nicht-Phänomen«, das nicht konditioniert ist und daher nicht Ursache und Wirkung unterliegt, ist *nibbāna* – ein schwer zu übersetzender Pali-Terminus, der auf »Verlöschen« oder »Vergehen« hinweist (in der deutschen Hochsprache unter dem Begriff »Nirwana« [von Sanskrit *nirvāna*] bekannt). Das Erleben von *nibbāna* und Leben aus dieser Erfahrung und letztlich »Eingehen« in *nibbāna* nach dem Tod ist das Ziel buddhistischer Praxis (die dritte edle Wahrheit). Ein Mensch, der dies verwirklicht, steigt aus buddhistischer Sicht aus dem leidvollen Wiedergeburtskreislauf aus. Ursache und Wirkung verlischt und es gibt nach dem Tod keinen Impuls mehr für weiteres Leben, und damit verbundenes Leiden.

In der Lehre des Buddha wird strikt aus einer Perspektive von Verursachung (Ursache und Wirkung) gedacht und der Gedanke des Nicht-Verletzens (Pali *ahiṃsā*) trägt die Lehre. Die Verbindung dieser beiden Dimensionen ist ein weiterer Grund, weshalb Leben existenziell letztlich leidvoll sein muss. Jedes Leben baut auf der Ausnützung oder Vernichtung anderen Lebens auf, um sein Weiter- und Überleben sicherzustellen. Leben verursacht daher zwangsläufig Leiden für anderes Leben.

Man mag sich bei dieser radikal realistischen Sichtweise fragen, wie der Mensch völliges Glück, innere Freiheit und Wohlbefinden im Leben und im Prozess des Sterbens erreichen kann, so wie dies im Buddhismus postuliert wird. Dem Menschen kommt zwar auch im Buddhismus eine Sonderstellung zu, da er die einzige Lebensform ist, die Leiden so genau reflektieren kann, dass ein Aus- stieg aus dem Leidenskreislauf möglich wird. Dies bedeutet jedoch nicht, dass das Leiden, das der Mensch anderen Lebewesen zufügt, weniger schwerwiegend ist. Menschsein wird im Buddhismus weniger als ein natürliches Recht oder Pri- vileg, sondern vielmehr als eine Chance gesehen, Leiden so weit wie möglich zu verringern.

Die Logik der Überwindung des Leidens (der dritten edlen Wahrheit) besteht darin, dass die drei Charakteristiken des Lebens (Vergänglichkeit, Leiden und Nicht-Selbst) erkannt werden; tatsächlich handelt es sich dabei um eine intuitive Logik – ein intuitives Erkennen oder Spüren, das über Ursache und Wirkung, die sich auch in unserem logischen Denken und unserer Selbst- und Weltkon- struktion durch Sprache widerspiegeln, hinausgeht. Dieses Erkennen ermöglicht eine Relativierung des eigenen Selbst und der damit verbundenen egoistischen Tendenzen. Ist dieses Erkennen vollkommen und wird praktisch im Leben um- gesetzt, leidet der Mensch psychisch nicht mehr.

13.3   Wurzeln psychischer Krankheit

Aus dem bisher Erläuterten wurde schon klar, dass die Vorstellung von mentaler Gesundheit und Krankheit im Buddhismus einen modernen medizinischen oder psychologischen Zugang weit übersteigt. Tatsächlich sind alle, die Stress oder Leiden nicht völlig überwunden haben, psychisch »krank«, oder zumindest psy- chisch nicht völlig gesund – sie haben ihr menschliches Potenzial zu »Gesund- heit« (Befreiung) noch nicht verwirklicht. Die Lebensqualität des Individuums hängt buddhistischer Psychologie folgend jedoch davon ab, in welchem Ausmaß Geisteszustände vorhanden sind, oder im Erleben und Verhalten gefördert wer- den, die Leiden verstärken, oder, im Gegenteil, Leiden verringern.

Die zweite edle Wahrheit, die Ursache des Leidens, ist Verlangen (*tanhā*), das wiederum mit einer Liste genauer definiert wird: (1) Gier (*lobha*), (2) Hass (*dosa*) und (3) Verblendung (*moha*). Unheilsame (*akusala*) Geisteszustände basieren auf einer dieser drei Wurzeln (*mula*s). Gier meint die Unfähigkeit loszulassen, eben- so wie ein Verlangen, das nicht wirklich gestillt werden kann. Der Geist kann niemals gänzlich zur Ruhe kommen, da er immer wieder etwas Neues will. Hass meint das Gegenteil – Ablehnung. Gewisse Dinge in der Erfahrung werden nicht gewollt. Verblendung weist darauf hin, dass der Mensch »gegen« die drei Charakteristiken von Vergänglichkeit, Leiden und Nicht-Selbst lebt; beispielsweise indem er nicht akzeptiert, dass es in menschlicher Erfahrung nichts Unvergängliches gibt. Bei Verblendung handelt es sich um eine falsche Analyse des Lebens, welche wiederum ein Zur-Ruhe-Kommen des Geistes verunmöglicht (Virtbauer 2016a).

Gier, Hass und Verblendung sind »starke« Termini. Tatsächlich sind in der buddhistisch psychologischen Analyse des Geistes die subtilen Varianten dieser drei Wurzeln psychischen Leidens entscheidend. Wenn wir die andauernd wechselnden geistigen Phänomene in unserer Erfahrung analysieren, mag die Logik dieser drei Wurzeln und ihre Relevanz für die Selbst-Wahrnehmung und Wahrnehmung der Umwelt des Individuums klar werden: Zum Beispiel mögen wir habituell an gewissen Vorstellungen oder Konstrukten anhaften (Gier/Anhaften), obwohl wir – diskursiv oder intuitiv – wissen mögen, dass uns und anderen diese Vorstellungen oder Konstrukte schaden und sie letztlich keine intelligente Reflexion darstellen (wir lassen uns von habituell konditionierter Verblendung leiten). Oder es mag uns beispielsweise schwerfallen, uns von Moment zu Moment voll als Person anzunehmen. Vielleicht schließen wir gewisse Anteile unserer Persönlichkeit aus, oder wollen sie nicht so sehen, wie sie wirklich sind ([Selbst-]Hass/Ablehnung in Verbindung mit Verblendung).

13.4 Wurzeln psychischer Gesundheit

Die Welt und alle Lebewesen in ihr existieren, buddhistisch psychologischer Logik zufolge, da es unheilsame Wurzeln gibt. Leiden (die erste edle Wahrheit) ist der Ursprung allen konditionierten Seins. Als Mensch sind wir jedoch wiedergeboren, da wir auch heilsame (*kusala*) Wurzeln haben. Die drei heilsamen Wurzeln sind das Gegenteil der drei unheilsamen Wurzeln: Die Grunddisposition des menschlichen Geistes ist geprägt durch (1) Großzügigkeit (*alobha*, *cāga* oder *dāna*) und (2) Mitgefühl (*adosa* oder *mettā*) und die meisten Menschen haben auch eine weitere heilsame Wurzel, (3) die Weisheit (*amoha* oder *paññā*) (*As* 265–288; Bodhi 2007).

In buddhistischer Praxis wird mit Hilfe von Ethik und Meditation versucht, geistig Unheilsames in geistig Heilsames zu transformieren. Dies ist der Weg zum Ende des psychischen Leidens (die vierte edle Wahrheit). Einem Menschen geht es dann psychisch gut, wenn er unheilsame Wurzeln geistiger Aktivität (Gier, Hass und Verblendung) durch heilsame Wurzeln (Großzügigkeit, Mitgefühl und Weisheit) ersetzen kann. Der Grad psychischer Gesundheit oder psychischen Wohlbefindens hängt direkt mit dem Verhältnis unheilsamer zu heilsamer Geisteszustände zusammen. Je mehr heilsame Zustände vorhanden sind, die sich in konkreten heilsamen Intentionen im menschlichen Verhalten manifestieren, desto mehr psychisches Wohlbefinden empfindet das Individuum (Virtbauer 2016b).

Ethik und psychische Gesundheit sind in dieser buddhistischen »Psychopathologie« untrennbar verbunden. Diese »Psychopathologie« lässt sich jedoch auch sinnvoll mit modernen Klassifikationen psychischer Störungen verbinden und es wird in buddhistisch orientierten Therapieverfahren konkret damit gearbeitet. Beispielsweise lernen Patienten mit Hilfe von buddhistischer Achtsamkeit in der Rückfallsprophylaxe schwerer Depressionen ihren Gedanken wohlwollend und mit Akzeptanz zu begegnen (Mitgefühl/Annehmen anstatt [Selbst-]Hass/Ablehnung) und negative und schädigende Gedanken mehr und mehr als vergängliche mentale Phänomene wahrzunehmen (Loslassen anstatt Anhaften). Das Ziel ist dabei eine weisere und mitfühlendere Analyse des Lebens von Moment zu Moment.

13.5 Volksfrömmigkeit und transkulturelle Psychotherapie und Psychiatrie

Im deutschen Sprachraum ist die Anzahl der Menschen, die sich zum Buddhismus als Religion bekennen, gering: In Deutschland sind es circa 245.000 (0.3 %), in Österreich 15.000 (0.2 %) und in der Schweiz 30.000 (0.4 %). Für westlich klinische Praktiker wird sich in der Arbeit mit asiatischen Buddhisten, beispielsweise Einwanderern, Gastarbeitern oder Flüchtlingen aus buddhistischen Ländern, die schon erwähnte Problematik der unterschiedlichen »Buddhismen« deutlich zeigen. Zudem hängen, wie auch in anderen religiösen Systemen, die verschiedenen Ausprägungen von Volksfrömmigkeit und damit verbundenen divergierenden Verständnishorizonte buddhistischer Lehren vom sozialen und intellektuellen Kontext von Patienten ab. Allgemein gilt das Prinzip transkultureller klinischer Arbeit, dass der individuell religiöse soziale Kontext und das religiöse Eigenverständnis der Patienten für Diagnose und Behandlung wichtiger sind als wissenschaftliche Analysen ihrer Religion von außen (Berry et al. 2011).

Ein Kennzeichen buddhistisch asiatischer Länder, dessen Feststellung bei aller Vorsicht vor transkulturellen Verallgemeinerungen gerechtfertigt erscheint, ist die kollektivistisch gesellschaftliche Ausrichtung. Psychische Krankheit wird von buddhistischen Patienten sehr wahrscheinlich viel mehr als von westlichen Patienten als eine Belastung für ihre soziale Umgebung und Bezugsgruppe erlebt, vor allem wenn Krankheit ein Funktionieren in der vorgegebenen Gruppenstruktur erschwert oder verunmöglicht. Mit dieser Belastung einhergehende emotionale Reaktionen mögen in der Diagnose und Behandlung ebenso wichtig sein wie die manifesten Symptome der Störung. Auch sozialethisches Engagement ist meist aus einer Perspektive kollektiven Wohlbefindens motiviert. Das Glück des Einzelnen manifestiert sich im Kollektiv und nicht durch die individuelle Selbstverwirklichung, die für viele Menschen in westlichen Industrieländern die maßgebende motivationale Kraft sein mag (Harvey 2000).

Eine Frage, die in transkulturellen Kontexten im Zusammenhang mit Buddhismus und psychischer Gesundheit und Krankheit diskutiert wird, ist der Wert menschlichen Lebens und damit verbundene Punkte, wie induzierter Abort, Sterbehilfe und Suizid. Menschliches Leben entsteht aus buddhistischer Sicht bei der Zeugung, was den Prinzipien des Nicht-Tötens und Nicht-Verletzens folgend eine Ablehnung von Schwangerschaftsabbruch induziert. In buddhistischen Ländern wird Abtreibung jedoch oftmals nicht normativ absolut sondern situativ differenziert bewertet. Beispielsweise gibt es in Japan buddhistische Rituale zum Gedenken des Ungeborenen, die Frauen nach einer Abtreibung in ihrer Verarbeitung des Geschehens helfen sollen. In der Lehre des Buddha wird Suizid dann als gerechtfertigt angesehen, wenn das Ziel buddhistischer Praxis erreicht ist und der Praktizierende am Lebensende beispielsweise unter schwersten Schmerzen leidet (vgl. z. B. *MN* III 263–266). Auch wenn der Buddhismus im Vergleich zu anderen Religionen in Fragen von Sterbehilfe und Suizid in gewissen Fällen offener zu agieren erscheint, wird jeglicher künstlich herbeigeführter Abbruch des Lebens für alle Noch-nicht-Erwachte als eine ungenützte Chance gesehen. Jeder Lebens- oder Bewusstseinsmoment bietet die Möglichkeit die Praxis weiterzuentwickeln. Letztlich steht bei diesen, wie auch bei anderen Fragen des Lebens und Sterbens die Selbstverantwortung des Menschen im Buddhismus im Vordergrund.

13.6 Fazit

Psychische Krankheit und Gesundheit werden in den Lehren des Buddha in einem weitaus größeren Kontext analysiert als in der westlichen Medizin und Psychologie. Das Erkennen des größeren Kontextes, in dem das individuelle Selbst, als genau dieses Selbst, aus Verursachung entsteht, steht im Vordergrund – mit dem Ziel die Konstruktion des Selbst schließlich fallen zu lassen. Aus buddhistischer Sicht ist dieses Loslassen einer Illusion der Weg zur Leidensfreiheit, der praktisch mit der Überwindung von jeglichem Egoismus und Selbst-bezogenen Intentionen einhergeht.

Literatur

Berry JW, Poortinga YH, Breugelmans SM, Chasiotis A, Sam DL (2011) Cross-cultural psychology: Research and applications. 3. Aufl. Cambridge: Cambridge University Press.
Bodhi B (Hrsg.) (2007) A comprehensive manual of Abhidhamma. 3. Aufl. Kandy: Buddhist Publication Society.
Chalmers R (Hrsg.) (1899) Majjhima-nikāya. Band III. London: Pali Text Society.

Feer M L (Hrsg.) (2008) Saṃyutta-nikāya. Band V. Mahā-vagga. Korr. Nachdr. Oxford: Pali Text Society.

Gombrich R F (2009) What the Buddha thought. Sheffield: Equinox.

Harvey P (2000) An introduction to Buddhist ethics: Foundations, values, and issues. Cambridge: Cambridge University Press.

Müller E (Hrsg.) (1979) Atthasālinī: Buddhaghosa's commentary on the Dhammasaṅgaṇi. Überarb. Aufl. London: Pali Text Society.

Virtbauer G (2012) The Western reception of Buddhism as a psychological and ethical system: Developments, dialogues, and perspectives. Ment Health Relig Cult 15: 251–263. doi:10.1080/13674676.2011.569928.

Virtbauer G (2013) Bewusstsein und Achtsamkeit in der buddhistischen Psychologie. In Anderssen-Reuster U, Meck S, Meibert P (Hrsg.) Psychotherapie und buddhistisches Geistestraining: Methoden einer achtsamen Bewusstseinskultur. Stuttgart: Schattauer. S. 263–276.

Virtbauer G (2016a) The enlightenment test. SFU Forschungsbulletin 4: 60–64. doi:10.1513 5/2016.4.2.60-64.

Virtbauer G (2016b) Presencing process: Embodiment and healing in the Buddhist practice of mindfulness of breathing. Ment Health Relig Cult 19: 68–81. doi:10.1080/13674676. 2015.1115474.

14 Psychische Krankheit und Gesundheit aus Sicht der Bahá'í

Hamid Peseschkian

> »Wir mögen die Wissenschaft als einen Flügel und
> die Religion als einen anderen Flügel betrachten.
> Der Vogel braucht zwei Flügel, um fliegen zu können,
> einer allein wäre zwecklos.
> Jede Form von Religion, die der Wissenschaft nicht entspricht oder
> sich zu ihr im Gegensatz befindet, ist gleichbedeutend mit Unwissenheit,
> denn Unwissenheit ist der Gegensatz von Wissen.«
> (aus den Bahá'í-Schriften, zit. in Schwartz-Klapp und Klapp 1999, S. 110)

14.1 Basiswissen über den Bahá'í-Glauben

Bahá'í betrachten Religion als eine der fundamentalen Kräfte für die materielle und geistige Entwicklung der Menschheit. Seit Jahrtausenden sind durch das Kommen geistiger Lehrer (Boten Gottes) Kräfte freigesetzt worden, die Kulturen, Entdeckungen und Fortschritt hervorgebracht haben. Die prophetische Gründergestalt des Bahá'í-Glaubens, Bahá'u'lláh (deutsch: Herrlichkeit Gottes), erschien Mitte des 19. Jahrhunderts im damaligen Persien und wird von den Bahá'í als das jüngste Glied in der nie endenden Kette der Offenbarungen Gottes angesehen. Auch nach Bahá'u'lláh werden weitere Gottesgesandten zu den Menschen kommen.

Das zentrale Thema von Bahá'u'lláh Botschaft ist, dass die Menschheit eine Einheit ist und dass der Tag für ihre Vereinigung in einer globalen Gesellschaft gekommen ist. Um die Vision der Einheit der Menschheit in Vielfalt, Frieden und Gerechtigkeit umzusetzen, engagiert sich diese globale Religion (Elsdörfer 2008, S. 68; Hutter 2009, S. 163–188; Lehmann 2009, S. 17) insbesondere aktiv im interreligiösen Dialog (Gollmer 2014, S. 76–84), bei sozialen und wirtschaftlichen Entwicklungsprojekten, in der Bildung und Erziehung, und für den Aufbau von Institutionen zur Friedenssicherung.

Es gibt keinen Klerus; demokratisch gewählte Körperschaften verwalten die Angelegenheiten der Gemeinschaft auf örtlicher, nationaler und internationaler Ebene. In Deutschland gibt es Bahá'í seit 1905, derzeit an über 1.000 Orten und insgesamt ca. 7.000 Gläubige. Seit 2013 hat die deutsche Bahá'í Gemeinde den Status einer Körperschaft des öffentlichen Rechts inne. Das deutsche Zentrum befindet sich am Europäischen Bahá'í Haus der Andacht in Hofheim-Langenhain

(Ts.), das Weltzentrum in Haifa (Israel). Weltweit leben Bahá'í in über 230 Ländern und Territorien und umfassen mehr als 2.000 ethnische Gruppen. In seinem Ursprungsland, dem Iran, werden die Bahá'í bis heute verfolgt, von der höheren Bildung ausgeschlossen und manchmal auch getötet.

Die zahlreichen Schriften und Gebete Bahá'u'lláh leiten den einzelnen Gläubigen und die Gemeinde. Bahá'í-Literatur ist in über 800 Sprachen übersetzt und der einzelne Gläubige ist ermutigt, diese täglich zu studieren und sie in seinem eigenen Leben umzusetzen.

14.2 Wichtige Glaubensprinzipien

Das Kernprinzip der Lehren Bahá'u'lláhs ist das Prinzip der Einheit: Die Einheit Gottes, die Einheit der Religionen, die Einheit der Menschheit in der Vielfalt. Alle Religionen kommen demnach von demselben Gott und unterscheiden sich allein dadurch, dass sie den Menschen zu unterschiedlichen Zeiten ihrem jeweiligen Verständnis und den historischen Gegebenheiten angemessene Normen für das Zusammenleben überbringen.

Zu den Hauptprinzipien des Bahá'í -Glaubens zählen:

- die vollständige Gleichwertigkeit von Frauen und Männer
- die Abschaffung extremer Armut und extremen Reichtums
- die Erziehung und Bildung aller Kinder
- die Harmonie zwischen Religion und Wissenschaft
- die Abschaffung von Vorurteilen aller Art
- die Errichtung eines Weltgemeinwesens mit einer internationalen Hilfssprache
- die Anerkennung der Arbeit als Gottesdienst

Der Bahá'í-Glaube geht von einem sehr reifen und mündigen Menschen aus, dessen Lebenssinn es sein sollte, »eine ständig fortschreitende Kultur voranzutragen« (Bahá'u'lláh 1980, S. 188). Das zentrale Bahá'í -Menschenbild lautet: »Betrachte den Menschen als ein Bergwerk, reich an Edelsteinen von unschätzbarem Wert. Nur die Erziehung kann bewirken, dass es seine Schätze enthüllt und die Menschheit daraus Nutzen zu ziehen vermag« (Bahá'u'lláh 1982, S. 188). Außer wenigen Ausnahmen geben die Bahá'í-Schriften dem Einzelnen nur einen Rahmen vor, in dem er oder sie selbst, aufgrund von Reife, Erfahrung und Beratung, entscheiden muss, wie er diese Lehren im eigenen Leben umsetzt. Viele Fragen, auch die Gesundheit betreffend, werden dem Gewissen des Einzelnen überlassen. Einige der konkreteren Bahá'í-Gesetze heben Verbote aus früheren Religionen auf oder relativieren ihre Schärfe, damit sie in der heutigen Zeit umgesetzt werden können.

Zentral für das Verständnis der Bahá'í-Haltung zur Gesundheit und Krankheit ist das Prinzip der Einheit von Religion und Wissenschaft (Peseschkian 2014):

> »Bahá'í haben eine vollkommene innere Ruhe in religiösen und wissenschaftlichen Themen. Das Prinzip, auf dem sie ihren Glauben begründen, ist kurz gesagt: Wahre Religion und wirkliche Wissenschaft stimmen absolut überein. Nicht Religion oder Wissenschaft, sondern Religion und Wissenschaft, [...] ist die Lehre von Bahá'u'lláh für die heutige Welt.« (Carpenter 1925, S. 372)

14.3 Verständnis von und Einstellung zu psychischer Gesundheit und Krankheit

Aus Bahá'í-Sicht bedarf die Gesundheit großer Aufmerksamkeit – nicht als Selbstzweck, sondern als notwendige Voraussetzung für den Dienst an Gott und am Mitmenschen:

> »Sie müssen sich davor hüten, Ihre Kräfte völlig zu erschöpfen und einen Zusammenbruch zu erleiden [...]. Der Körper ist wie ein Pferd, das die Persönlichkeit und den Geist trägt; er muss gut gepflegt werden, damit er seine Arbeit tun kann. Sie sollten gewiss Ihre Nerven schonen und sich zwingen, sich Zeit zu lassen, nicht nur für Gebet und Meditation, sondern für wirkliche Ruhe und Entspannung. Wir müssen nicht stundenlang beten und meditieren, um geistig zu sein.« (Schwartz-Klapp und Klapp 1999, S. 35–36)
>
> »Der Glaube der Bahá'í geht indessen dahin, dass es sozusagen drei Gesichtspunkte unseres Menschseins gibt: einen Leib, einen Verstand und eine unsterbliche Identität – Seele oder Geist. Wir glauben, dass der Verstand das Bindeglied zwischen der Seele und dem Leib ist und dass beide aufeinander einwirken.« (Motlagh 1990, S. 73)

Die individuelle Seele lebt nach dem physischen Tod in den geistigen Welten Gottes weiter. Zentral für das Bahá'í-Verständnis von Gesundheit und Krankheit ist die Auffassung, dass nur Körper und Verstand, aber niemals die Seele erkranken kann: »[...] körperliche und psychische Schwächen und Krankheiten, selbst wenn sie den Verstand und damit das Gehirn einschließen, beeinträchtigen niemals die Seele« (Towfigh 2006, S. 89).

Im Bahá'í-Schrifttum finden sich weiterhin auch Ansätze eines ganzheitlichen Gesundheits- und Krankheitsverständnisses:

> »Es obliegt dir, genügsam in allen Lebenslagen zu sein. Dadurch wird das Selbst von Trägheit und Unwohlsein bewahrt. Meide Sorge und Kummer; mit diesen beiden geht schweres Unheil einher. Sprich: Neid zerfrisst den Körper, Zorn und Ärger verbrennen die Leber. Meidet beide, wie ihr den Löwen meidet.« (Bahá'u'lláh 2006, S. 149–163)

Nach Bahá'í-Auffassung sollte Heilung immer materielle und geistige Aspekte umfassen. Eine direkte Konsequenz des Prinzips der Einheit von Religion und Wissenschaft ist für jeden Bahá'í das bindende Gebot, sich im Krankheitsfalle an kompetente Ärzte zu wenden. Zusammengefasst kann man das heilmedizinische Konzept des Bahá'ítums, wie folgt, beschreiben:

»Wie Sie wissen, hat Bahá'u'lláh verfügt, dass wir im Krankheitsfall immer die kompetentesten Ärzte um Rat fragen sollten [...]. Denn Gebet allein genügt nicht. Um es wirksamer zu machen, müssen wir Gebrauch von allen physischen und materiellen Vorteilen machen, die Gott uns gegeben hat [...]. Die besten Ergebnisse werden durch eine Kombination der beiden Prozesse erzielt: geistig und körperlich.« (Schwartz-Klapp und Klapp 1999, S. 138)

An anderer Stelle heißt es dazu:

»Es gibt zweierlei Mittel, Krankheiten zu heilen: stoffliche und geistige. Das erste ist ärztliche Behandlung, das zweite sind Gebete, die geistige Menschen an Gott richten, und Hinwendung zu Ihm. Beide Mittel sollten angewandt werden. Erkrankungen, die auf stofflichen Ursachen beruhen, sollten von den Ärzten mit medizinischen Heilmitteln behandelt werden; solche, die geistige Ursachen haben, verschwinden durch geistige Mittel [...]. Da Bahá'u'lláh uns angehalten hat, die Hilfe guter Ärzte in Anspruch zu nehmen, ist es den Bahá'í sicherlich nicht nur freigestellt, sich notfalls an die Psychiater zu wenden, sondern sie sollten es auch tun, wenn dies ratsam erscheint.« (Schwartz-Klapp und Klapp 1999, S. 71–72)

Konzepte von Schuld und Bestrafung existieren; sie werden jedoch nicht in den Vordergrund gestellt, und relativiert durch die Verantwortung des Einzelnen, sich jeden Tag zu bemühen sich weiterzuentwickeln.

14.4 Einige medizinische Einzelfragen

Nachfolgend die Bahá'í -Position zu einigen medizinischen Fragestellungen (Metropolitan Chicago Healthcare Council 2002), die insbesondere im psychiatrisch-psychotherapeutischen Fachgebiet eine Rolle spielen. In den meisten Fällen soll der Patient – in Beratung mit seinem Arzt – seinem Gewissen und Verständnis der heiligen Schriften folgen. Leitprinzipien sind neben dem Bahá'í -Menschenbild das Prinzip der Harmonie zwischen Religion und Wissenschaft (Bahá'í -Weltzentrum 1984). Sie sind hier der Kürze halber einfach nur aufgelistet:

- Es gibt keine Nahrungs-/Diätvorschriften oder -verbote.
- Berauschende Mittel, die den Verstand zerstören können (wie Drogen und Alkohol) sind im Alltagsleben verboten – außer sie sind von einem Arzt verordnet.
- Bahá'í fasten ab dem 15. Lebensjahr einmal jährlich für 19 Tage. Von Sonnenaufgang bis Sonnenuntergang wird auf Essen und Trinken verzichtet. Vom Fasten ausgenommen sind u. a. Schwangere, Stillende, körperlich schwer Arbeitende, Kranke und Menschen über 70 Jahre.
- Eingriffe, wie Bluttransfusion, Organtransplantation, Organspende oder lebensverlängernde Maßnahmen, sind dem Einzelnen überlassen.
- Abtreibung zur Geburtenkontrolle ist nicht erlaubt, jedoch bei Gefahr für das Leben der Mutter. Andere Indikationen, wie z. B. soziale Indikation oder Schwangerschaft nach einer Vergewaltigung, müssen von den Betroffenen im Einzelfalle entschieden werden. Es darf hierbei kein Zwang ausgeübt werden.

- Zur Heirat wird sehr ermutigt, ist jedoch nicht obligatorisch. Die Einehe ist vorgeschrieben. Die Scheidung wird aufgrund der hohen Stufe der Ehe missbilligt, sie ist jedoch nach einem Trennungsjahr erlaubt. Wiederheirat ist möglich.
- Wenn ein Gläubiger verstirbt, ist es den Angehörigen überlassen, die Beisetzungsfeier selbst zu organisieren oder sich an seinen für ihn zuständigen lokalen Geistigen Rat um Hilfe zu wenden. Eine Bahá'í-Bestattung sollte schlicht sein; eine feste Form gibt es nicht. Es muss eine Erdbestattung erfolgen (der Körper darf nicht verbrannt werden) und der Weg zwischen Sterbeort und Beerdigungsstätte darf eine Stunde nicht übersteigen.
- Obwohl der Suizid in den Bahá'í-Lehren streng verurteilt wird, bedeutet dies nicht, dass eine Person kein Bahá'í mehr ist, weil sie Selbstmord begangen hat, und sie sollte selbstverständlich eine Bahá'í-Beerdigung bekommen (Nationaler Geistiger Rat 2004, S. 50).

Literatur

Bahá'í-Weltzentrum (1984) Textzusammenstellung über Gesundheit, Heilen, Ernährung. (http://bahairesearch.com/german/Baha'i/Authentische_Baha'i_Schriften/Compilations/1984_Heilen.aspx, Zugriff am 01.06.2018).

Bahá'u'lláh (1980) Ährenlese. Eine Auswahl aus den Schriften Bahá'u'lláhs. 3. Auflage. Hofheim-Langenhain: Bahá'í-Verlag.

Bahá'u'lláh (1982) Botschaften aus Akka. Hofheim-Langenhain: Bahá'í-Verlag.

Bahá'u'lláh (2006) Sendbrief an einen Arzt. In: Towfigh SA (2006) Das Bahá'ítum und die Medizin. Ein medizinhistorischer Beitrag zum Verhältnis von Religion und Medizin. Medizinische Dissertation. Universität Freiburg. Band 12 der Medizingeschichte im Kontext. Frankfurt am Main: Peter Lang – Europäischer Verlag der Wissenschaften.

Carpenter M (1925) The Unity of Science and Religion. In: Star of the West. The Bahai Magazine. March 1925, Vol. 15, No. 12: 371–372, Chicago, Ill. (U.S.A.): Bahá'í News Service. (https://s3.amazonaws.com/starofthewest/SW_Volume15.pdf, Zugriff am 02.06.18, Übersetzung aus dem Englischen von HP).

Elsdörfer U (2008) Globale Religionen. Ein Lesebuch zum interreligiösen Gespräch: Bahá'í, Christentum, Islam. Königstein/Ts.: Ulrike Helmer Verlag.

Gollmer U (2014) Das Bahá'ítum im Verhältnis zu anderen Religionen, zu Politik und Gesellschaft. In: Eißler F, Schnare J (Hrsg.) Bahá'í: Religion, Politik und Gesellschaft im interreligiösen Kontext. EZW-Texte Nr. 233. Berlin: Evangelische Zentralstelle für Weltanschauungsfragen.

Hutter M (2009) Handbuch Bahá'í. Geschichte – Theologie – Gesellschaftsbezug. Stuttgart: Kohlhammer.

Lehmann K (2009) Weltreligionen: Verstehen – Verständigung – Verantwortung. Frankfurt am Main: Verlag der Weltreligionen.

Metropolitan Chicago Healthcare Council (2002) Guidelines for health care providers interacting with patients of the Bahai religion and their families. (https://www.advocatehealth.com/assets/documents/faith/cgbahai.pdf, Zugriff am 01.06.2018).

Motlagh H (1990) …Und zu Ihm kehren wir zurück. Textzusammenstellung über die Seele des Menschen, ihre Wirklichkeit und ihre Unsterblichkeit, aus den Schriften der Bahá'í-Religion. Hofheim: Bahá'í-Verlag.

Nationaler Geistiger Rat der Bahá'í in Deutschland (2004) Handbuch für Geistige Räte. 3. Auflage. Hofheim-Langenhain: Bahá'í-Verlag.

Peseschkian H (2014) Bahá'í: A Psychological Perspective. In Leeming DA (Ed.) Encyclopedia of Psychology and Religion. Boston (USA): Springer.

Schwartz-Klapp P, Klapp T (Hrsg.) (1999) Gesundheit, Ernährung, Medizin und Heilen – Eine Textzusammenstellung aus dem Bahá'í-Schrifttum. Hofheim-Langenhain: Bahá'í-Verlag.

Towfigh SA (2006) Das Bahá'ítum und die Medizin. Ein medizinhistorischer Beitrag zum Verhältnis von Religion und Medizin. Medizinische Dissertation. Universität Freiburg. Band 12 der Medizingeschichte im Kontext. Frankfurt am Main: Peter Lang – Europäischer Verlag der Wissenschaften.

Exkurs: Religionen – Gefahren und Chancen für Menschen mit LSB-Orientierung

Konrad Pfeifer, Lieselotte Mahler und Martin Plöderl

Religiosität und Spiritualität stellen für viele Menschen wichtige Ressourcen dar und stehen oft positiv im Zusammenhang mit psychischer Gesundheit (Koenig 2009). Für die psychische Gesundheit von Menschen mit LSB-(Lesbischer, Schwuler oder Bisexueller) Orientierung[14] kann Religiosität jedoch auch ein Risiko darstellen, da viele Religionen gelebte Homosexualität ablehnen (Craig et al. 2017; Lytle et al. 2018). Der folgende Exkurs soll einige kurze Einblicke in die Gefahren und Chancen von Religion auf die psychische Gesundheit von Menschen mit LSB-Orientierung geben.

Die Bewertung von Homosexualität durch Religion ist komplex und unterscheidet sich je nach betrachteter Religion und Epoche teils erheblich. Insbesondere die drei abrahamitischen Religionen (Judentum, Christentum, Islam) haben Homosexualität lange als Sünde und Verbrechen betrachtet und werten sie teilweise bis heute als solche. Ein großer Teil der strukturellen Diskriminierung von LSB-Menschen ist darauf zurückzuführen. Geprägt von kirchlichen und staatlichen Moralvorstellungen entwickelte die europäische Medizin im 19. Jahrhundert den Begriff und das Krankheitskonzept der Homosexualität. In diesem Zusammenhang wurden verschiedene sogenannte Konversionstherapien entwickelt, mit denen Homosexuelle »geheilt« werden sollten, also homosexuelles Verhalten möglichst unterbunden werden sollte.

Im Zuge der wachsenden Lesben- und Schwulenbewegung wurde Homosexualität in der zweiten Hälfte des 20. Jahrhunderts zumindest formal entpathologisiert und in den meisten westlichen Staaten entkriminalisiert. In weiten Teilen der Welt ist die Situation von LSB-Menschen jedoch weiterhin prekär, und auch hierzulande leiden LSB-Personen weiter unter der Diskriminierung u. a. durch religiöse Gruppen, die LSB als unnatürlich, sündhaft und krank(machend) ansehen.

In der Medizin besteht heute jedoch weltweit der Konsens, dass nicht Homosexualität an sich krank oder krankmachend ist, sondern die institutionelle und religiöse Diskriminierung von Menschen mit LSB-Orientierung (s. Positionspapier des Weltärztebundes 2013). Diese kann zu negativen Folgen wie Ausgrenzung und Benachteiligung bis hin zu strafrechtlicher Verfolgung und Gewalt gegenüber LSB-Menschen führen. Konflikte zwischen der eigenen sexuellen Orientie-

---

14 Viele der beschriebenen Aspekte treffen in gleicher oder ähnlicher Weise auch auf Transgender-Personen zu. Die ausführliche Würdigung dieses Themas würde den vorliegenden Rahmen leider übersteigen, sodass auf die Nennung des *T in LSBT verzichtet wurde.

rung und Werten aus der eigenen Religion, können zudem zu einem größeren Maß an internalisierter Homophobie bei LSB-Menschen führen, also einer abwertenden Haltung gegen das eigene Selbst. Der aus diesen intra- wie interpersonellen Belastungsfaktoren entstehende Stress wird u. a. im Modell des sogenannten *Minority Stress* veranschaulicht, dem sexuelle Minderheiten im Vergleich zur Mehrheitsbevölkerung ausgesetzt sind (Meyer 2003). In Folge gibt es eine höhere Anfälligkeit von Menschen mit LSB-Orientierung für psychische Erkrankungen wie Depression, Angsterkrankungen, Substanzmissbrauch und Suizidalität (King et al. 2008; Plöderl und Tremblay 2015). Die Zugehörigkeit zu einer Religion kann dies unter Umständen noch verstärken, da es einen deutlichen Zusammenhang zwischen Religiosität und dem Grad an homophoben Einstellungen gibt, denen LSB-Menschen innerhalb religiöser Gemeinschaften ausgesetzt sind (Finley und Walther 2003).

In Deutschland werden bis heute vereinzelt von religiösen Ärzte- und Therapeutenverbänden Formen der sogenannten Konversionstherapie propagiert. Dabei beziehen sie sich u. a. auf mittlerweile obsolete Vorstellungen, Homosexualität komme von frühkindlichen Traumatisierungen, die psychotherapeutisch aufgearbeitet werden könnten. Die dabei angewandten Techniken reichen von psychoanalytischen und verhaltenstherapeutischen Methoden bis zu religiösen Praktiken wie Seelsorge, Gruppengebeten und Exorzismus. Für mögliche »gewünschte« Folgen solcher Konversionstherapien gibt es keine ausreichende Evidenz. Stattdessen gibt es deutliche Belege negativer Effekte wie die Verstärkung internalisierter Homophobie mit ausgeprägten Scham- und Schuldgefühlen bis hin zu Suizidalität. Der Weltärztebund hat sich daher in seiner Stellungnahme aus dem Jahre 2013 klar positioniert (World Medical Association 2013): Homosexualität ist eine Normvariante menschlicher Sexualität, daher gibt es für etwaige Heilversuche keinerlei Indikation. Stattdessen stellen diese eine ernste Gefährdung der Gesundheit und der Menschenrechte von LSB-Menschen dar. Wesentlich vielversprechender sind LSB-affirmative Therapien, die auf die Bearbeitung von sozialen, religiösen und intrapersonellen Konflikten in Bezug auf Homosexualität abzielen und Menschen mit LSB-Orientierung in ihrer Identität und ihrem Selbstwert bestärken.

Parallel zur zunehmenden Gleichstellung in westlichen Staaten hat es auch innerhalb der Religionen Bemühungen um mehr Gleichstellung und Anerkennung von LSB gegeben. So ist die Segnung homosexueller Paare in vielen evangelischen Landeskirchen mittlerweile der Trauung heterosexueller Paare formal gleichgestellt. Auch Papst Franziskus' Würdigung von LSB-Menschen und des ihnen widerfahrenen Unrechts durch die katholische Kirche kann als Annäherung interpretiert werden. Im Judentum kämpft die jüdische Reformbewegung seit Jahrzehnten erfolgreich für die Gleichstellung von LSB und auch innerhalb des Islams gibt es eine wachsende Zahl an Menschen, die einen toleranteren Umgang mit Homosexualität fordern. Ein Beispiel hierfür ist die Gründung des ersten muslimischen Gebetsraums für LSB-Menschen in Paris im Jahre 2012.

Der Abbau institutioneller und religiöser Diskriminierung ist mit einer Verbesserung der Gesundheit von Menschen mit LSB-Orientierung verbunden (Everett et al. 2016). Eine offene Haltung der Religionen gegenüber der Vielfalt menschlicher Sexualität ist daher eine wichtige Chance, Menschen mit LSB-Orientierung eine spirituelle Heimat zu geben, sie in ihrem Selbstwert zu bestärken und gegenüber anderen Formen der Diskriminierung zu verteidigen.

Literatur

Craig SL, Austin A, Rashidi M et al. (2017) Fighting for survival: The experiences of lesbian, gay, bisexual, transgender, and questioning students in religious colleges and universities. Journal of Gay & Lesbian Social Services 29(1): 1–24.

Everett BG, Hatzenbuehler ML, Hughes TL (2016) The impact of civil union legislation on minority stress, depression, and hazardous drinking in a diverse sample of sexual-minority women: A quasi-natural experiment. Soc Sci Med 169: 180–190.

Finley B, Walther C (2003) The Relation of Religious Affiliation, Service Attendance, and Other Factors to Homophobic Attitudes among University Students. Review of Religious Research 44(4): 370–393.

King M, Semlyen J, Tai SS et al. (2008) A systematic review of mental disorder, suicide, and deliberate self harm in lesbian, gay and bisexual people. BMC Psychiatry 8(70).

Koenig HG (2009) Research on religion, spirituality, and mental health: a review. Can J Psychiatry 54: 283–291.

Lytle MC, Blosnich JR, De Luca SM et al. (2018) Association of Religiosity with Sexual Minority Suicide Ideation and Attempt. American Journal of Preventive Medicine 54(5): 644–651.

Mahler L, Plöderl M, Mundle G (2018) Wirkungen und Nebenwirkungen des Krankheitskonzepts »Homosexualität«. Fortschritte der Neurologie Psychiatrie 86: 1–8.

Meyer IH (2003) Prejudice, Social Stress, and Mental Health in Lesbian, Gay, and Bisexual Populations: Conceptual Issues and Research Evidence. Psychological Bulletin 129(5): 674–697.

Plöderl M, Tremblay P (2015) Mental health of sexual minorities. A systematic review. International Review of Psychiatry 27: 367–385.

World Medical Association (2013) Statement on natural variations of human sexuality. (https://www.wma.net/policies-post/wma-statement-on-natural-variations-of-human-sexuality/, Zugriff am 20.8.2018).

III Pathologische Entwicklungen im religiösen Kontext

15 Religiöse Sozialisation Jugendlicher und junger Erwachsener: Voraussetzungen und Mechanismen problematischer Einflussnahme

Gunther Klosinski

»*Die Religionen sind verschiedene Wege, die alle zu dem gleichen Punkt hinführen. Was bedeutet es, dass wir verschiedene Pfade benutzen, wenn wir doch das gleiche Ziel erreichen? In Wirklichkeit gibt es ebenso viele Religionen als Individuen (Mahatma Gandhi).*

»*Der Mensch hat zwei Beine und zwei Überzeugungen: Eine, wenn's ihm gut geht, und eine, wenn's ihm schlecht geht. Die Letztere heißt Religion.*« (*Kurt Tucholsky*)

In einer Zeit zunehmender Krisen wie in unserer heutigen Zeit, in welcher gesellschaftliche und individuelle Bedrohungen Hochkonjunktur haben und über Medien, Fake-News und über das Internet jeder überflutet wird mit Informationen, deren Wahrheitsgehalt schwer einzuschätzen ist, stellt sich die Frage: warum schließen sich Jugendliche radikal religiösen und politischen Gruppierungen an, die einen Gottesstaat aufbauen wollen, warum verschreiben sie sich dem Terror und wollen zum Märtyrer werden?

Im Folgenden sollen zunächst Entwicklungsaufgaben und Dynamiken Jugendlicher kurz beschrieben werden, denen sie unter entwicklungspsychologischen Aspekten unterworfen sind. Es sollen dann Rahmenbedingungen für die Sozialisation unserer Jugendlichen in unserer heutigen Gesellschaft skizziert werden, um dann auf diesem Hintergrund eine identitätsförderliche und gegebenenfalls elterlicherseits gewünschte religiöse Sozialisation in der Jugendzeit zu skizzieren. Danach soll die Frage diskutiert werden, welche problematischen religiösen Einflussnahmen zu benennen sind und welche Faktoren eine religiöse Konversion hin zu radikalen religiösen Einstellungen begünstigen.

15.1 Entwicklungsaufgaben und Entwicklungsdynamik in der Pubertät und Adoleszenz:

»Gute Jugend glaubt, dass sie Flügel habe und dass alles Rechte auf ihre herabbrausende Ankunft warte, ja erst durch sie gebildet, mindestens durch sie befreit werde. Mit der Pubertät beginnt das Geheimnis der Frauen, das Geheimnis des Lebens, das Geheimnis der Wissenschaft.« (Bloch 1959, Band 1, S. 132)

Dieses Zitat von Ernst Bloch aus »Prinzip Hoffnung« leitet zu einer zentralen Frage des Menschseins schlechthin über, nämlich zu der Identitätsfrage: »Wer bin ich?« Um voll in die Erwachsenenwelt integriert zu werden, muss der Jugendliche in unserer Gesellschaft in 6 Aufgabenbereichen seine eigene, individuelle Lösung finden. Er muss folgendes erreichen:

- eine mehr oder weniger vollständige »äußere« Trennung vom Elternhaus, sowie eine »innere« Unabhängigkeit,
- eine psychosexuelle Identität aufbauen,
- die Fähigkeit, tragende Bindungen aufzubauen und aufrecht zu erhalten und dies sowohl in Bezug auf gegengeschlechtliche als auch in Hinsicht auf psychische Bindungen unter gleichgeschlechtlichen Partnern,
- die Entwicklung eines persönlichen Wert- und Moralsystems,
- die Bereitwilligkeit zur Arbeit und das Hineinfinden in eine entsprechende Tätigkeit,
- eine Rückkehr zu bzw. eine Wiederbegegnung mit den Eltern, wobei sowohl von dem Jugendlichen als auch von den Eltern ein gegenseitiges partnerschaftliches Anerkennen als Ausgangspunkt der neuen Beziehung Voraussetzung ist.

Bei der Bewältigung dieser Aufgabenbereiche sieht sich der Heranwachsende aufgrund von altersspezifischen und psychodynamischen Gegebenheiten und Reifungsprozessen »Extrempositionen« gegenüber, die als Gegensatz in Erscheinung treten, zwischen denen er hin und her schwankt und durch die hindurch er seine eigenen Wege finden muss. Dies sind die Polaritäten Abhängigkeit und Unabhängigkeit, Macht und Ohnmacht (Potenz und Impotenz), Passivität und Aggressivität, Nächstenliebe und Eigenliebe, Identität und Identitätsdiffusion, Rationalität und Irrationalität (Areligiosität und Religiosität). Diesen »menschlichen Rahmenbedingungen« ist auch der Erwachsene im weiteren Lebenslauf ausgesetzt; in der Pubertäts- und Adoleszenzphase erscheinen diese Extrempositionen aber gleichsam brennglasartig vergrößert und akzentuiert. Die Peer-Gruppe gewinnt für die Jugendlichen Ersatzfunktion. Dabei stehen Jugendliche häufig unter dem Zugzwang, in einer Jugendkultur leben zu müssen, in einer Art Dauer-Workshop, in dem man immer etwas Neues bringen muss, um »In« zu sein. Bedingt ist diese Situation u. a. durch die große Bedeutung der Visualität, durch die Herrschaft des Sehens über die anderen Sinne. Der Trend heißt Selbstmodellierung, auffallen gegenüber der Erwachsenenwelt, sich absetzen, sich abtrennen, ohne heraus zu fallen aus der Peer-Gruppe. Ziel ist es mitunter, vom individuellen Nobody zum auffällig uniformen Kleingruppenstar emporzusteigen, möglichst jedoch in einem Gruppengefühl aufzugehen und gleichzeitig so ganz anders und doch ganz gleich wie die anderen zu sein.

15.2 Rahmenbedingungen in unserer heutigen Gesellschaft, die eine Identitätsfindung bei Jugendlichen ermöglichen oder erschweren

Was sind heute wichtige kritische Stellgrößen und Zielvorstellungen gesellschaftlicher Art mit Auswirkungen auf Jugendliche? Neben anderen Aspekten soll auf die Wahrnehmung von Wider-Sinnigem hingewiesen werden: Jugendliche erfahren eine Erwachsenenwelt, in der die Wahrnehmung von Widersinn – wir können auch sagen, die Faszination des modernen Menschen durch das Negative – über die Medien tagtäglich geschärft wird, bei gleichzeitiger Verkümmerung sinn-wahrnehmender Sensibilität. Der postmoderne Mensch ist im Begriff, sich zum Artisten der Wahrnehmung misslingenden Lebens zu entwickeln. Jugendliche haben Zugang über die neuen Medien und über das Netz zu allem, was aufwühlt, was ungelöst ist, aber was auch unter die Haut geht. Jugendliche, wenn sie ständig online sind und Zugriff haben auf neueste Informationen, werden überflutet von mehr oder weniger vergnüglichen, oft auch seichten Unterhaltungssendungen einerseits bzw. beherrscht von problemorientierten emotional aufwühlenden Spots und Filmen in Hülle und Fülle. Jugendliche sind damit umgeben von einer gewissenhaften Rekonstruktion des Scheiterns menschlicher Lebensentwürfe, inszeniert im Kontext von Ehe-, Familien- und Arbeitswelt. Wir müssen uns fragen, ob nicht umgekehrt Folgendes zutrifft: Je differenzierter und emotional intensiver die Fähigkeit eines Menschen ausgebildet ist, gelingendes Leben wahrzunehmen, desto größer seine Frustrationstoleranz hinsichtlich gefährdeten Lebens bzw. desto größer seine geistig-psychische Kompetenz, Ereignisse des Scheiterns dennoch autonom zu bewältigen.

15.3 Identitätsförderliche religiöse Sozialisation in der Jugendzeit

Religiöse Erziehung fängt nicht erst im Jugendalter an, baut sich auf durch religiöse Praktiken, Vorstellungen und Unterweisungen der Kinder durch Eltern, Kindergarten und Schule. Wann ist religiöse Erziehung gelungen und welches könnten wichtige Schritte zu einer gelungenen religiösen Erziehung sein? Generell lässt sich sagen, dass eine positive, sichere Bindung an die primäre Bezugsperson ein gutes Fundament und eine gute Ausgangsbasis für ein positives Gottesbild insbesondere in den Jahren der frühen Kindheit und der Schulzeit bedeutet. Kinder, die im Kindergartenalter etwas von einem Gott-Vater oder von einer Gottes-Mutter erfahren, können diese Botschaft nur auf dem Hintergrund ihrer bisherigen Beziehung zu ihren Elternteilen verstehen. Weil das kindliche Weltbild in dieser Altersstufe anthropomorph ist, d. h., weil die belebten (und auch unbelebten) Dinge um das Kind herum menschliche Züge annehmen (die Sonne lacht, der Mond weint etc.), nimmt das Kind einen »Abgleich« vor, zwischen dem, was es an Botschaften von Gottesbildern bekommt, und dem, was es bereits als inneres Bild von einer Mutter und einem Vater in sich aufgenommen hat: die Vorstellung von Gott und von Gottesbildern ist für Kinder und Jugendliche zu allererst ein zwischenmenschliches Geschehen, dann aber auch ein emotionales Ereignis, eine Gewissensangelegenheit sowie eine intellektuelle Herausforderung, wie es Nipkow (1990) formuliert hat. Religiosität muss, um positiv wirksam werden zu können, das Streben nach positivem Selbstwertgefühl unterstützen.

Im Jugendalter ist die Gottesfrage an die stets potenziell aufbrechende Sinnfrage gekoppelt, die in aller Regel mit einer Erschütterung des Jugendlichen in seinem Gottesbild einhergeht. Ein Verlust des Glaubens an Gott ist bei dem Jugendlichen in einer Enttäuschung über Gott als Helfer zu sehen: Der Jugendliche möchte Gott persönlich spüren und als Handelnden erfahren, Gott soll Macht haben, mehr Macht noch als die Eltern, und er soll der Garant für das Gute sein. Die so genannte Theodizee-Problematik (Rechtfertigung Gottes) ist für Jugendliche oft eine Krise in ihrer Gottesbeziehung: Warum lässt Gott die Ungerechtigkeit in der Welt zu? Warum hat er uns alle als sündige Menschen geschaffen, die dann wieder von ihm selbst (durch Christus, den Gottes-Sohn) erlöst werden müssen?

Weil die religiöse Entwicklung in der Pubertät und frühen Adoleszenz einen »Wetterwinkel« darstellt, ist es notwendig, den Jugendlichen in seinen Zweifeln zu begleiten. Dabei versperrt eine bei Jugendlichen zu verzeichnende kritisch-emanzipatorische Distanz zur Kirchlichkeit offenbar keinesfalls den Zugang zu religiösen Deutungssystemen der Gesellschaft und Gegenwartskultur. Unsere pluralistische Gesellschaft zwingt den Jugendlichen offen für einen religiösen Pluralismus zu sein. Folgende grundsätzliche Einstellung und Herangehensweise sollten von religiös motivierten Eltern oder auch Pädagogen beim vorsichtigen Heranführen an eine religiöse Weltsicht bei Jugendlichen bedacht werden, wie sie bereits Feige et. al. (1984) formulierten:

- Begleiten ohne doktrinären Herrschaftsanspruch
- Glaubensangebot ohne eiserne Abonnementsverpflichtung
- Trösten ohne versteckte Drohung
- Bestätigung des Menschseins statt permanenter Verunsicherung des Bedürfnisses nach menschlicher Lebenslust
- Praktizierung von Alltagswahrheit statt Abforderung umfassender Gelöbnisse und fundamentaler Bekenntnisse
- Respektierung des persönlichen Freiheits- und Entscheidungsspielraumes bei gleichzeitiger Nutzung von solchen Veranstaltungen, die Gemeinschaft, Gruppenleben, Geborgenheit anbieten, aber nicht aufdrängen

Religiöse Erziehung von Jugendlichen sollte darauf hinweisen, dass jede religiöse Entwicklung – und damit letztlich jede Religion – unvollendet ist. Mehr noch, als in der ersten Ablösungsphase, des Trotzalters, geht es in der zweiten Separationsphase, in der Pubertät und Adoleszenz, um die Einübung von Nähe und

Distanz, um Zärtlichkeit, Sexualität und Aggression. Gottesbilder und religiöse Weltbilder müssen diese Eckpfeiler mit einbeziehen und mit integrieren. Bleibt das Bild von Gott ein übermächtiges Außenbild, wird die Gottesvorstellung verwandelt in einen verfolgenden Gott, der die Entwicklung des Individuums zu einem eigenverantwortlichen Menschen verhindert. Kommt es aber zu einem Gewahrwerden und zu der Empfindung, dass in unserem Inneren, in unserer »Seele«, ein Gott gleichsam verankert ist, kann ein positives, Entwicklung ermöglichendes Bild zum Leitbild unseres Menschseins werden. Wann ist eine Erziehung gelungen – auch in religiöser Hinsicht? Vielleicht kann man dies umschreiben mit dem Bild, »eine Heimat gefunden zu haben«. Eine Heimat haben, heißt, zu wissen, wo man verwurzelt ist, wo die Quellen des eigenen Beginns liegen. Wenn unsere Kinder und Jugendlichen dieses Gefühl entwickeln können, nicht »herauszufallen«, nicht alleine zu sein, sondern trotz der Ungerechtigkeit und der destruktiven Aspekte in der Welt »auf-gehoben« zu sein und »gehalten zu werden«, dann ist (religiöse) Erziehung nicht vergebens gewesen. Religiöse Erziehung muss sich messen lassen an einer Verantwortungsethik als Erziehungsziel (vgl. Rotthaus, 2002), ferner muss sich religiöse Erziehung kindgerecht am Kindeswohl orientieren, wie dies Schweitzer (2003) herausgearbeitet hat: Irreversible Einschränkungen eigenständiger Lebensentscheidungen von Kindern und Jugendlichen sowie Angst erzeugende Erziehungspraktiken sind bei jeder religiösen Erziehung zu unterlassen, weil sie langfristig seelische Störungen hervorrufen können. Hingegen muss religiöse Erziehung auch ein Sinnangebot bereithalten und wird Orientierungen im Sinne von Entwicklungen einer sozialen Verantwortung anbieten. Jede Erziehung, und insbesondere eine religiös ausgerichtete Erziehung, muss aus kinder- und jugendpsychiatrischer Sicht alles daran setzen, dass wir unsere Kinder zu einer »gutartigen Aggression« hin erziehen, zu einem Menschenbild, das – natürlich idealtypisch – einerseits sowohl Zivilcourage, Selbstbehauptung und konstruktive Kritikfähigkeit zulässt, als auch andererseits Mitgefühl, Solidarität, teilnehmende Gemeinsamkeit mit anderen. Es wäre ein Menschenbild mit all jenen Eigenschaften, die besser in der Lage sind, ein für den einzelnen Menschen und für die Gesellschaft notwendiges Umdenken zu vollziehen, um lieb gewonnene egoistisch-hedonistische Einstellungen zu überwinden, zugunsten einer maßvollen Lebenseinstellung und Lebensführung, die hinführt auf das Bewusstsein einer Geschwisterlichkeit aller Wesen.

15.4 Hintergründe religiöser Konversion

Wird Religion zum Austragungsort sozialer psychischer Konflikte, wird sie missbraucht und gebraucht. Religiöse Erziehung wird dann zum Risiko, wenn sie repressiv und affirmativ wird: Sie passt die heranwachsende Generation an die bestehenden Verhältnisse an und entfremdet sie von ihren eigenen Bedürfnissen und Interessen. Religiöse Erziehung kann indoktrinieren, wenn sie mit einem absoluten Wahrheitsanspruch aufwartet und kritische Rationalität und Dialogfähigkeit insbesondere in der Pubertät verhindert. Alle religiösen Bemühungen und religionspädagogischen Vermittlungsversuche, die dogmatisch die Phase des religiösen Zweifels insbesondere in der Pubertät offen oder verdeckt nicht zulassen, führen zu einer festgefahrenen, verkrusteten, sklerosierten Religiosität, die im Falle von depressiven und zwangsneurotischen Entwicklungen durch masochistische Einstellungen und im Falle von Größenphantasien durch narzisstische Übertragungen und Bindungen unterhalten werden. Erweckungserlebnisse und religiöse Konversionen können positive, aber auch negative Folgen haben, abhängig davon, ob es zu einer Progression oder zu einer Abhängigkeit und Regression bei dem Konvertiten führt, und abhängig davon, wie er fähig ist, kritisch sich selbst und andere zu hinterfragen.

Psychologische, psychiatrische und soziologische Erklärungsmodelle religiöser Konversion lassen sich auf folgende 6 Thesen reduzieren (Klosinski, 1996).

1. Als prädisponierende Faktoren liegen häufig psychische Konfliktsituationen (Identitätskrisen, Stress etc.) vor, die durch den Prozess der Konversion – plötzlich oder langsam – eine gewisse Lösung erfahren.
2. Bestehende persönliche Beziehungen oder der Aufbau emotionaler Bindungen zu Mitgliedern der religiösen Gruppierung spielen eine wesentliche Rolle, sei es für die Motivation zur Konversion oder für den eigentlichen Konversionsprozess.
3. Konversion kann psychodynamisch entweder eine Regression, die in eine Abhängigkeit führt, oder eine Progression bedeuten, die einer Stabilisierung und Integration gleichkommt.
4. Ein Retter (Guru, Führer), ein rettendes Prinzip (Ideologie und Programm) und eine gerettete Familie (Mitglieder der Bewegung) stellen Faktoren dar, die insbesondere in allen (neuen) religiösen Bewegungen zu finden sind, denen ausschlaggebende Bedeutung für die Konversion zukommt.
5. Spezifische »Angebote« seitens der religiösen Gruppe ziehen »passende« Persönlichkeitstypen von potenziellen Konvertiten an: Die jeweiligen Persönlichkeitsvariablen und die Art des psychischen Konfliktes führen dazu, dass die jeweils spezifische Bewegung ausgewählt oder gefunden wird.
6. Für die Konversion ist das Erleben von außergewöhnlichen (mystischen) oder »dissoziativen« Zuständen oft entscheidend und kann mit der Konversionserfahrung zusammenfallen, oder das Erlebnis wird als Beweis der stattgefundenen Konversion gedeutet. Das Konversionserlebnis wird in solchen Fällen zur Evidenzerfahrung. Damit kann religiöse Konversion als dramatischer Wechsel in der Persönlichkeit erlebt werden, als »Saulus-Paulus-Erlebnis«, einhergehend mit einer radikalen Neuorientierung der Identität. Konversion kann aber auch lediglich eine Bindungsänderung (»Commitment«) oder Hingabeänderung (»Addiction«) bedeuten. Meist werden intensive psychosoziale Grundbedürfnisse suchender Menschen befriedigt: Das Gefühl, intensiv zu glauben und das Gefühl der Dazugehörigkeit und das Erlebnis, bedeutsam zu sein und etwas bewirken zu können.

15.5 Problematische religiöse Einflussnahme und spiritueller Missbrauch

Fundamentalistische, rigoristische religiöse Normsysteme sind gekennzeichnet durch Unfreiheit, Unmündigkeit und haben wenig mit dem Glauben zu tun, der frei machen soll. Ziel dieser Systeme ist – wie auf der archaischen Stufe – die Regelung sozialer Bezüge, Machtthematik und Angstabwehr: Werden Dogmen und Glaubensbekenntnisse radikal und fundamental vorgebracht und gelebt, werden fundamentalistische Mitglieder der eigenen Religion oder anderer Religionen als die besonders gefährlichen Feinde, Theoretiker, Kollaborateure angesehen, die mit der Macht des Bösen ausgestattet sind und bekämpft werden. Wenn wir unterstellen, dass es – wie oben ausgeführt – in der Pubertät und Adoleszenz zu einer häufigen Krise kommt, in der bisherige Wertvorstellungen hinterfragt und vorübergehend abgelehnt werden, bedeutet dies für die religiöse Sinnsuche, dass vom Jugendlichen in unserer heutigen Zeit ein Aussuchen und Auswähler religiöser Sinnangebote gleichsam zum Imperativ wird. Bei fundamentalistischen religiösen Bewegungen wird innerhalb der Gläubigen-Gruppe eine kollektive Verbindlichkeit formuliert, die entweder durch Kanonisierung, Symbolkontrolle oder Gruppendruck erreicht wird. Fundamentalistische Bewegungen der großen Religionen und religiös-rigoristischer Gruppierungen mit elitärem Sendungsbewusstsein leben von der Utopie eines kohärenten Sinnsystems für die eigene Gesellschaft und konstruieren mit allen Mitteln eine gesamtgesellschaftliche Verbindlichkeit. Solche religiös fundamentalistischen Gruppierungen tendieren dazu, »neue Welten der Vollkommenheit« zu entwerfen, die mit idealisierbaren Personen, Gemeinschaften und idealisierbaren Zielen bevölkert werden. Meist wird mit dem Guru, dem Vorbeter, dem Apostel oder der Person, die als Medium des Göttlichen fungiert, eine intensive narzisstische Objektbeziehung eingegangen, die sich dadurch auszeichnet, dass der Anhänger die überhöhte Person bewundert, verehrt, lobt, preist und sich ihr unterwirft. Durch eine Identifikation und Idealisierung kommt es zu einer Überhöhung des eigenen Selbst, zu einer Befriedigung eigener Größenphantasien. Eine entscheidende Negativauswirkung in fundamentalistischen radikalen religiösen Gruppierungen liegt darin, dass die Fähigkeit, Ambivalenzen auszuhalten, nicht mehr besteht. Ambivalenzen, die auch zu einer Infragestellung des eigenen Glaubens, d.h., zum Zweifel und zur stetigen Auseinandersetzung mit anderen führen müssten. Das überstarke Über-Ich sowie die narzisstische Überhöhung der Größenphantasien lassen eine Auseinandersetzung mit dem eigenen Glauben nicht mehr zu, der Betreffende ist sozusagen abgeschottet, gefangen in seiner intrapsychischen Rigidität, die Ausdruck einer internalisierten, durch die Bezugsperson und die religiöse Gruppierung indoktrinierten Psychodynamik ist. Sinabell (2017) ging der Frage nach, was zu einer Radikalisierung führt, und legte dar:

> »Wenn jemand nicht fähig oder bereit ist, sich auf eine Diskussion einzulassen, in der auch Grautöne wahrgenommen und angesprochen werden, kann er nur unumstößlich Standpunkte einnehmen und vertreten. [...] Auch entsteht und wächst Radikalisierung oft erst in der – nicht geglückten – Auseinandersetzung: die eigene Meinung stößt auf

eine Gegenmeinung, Druck erzeugt Gegendruck, der sich immer mehr aufbaut und dazu führen kann, dass sich die einander Gegenüberstehenden radikalisieren.« (S. 116)

Von einem religiösen Missbrauch (spiritual abuse) muss man ausgehen, wenn der Selbstwert und die Selbstwirksamkeit des religiös Suchenden unterminiert werden, wenn Schuldgefühle und Versagensängste hervorgerufen werden, die zu Ängsten, Depressionen und zur Selbstbestrafung führen: Es ist dann ein religiöser Missbrauch evident (Zwingmann, Klein, Jeserich 2017). Wenn Jugendliche und Heranwachsende das Gefühl entwickeln, auf der Seite der Verlierer zu sein, nicht anerkannt, nicht eingebunden und nicht wertgeschätzt zu werden, sind sie besonders anfällig für Botschaften, die ihre Minderwertigkeitsgefühle und Ohnmachtsempfindungen in Allmachtsgefühle verwandeln und ihnen vorgaukeln, Märtyrer und Gotteskrieger zu sein. Die Biographien von Heranwachsenden und jungen Erwachsenen, die zu IS-Terroristen wurden, belegen, wie neben häufig anzutreffender sozialer Depravation entscheidend wichtig ihre persönliche Beziehung zu radikalen Predigern ist, deren Ideologie sie bewundern und nacheifern. Radikalisierung nimmt zu, wenn sie dann eingebunden ist in eine kleine verschworene Gesellschaft »Eingeweihter«, die sich kurzschließen und einig wissen im Gleichklang der Ideologien, die sie vertreten (Utsch 2016). Eine positive Selbstwirksamkeit, die sie bislang vermissten, wird durch ihre Radikalisierung und durch ihr destruktives Handeln ins Gegenteil verkehrt: Sie erleben nun »das totale Erlebnis« und »Power und Macht«! Dschihadisten, die den Märtyrertod in Kauf nehmen, haben eine religiöse Konversion durchgemacht mit dem Gefühl, ihre bislang ohnmächtige Bedeutungslosigkeit in Allmachts- und Größenphantasien umgewandelt zu haben. Dies verweist auf das Vorliegen eines Prometheus-Komplexes, wie er bei jugendlichen und heranwachsenden Brandstiftern (»Nestanzünder«) bekannt ist (Klosinski und Bertsch-Wunram, 2003). Es ist das Gefühl des Unterdrücktseins, des Abgehängtseins, das Gefühl Verlierer zu sein und ohnmächtig, dem Staat oder einem Übervater ausgeliefert zu sein, das durch den »Übersprung« hin zu einem »Brandstifter«, zu einem wichtigen Kämpfer für das vermeintlich Gute alles Böse ausmerzen will. Prometheus hat dem Göttervater Zeus das Feuer entrissen und damit sich selbst in die Position des Mächtigen gebracht. Es ist der Wechsel von der erlebten Bedeutungslosigkeit hin zum grandiosen, überhöhten Machtgefühl.

Um solche archaischen Entwicklungen zu verhindern, ist es notwendig, das Gefühl, etwas wert zu sein, etwas bewirken zu können, beim Jugendlichen zu unterstützen und seine Fähigkeit, Grautöne wahrzunehmen und nicht in ein Schwarz-Weiß-Denken zu verfallen, zu bestärken. Dies ist nicht nur Aufgabe der Eltern, sondern auch der Schule, der Vereine, die dem Jugendlichen das Gefühl geben, bedeutsam zu sein und sich positiv in die Gesellschaft einzubringen.

15.6 Fazit

Im Jugendalter ist die Gottesfrage an eine aufbrechende Sinnfrage gekoppelt, die in aller Regel mit einer Erschütterung des Jugendlichen in seinem Gottesbild einhergeht. Es gilt Jugendliche in ihren religiösen Zweifeln zu begleiten. Religiöse Erziehung kann indoktrinieren, wenn sie mit einem absoluten Wahrheitsanspruch aufwartet und kritische Rationalität und Dialogfähigkeit verhindert. Von einem religiösen Missbrauch (spiritual abuse) muss man ausgehen, wenn der Selbstwert und die Selbstwirksamkeit des religiös Suchenden unterminiert werden, wenn Schuldgefühle und Versagensängste hervorgerufen werden, die zu Ängsten, Depressionen und zur Selbstbestrafung führen. Religiöses Begleiten wird ein religiöses Sinnangebot bereithalten und Orientierung im Sinne von sozialer Verantwortung anbieten.

Literatur

Bloch E (1959) Prinzip Hoffnung. Suhrkamp: Frankfurt am Main.

Feige A. et al. (1984) Jugend auf dem Kirchentag. In: Schmieder T et al. (Hrsg.) Jugend auf dem Kirchentag. Stuttgart. S. 111–151.

Klosinski G (1996) Psychokulte – was Sekten für Jugendliche so attraktiv macht. Beck: München.

Klosinski G und Bertsch-Wunram S (2003) Jugendliche Brandstifter – Entwicklungspsychologie, Diagnostik, Therapie und forensische Begutachtung. Stuttgart: Kohlhammer.

Nipkow K-E (1990) Bildung als Lebensbegleitung und Erneuerung. Kirchliche Bildungsverantwortung in Gemeinde, Schule und Gesellschaft. Gütersloh.

Rotthaus W (2002) Wozu erziehen? Entwurf einer systematischen Erziehung. Heidelberg.

Schweitzer F (2003) Pädagogik und Religion – eine Einführung. Stuttgart.

Sinabell J (2017) Wofür Christen auf die Straße gehen. In: Hempelmann R, Hochholzer M, Sinabell J (Hrsg.) Heute glauben in Europa. Zwischen Religionsdistanz und Religionsfanatismus. EZW–Texte, 247. Berlin. S. 113–117.

Utsch M (2016) Spiritualität: Bewältigungshilfe oder ideologischer Fanatismus? Umgang mit religiös-spirituellen Ressourcen und Bedürfnissen in der Psychotherapie. Psychotherapeutenjournal 15/2016: 6–11.

Zwingmann C, Klein C, Jeserich F (Hrsg.) (2017) Religiosität – die dunkle Seite. Beiträge zur empirischen Religionsforschung. Münster.

16 Religiös gebundene psychopathologische Syndrome in christlichen Gesellschaften

Joachim Heinrich Demling

16.1 Was ist Psychopathologie?

Psychopathologie (aus dem Griechischen) bedeutet »Lehre von den psychischen Leidenszuständen« (psyché = »Seele«, »Gemüt«; páthos = »Leiden[schaft]«; logos = »Wort«, »Lehre«). Psychopathologie ist als wissenschaftliche Disziplin ein Teilbereich der Psychiatrie und der Klinischen Psychologie. Sie beschäftigt sich mit der Erfassung seelisch abnormen oder krankhaft veränderten Erlebens, Reagierens und Verhaltens. Dazu beschreibt sie unter Anwendung eines eigenen Begriffssystems psychische Symptome, die in ihrer jeweiligen Zusammenschau eine Grundlage für die Definition und – neben klinischer und technisch-apparativer Befunderhebung – die Diagnosestellung psychischer Störungen bilden. Eingeführt wurde der Begriff von dem Psychiater Hermann Emminghaus (1845–1904; damals in Würzburg, später erster Ordinarius für Psychiatrie an der Universität Freiburg i. Br.; Emminghaus 1878; Gerhard und Blanz 2003).

16.2 Was sind »religiös gebundene« psychopathologische Syndrome?

Die nachfolgenden Ausführungen sind aus einer explizit psychiatrischen Perspektive heraus verfasst, wobei die monotheistischen, vornehmlich die christlich-jüdischen Glaubensformen den kulturspezifischen Referenzrahmen bilden.

16.2.1 Historischer Exkurs in die deutschsprachige Religionspsychopathologie

Der Terminus »Religionspsychopathologie« wurde sehr wahrscheinlich von dem deutschen Psychiater Kurt Schneider (1887–1967) anlässlich seiner Schrift »Zur Einführung in die Religionspsychopathologie« (Schneider 1928, damals ao. Professor in Köln) erstmals verwendet, es gab jedoch (interessanterweise aus theologischer Feder) begrifflich verwandte Vorläufer (Demling 2016, S. 46). Im Vorwort zu seiner »Einführung« schreibt Kurt Schneider, es handle sich um eine

»Beschreibung [hervorgehoben] der in abnormen Seelenzuständen zu beobachtenden religiösen Erlebnisse [...] die Systematik der Darstellung war grundsätzlich nach zwei Gesichtspunkten möglich: nach den klinischen Formen der seelischen Störungen oder nach den psychopathologischen Einzelerscheinungen. Das erstere wurde vorgezogen, da die klinische Art des Gesamtzustandes überaus wichtig ist für das jeweilige Aussehen auch der religiösen Erlebnisse.« (Schneider 1928: V)

Der Inhalt der Schrift ist entsprechend nach (den damals üblichen, einschließlich der Epilepsie) psychiatrischen Diagnosekategorien (»klinischen Formen«) gegliedert.

Der Psychiater (und spätere Philosoph) Karl Jaspers (1883–1969) hatte in seinem Lehrbuch »Allgemeine Psychopathologie« ab der – völlig neu bearbeiteten – 4. Auflage (1946) in einem Absatz über »Psychopathie und Religion« mögliche Aufgaben einer – von ihm nicht so bezeichneten – Religionspsychopathologie aufgeführt, darunter »die Krankheitstypen durchgehen und sehen, welche religiösen Erlebnisse bei ihnen beobachtet werden« (der Ansatz von Kurt Schneider, s. oben). An weiteren Themen nennt Jaspers u. a. Biographien religiös bedeutender Menschen, therapeutische Aspekte und theoretische Fragen zur »inneren Sinngemäßheit in der Koinzidenz von Religion und Wahnsinn« (Jaspers 1946, S. 612f.).

Der Psychiater Hans Jörg Weitbrecht (1909–1975) befasste sich in seiner Habilitationsschrift (Freiburg 1944) »Beiträge zur Religionspsychopathologie, insbesondere zur Psychopathologie der Bekehrung« (als Monographie: Weitbrecht 1948) ebenfalls mit religionspsychopathologischen Erscheinungsweisen, die er in Einzelphänomene (Symptome) und komplexe Erscheinungen (Syndrome) unterteilt, aber auch – in ähnlicher Weise wie Schneider – mit den Besonderheiten bei psychischen Störungsbildern (diagnostischen Entitäten), besonders den schizophrenen Psychosen. Grundthema der Schrift sind religiöse »Bekehrung« und »Wandlungserlebnisse«.

Der Berliner Arzt, Psychologe und Theologe Klaus Thomas (1915–1992) hat den interessanten Versuch unternommen, Kriterien psychischer Gesundheit psychopathologischen Erscheinungsbildern und – hierzu jeweils korrespondierend – Kriterien gesunder Religiosität religionspsychopathologischen »Fehlhaltungen« in einer Gesamtschau gegenüberzustellen (Thomas 1978; Thomas 1979).

Der Psychiater und Theologe Günter Hole (*1928) skizziert »Arbeitsansätze und Schwerpunkte zukünftiger Religionspsychopathologie«, darunter die jeweiligen »inhaltlichen Fragestellungen und Dimensionen [...] religionspsychopathologischer Phänomene«. Als Themen nennt Hole neben historischen Analysen »Einzelphänomene« (psychopathologische Symptome und Entwicklungen) und »psychiatrische Zuordnungen ätiologisch-pathogenetisch« (Diagnosestellungen nach damaliger [ICD-9] Klassifikation) (Hole 1987, S. 113, Hole 1988, S. 24).

16.2.2 Abnorme und pathologische Religiosität – Psychopathologie und diagnostische Zuordnung

Im medizinischen Kontext könnte man somit – ähnlich wie in den klinischen Fächern Pathologie und Pharmakologie oder auch der Psychopathologie (vgl. Glatzel 1978, Glatzel 1981) – unterscheiden zwischen einer

- *allgemeinen* Religionspsychopathologie, also der reinen Beschreibung von Einzelphänomenen »abweichenden« religionspsychopathologischen Erlebens und Verhaltens im Sinne einer religionspsychopathologischen Symptomen- und Syndromenlehre, und einer
- *speziellen* Religionspsychopathologie, die diese Erscheinungsformen bestimmten psychischen Störungsbildern (diagnostischen Entitäten gemäß der ICD-10-Klassifikation der WHO [Dilling et al. 2011]) als jeweils »typisch« zuordnet.

Dabei wird im Vorliegenden versucht, zwischen »abnormer« (▶ Tab. 16.1) und »pathologischer« Religiosität (▶ Tab. 16.2) zu unterscheiden. »Abnorm« steht hier für übersteigerte (*quantitativ* veränderte) Formen von Religiosität, »pathologisch« (krankhaft oder krankheitswertig, also *qualitativ* verändert) bezieht sich auf psychotische (seelisch krankhafte), aber auch hochgradig neurotische Erscheinungsformen und ausgeprägte Persönlichkeitsstörungen (Demling 2017). Zwischen »abnormer« und nichtpsychotischer »pathologischer« Religiosität kann es in der klinischen Praxis Überschneidungen geben.

Tab. 16.1: Abnorme Religiosität (abnorm gesteigerte bis übersteigerte, i. e. quantitativ veränderte Religiosität): Psychopathologie und diagnostische Zuordnung

Psychopathologie (Symptombeschreibung oder Fachbezeichnung)	Diagnostische Zuordnung (psychiatrische Klassifikation; in Klammern [ ] ICD-10-Verschlüsselung, Dilling et al. 2011) [1]
introvertiertes »Frömmlertum« (»matte Fanatiker«, K. Schneider 1928, S. 12; S. 22ff.)	• neurotische Störung, z. B. Zwangsstörung [F42.X] • akzentuierte Persönlichkeit [Z73.1], evtl. Persönlichkeitsstörung, z. B. schizoid [F60.1], narzisstisch [F60.8] • früher häufiger: (religiös gefärbte) organische Persönlichkeitsstörung bei limbischer Epilepsie [F07.0]; ▶ Tab. 16.2 • leichtgradige Intelligenzminderung [z. B. F70]
Extravertierte Religiosität • religiöse »emotional überwertete Vorstellungen« (Tölle 2008, S. 132ff.), religiöser Fundamentalismus, evtl. mit Missionseifer • religiöse Ekstase	• neurotische Störung, z. B. Zwangsstörung [F42.X] • akzentuierte Persönlichkeit [Z73.1], • evtl. Persönlichkeitsstörung, z. B. paranoid [F60.0], impulsiv [F60.30], histrionisch [F60.4] • dissoziative Störung der Bewegung o. a. [F44.4], psychogener Dämmerzustand [F44.88], »Angst-Glücks-Psychose« [F23.0]

[1] d. h. das religionspsychopathologische Erscheinungsbild (links) ist syndromkonform mit und kann typischerweise (nicht ausschließlich) vorkommen bei folgender diagnostischer Störungsentität (rechts). Letztere sind nicht streng nach der Häufigkeit des Auftretens – über die wenig bekannt ist – angeordnet.

Tab. 16.2: Pathologische Religiosität (qualitativ veränderte einschließlich psychosebedingter Religiosität): Psychopathologie und diagnostische Zuordnung

Psychopathologie (Symptombeschreibung oder Fachbezeichnung)	Diagnostische Zuordnung (psychiatrische Klassifikation; in Klammern [ ] ICD-10-Verschlüsselung) [1]
religiöser Wahn (typische Inhalte): • religiöser Schuldwahn, Versündigungswahn • religiöser Verfolgungswahn	• schwere depressive Episode mit psychotischen Symptomen [F32.3] • paranoide Schizophrenie [F20.0], wahnhafte Störung [F22], zykloide Psychose [F23.0, F28] • psychische und Verhaltensstörungen durch psychotrope Substanzen, z. B. [F16, F19]
• religiöser Größenwahn (auch i. S. religiöser Abstammung)	• (meist chronifizierte) paranoide Schizophrenie [F20.0], wahnhafte Störung [F22], zykloide Psychose [F23.0, F28]; manische Störung [F30, F31], • organische wahnhafte Störung (Beispiele siehe unten: »hirnorganisch bedingte religionspsychopathologische Symptome«, z. B. [F06.2]), • psychische und Verhaltensstörungen durch psychotrope Substanzen [z. B. F16, F19]
• Prophetenwahn	• paranoide Schizophrenie [F20.0], wahnhafte Störung [F22], zykloide Psychose [F23, F28]
religiöse Halluzinose im Rahmen einer »mediumistischen Psychose«	andere nichtorganische psychotische Störung [F28], evtl.: atypische schizophrene psychotische Störung
abnorme Angst vor einem »strafenden Gott«, z. B. »ekklesiogene Neurose« (Schätzing 1955), »Gottesvergiftung« (Moser 1976), »Skrupelsyndrom« (Sonnemoser 2013)	• Angststörung [F41], z. B. generalisiert [F41.1] • Angst und depressive Störung, gemischt [F41.2] • Angst und Zwangsstörung, gemischt [F41.3]
religiöse Zwangsphänomene	• Zwangsstörung als Zwangsgedanken [F42.0], Zwangshandlungen [F42.1] oder gemischt (z. B. Angst und Zwangsstörung [F41.3]) • anankastische Persönlichkeitsstörung [F60.5]
»spirituelle Krisen« (Grof und Grof 1990)	• Anpassungs- [F43.2], Angst- [F41], dissoziative [F44] Störung • affektive (depressive) Störung [F3] • psychische und Verhaltensstörungen durch psychotrope Substanzen [z. B. F16, F19]
»Besessenheit« (Demling und Thierauf 2010)	dissoziative Störung: Trance- und Besessenheitszustände [F44.3]

Tab. 16.2: Pathologische Religiosität (qualitativ veränderte einschließlich psychosebedingter Religiosität): Psychopathologie und diagnostische Zuordnung – Fortsetzung

Psychopathologie (Symptombeschreibung oder Fachbezeichnung)	Diagnostische Zuordnung (psychiatrische Klassifikation; in Klammern [ ] ICD-10-Verschlüsselung) [1]
expansiver religiöser Fanatismus	z. B. expansiv paranoische oder fanatische Persönlichkeit(sstörung) [F60.0] (Führergestalten); Gegenstück: verführbare (haltschwache) Persönlichkeiten [z. B. F60.8]
hirnorganisch bedingte religionspsychopathologische Symptome	aus Kategorie »andere psychische Störungen aufgrund einer Schädigung oder Funktionsstörung des Gehirns oder einer körperlichen Erkrankung« [F06] oder aus Kategorie: »organische Persönlichkeitsstörung« [F07.0]
Beispiele: • Hyperreligiosität, religiöser Wahn (z. B. Größenwahn)	• organische wahnhafte (schizophreniforme) Störung, z. B. bei Epilepsie (postiktal, auch interiktal) oder progressiver Paralyse (Neurolues) [F06.2]
• religiöse Aura bei Epilepsie	• organische Halluzinose bei limbischer bzw. temporaler Epilepsie [F06.0]
• »epileptische Wesensänderung« (z. B. mit Hyperreligiosität)	• organische Persönlichkeitsstörung bei limbischer bzw. temporaler Epilepsie (interiktal) [F07.0]

[1] d. h. das religionspsychopathologische Erscheinungsbild (links) ist syndromkonform mit und kann typischerweise (nicht ausschließlich) vorkommen bei folgender diagnostischer Störungsentität (rechts). Letztere sind nicht streng nach der Häufigkeit des religionsbezogenen Auftretens- über die wenig bekannt ist- angeordnet.

Formen »abnormer« Religiosität entstammen ganz überwiegend den ICD-Kategorien F4 (neurotische Störungen) und Z73.1 (»akzentuierte« Persönlichkeitszüge) oder F60 (Persönlichkeitsstörungen, hier bis mittelgradig ausgeprägt). (Dilling et al. 2011). Sie wirken nicht zwangsläufig pathogen, d. h. »Leid erzeugend«. Die selten gewordenen epileptogenen Formen in Tab. 16.1 (F07.0) sind vom Erscheinungsbild her »abnorm«, gehören aber – weil durch Krankheit verursacht – streng genommen zur Kategorie der »pathologischen« Religiosität (Übersicht bei Devinsky und Lai 2008). Pathologische Religiosität kann – im engeren Sinne – psychotische (in medizinischem Verständnis »krankhafte«), aber auch nicht-psychotische Ursachen haben. Sie wirkt in aller Regel pathogen, beim Betroffenen selbst oder/und im sozialen Umfeld, und hat – psychotisch oder nichtpsychotisch – den Charakter einer schwerwiegenden psychischen Störung (engl.: disorder, wörtlich: »Durcheinander«). Unter theologischem Aspekt (der Autor ist kein Theologe!) könnte man sagen: »Pathologische« Religiosität verzerrt oder pervertiert (»verdreht«, »verkehrt«) qualitative Merkmale einer »gesunden« Religiosität (Ringel 1983, Demling 2017 – beides Psychiater, keine Theologen!), oft im Sinne eines einseitig und massiv überbetonten religiösen Propriums (z. B. Schuldproblematik, rituelle Praktiken, Sendungsbewusstsein, Missionierung/Bekehrung u. a.). Religiöser Fanatismus wird umgangssprachlich oft mit »Wahn« gleichgesetzt, was begrifflich unkorrekt ist, obwohl beiden eine unkorrigierbare Überzeugung eigen ist (Erläuterungen siehe Demling 2016).

Sogenannte »mediumistische Psychosen« (vereinzelt bei Anhängern okkulter oder spiritistischer Praktiken) können auch mit religiösen Wahrnehmungen einhergehen. Psychopathologisch handelt es sich um chronisch verlaufende Halluzinosen (akustisch, auch visuell), die diagnostische Zuordnung ist unsicher. Nach der ICD-10-Klassifikation wären sie den »anderen nichtorganischen psychotischen Störungen« (F 28) zuzuordnen, es erschiene aber auch sinnvoll, an atypische psychiatrische Krankheitsbilder aus dem schizophrenen Formenkreis zu denken (Vollmoeller 1994). Insofern sind diese Phänomene, soweit sie Religiöses beinhalten, Erscheinungsformen einer »pathologischen« Religiosität (▶ Tab. 16.2), vorstellbar sind aber auch Verbindungen zur nachfolgenden Kategorie.

16.2.3 So genannte »außergewöhnliche religiöse Phänomene«

Als dritte Kategorie »abweichender« Religiosität lassen sich so genannte »außergewöhnliche religiöse Phänomene« abgrenzen (Demling 2017, S. 84f.). Hierzu gehören (1) subjektive außersinnliche Wahrnehmungen (Visionen, Auditionen u. a. Sinneserlebnisse), (2) objektiv (d. h. von Außenstehenden) wahrnehmbare Erscheinungen wie Stigmatisierungen, Stammeln in fremden, nicht erlernten Sprachen (Zungenreden, »Glossolalie«, u. a.) und (3) ekstatische Entäußerungen. Nach der ICD-10 werden diese Phänomene – im weitesten Sinne und in Abgrenzung von psychotischen Phänomenen – den dissoziativen oder Konversionsstörungen [F44] zugerechnet (Dilling et al 2011, S. 212 ff.) Dass es sich bei historischen Einzelfällen (Bekehrungen, Visionen o. a.) um Ereignisse auf pathologischer Grundlage (z. B. Epilepsie, akute psychotische Störungen) gehandelt hat, ist freilich nicht auszuschließen.

16.3. Aufgaben einer praktischen Religionspsychopathologie

Die Themen der Religionspsychopathologie sind vielfältig und umfassen auch *theoretische*, also geisteswissenschaftliche, psychiatriehistorische (Biographien religiöser Gestalten, [pseudo]religiöse Massenphänomene) oder religionspsychologische Fragestellungen. Zu den Aufgaben einer *praktischen* Religionspsychopathologie gehört es, abweichende, insbesondere pathogene Formen von Religiosität zu erkennen und von »gesunder« Religiosität – die durchaus ebenfalls »Leid erzeugen« kann (!) (Demling 2017, S. 82) – abzugrenzen (*Befunderhebung*) und das Erscheinungsbild einer Störungsentität korrekt zuzuordnen (*Diagnostik*). Daraus ergeben sich Maßnahmen der Beratung, Führung und *Therapie* sowie ggf. *forensische* Schlussfolgerungen. Dies sind Aufgaben des Arztes und Psychologen (als Therapeut bzw. Gutachter), des Seelsorgers und des Pädagogen. Darüber hinaus stellen sich Aufgaben einer religionspsychopathologischen *Prophylaxe* als Vorbeugung oder Korrektiv einer »dysfunktionalen« religiösen Entwicklung, etwa durch religiöse Erziehung in Elternhaus, Schule und Kirche (Religionspädagogik) sowie Angebote von Kirchen und Institutionen für religionsbezogene Erwachsenenbildung und Information.

16.4 Fazit

Die fortschreitende, auch religiöse Globalisierung mit einem Zusammenrücken und nicht immer friedlichen Aufeinandertreffen von Glaubenssystemen macht es notwendig, sich mit den verschiedenen Spielarten religiösen (Er)lebens einschließlich psychopathologisch abweichender Formen stärker zu befassen und auseinanderzusetzen (»Kein Frieden unter den Nationen ohne Frieden unter den Religionen«, Küng 2012, S. 13). Auf psychotherapeutischer Seite wächst zudem die Erkenntnis, dass auch hier die Sphäre des Religiös-Spirituellen – anamnestisch und ggf. therapeutisch – mehr als bisher in den Blick genommen werden muss (»spiritual turn«, Frick 2014; Marquardt und Demling 2016). Hieraus ergeben sich Konsequenzen einerseits für die curriculare psychotherapeutische Weiterbildung, andererseits in entsprechenden Fällen auch für eine intensivere Zusammenarbeit zwischen Psychotherapeuten und seelsorgerlich tätigen Theologen. Für alle betroffenen Berufsgruppen erscheinen eine Vertiefung der Kenntnisse und eine Berücksichtigung religionspsychopathologischer Problemstellungen im täglichen Diskurs dringend geboten. Zuletzt sei darauf hingewiesen, dass nicht alle (vom Autor) so genannten »abweichenden« religiösen Lebens- und Erlebensformen ein »Fall für den Psychiater« sein müssen und dass auch die Religiosität des seelisch gestörten Patienten gesunde Anteile haben kann, die es zu finden und – soweit möglich – als Ressource (»Resilienzstrategie«) zu stärken gilt.

Literatur

Demling JH (2016) Gesunde Religiosität oder religiöser Wahn? DNP Der Neurologe und Psychiater 17(2): 44–51.
Demling JH (2017) »Gesunde« und leidvolle Religiosität. Versuch einer psycho(patho)logischen Abgrenzung. Spir Care 7(1): 81–87.

Demling JH, Thierauf P (2010) Zur ärztlichen Einschätzung von »dämonischer Besessenheit« – ein nicht nur historischer Abriss. Wege zum Menschen 62 (4): 332–349.

Devinski O, Lai G (2008) Spirituality and religion in epilepsy. Epilepsy Behav 12: 636–643.

Dilling H, Mombour W, Schmidt MH (Hrsg.) Internationale Klassifikation psychischer Störungen. ICD-10 Kapitel V (F) Klinisch-diagnostische Leitlinien. 8. Aufl. Bern: Huber 2011.

Emminghaus H (1878) Allgemeine Psychopathologie zur Einführung in das Studium der Geistesstörungen. Leipzig: Vogel.

Frick E (2014) Freuds Religionskritik und der »Spiritual Turn«. Ein Dialog zwischen Philosophie und Psychoanalyse. Stuttgart: Kohlhammer.

Gerhard UJ, Blanz B (2003) Hermann Emminghaus (1845–1904) Anmerkungen zum Titelbild. Nervenarzt 74; 91–93.

Glatzel J (1978) Allgemeine Psychopathologie. Stuttgart: Enke.

Glatzel J (1981) Spezielle Psychopathologie. Stuttgart: Enke.

Grof S, Grof C (1990) Spirituelle Krisen. Chancen der Selbstfindung. München: Kösel.

Hole G (1987) Religionspsychopathologie. In: Payk T, Trenckmann U (Hrsg.) Psychopathologie in der klinischen Psychiatrie. Stuttgart: Schattauer. S. 105–114.

Hole G (1988) Situation und Aufgabenfeld heutiger Religionspsychopathologie. Swiss Med 10(4): 19–25.

Jaspers K (1946) Allgemeine Psychopathologie. 4. Aufl. Berlin, Heidelberg: Springer.

Küng H (2012) Handbuch Weltethos. Eine Vision und ihre Umsetzung. München: Piper.

Marquardt M, Demling JH (2016) Psychotherapie und Religion: eine repräsentative Umfrage unter Psychotherapeuten in Süddeutschland. Psychother Psychosom med Psychol 66: 473–480.

Moser T (1976) Gottesvergiftung. Frankfurt am Main: Suhrkamp.

Ringel E (1983) Kriterien eines seelisch gesunden Glaubens. In: Ringel E. Selbstschädigung durch Neurose. Psychotherapeutische Wege zur Selbstverwirklichung. Wien: Herder. S. 249–260.

Schätzing E (1955) Die ekklesiogenen Neurosen. Wege zum Menschen 7: 97–108.

Schneider K (1928) Zur Einführung in die Religionspsychopathologie. Tübingen: Mohr (Paul Siebeck).

Sonnenmoser M (2013) Zwangserkrankungen im religiösen Kontext. Dt. Ärztebl. PP 12: 358–359.

Thomas K (1978) Religions-Psychopathologie. Arch Religionspsychol 13: 65–76.

Thomas K (1979) Religionspsychopathologie. In: Die Psychologie des 20. Jahrhunderts, Band XV: Transzendenz, Imagination und Kreativität. Religion Parapsychologie Literatur und Kunst. Zürich: Kindler. S. 125–129.

Tölle R (2008) Wahn. Seelische Krankheiten, geschichtliche Vorkommnisse, literarische Themen. Stuttgart: Schattauer.

Vollmoeller W (1994) Zur Problematik »mediumistischer Psychosen«. Ein Fallbeispiel. Nervenarzt 65: 57–61.

Weitbrecht HJ (1948) Beiträge zur Religionspsychopathologie, insbesondere zur Psychopathologie der Bekehrung. Heidelberg: Scherer.

17 Salafismus und psychische Störung

Ibrahim Rüschoff

17.1 Einleitung

Während noch vor einigen Jahren der Begriff »Salafismus« in der Öffentlichkeit nahezu unbekannt war, prägt er inzwischen die öffentliche Diskussion über den Islam vor allem unter ordnungs- und sicherheitspolitischen Gesichtspunkten. Hintergrund waren verstärkte öffentliche Aktivitäten von Moscheen und islamischen Verbänden in deutscher Sprache, später dann, unterstützt von den Möglichkeiten der neuen Medien wie dem Internet, auch öffentliche Aktivitäten einzelner islamischer Gruppierungen mit Bücher- und Informationstischen wie der umstrittenen »Aktion Lies«, bei der hunderte von Koranexemplaren gratis an Passanten verteilt wurden (Dantschke 2014a).

Betrachtet man in den Volksreligionen neben den Großkirchen bestehende verschiedene, zuweilen sehr intensiv religiös geprägte Lebensformen wie z. B. die Amish, die Gruppen der jüdischen Orthodoxie, strenge mönchische Lebensformen wie den Karthäuser- oder Zisterzienserorden oder die islamischen Sufi-Orden in ihrer intensiven »Imitatio muhammadi« (Schimmel 1981), so stellt sich die Frage, wie eine salafistische Religiosität in das Spektrum von Religiosität einzuordnen und wie deren Wirkung auf ihre Anhänger bzw. Mitglieder muslimischer Gruppen ist.

17.2 Zum Begriff des Salafismus

Der Begriff »Salafismus« steht in engem Zusammenhang mit einer Rückbesinnung auf die »frommen Altvorderen« der ersten drei Generationen von Muslimen. So nannte sich eine Reformbewegung um die Wende zum 20. Jahrhundert »Salafiyya«, die als Reaktion auf die erlebte Rückständigkeit der damaligen islamischen Welt eine Modernisierung der Gesellschaften durch Reformen und die Rückbesinnung auf die Werte der Frühzeit voranbringen wollte.

Außerdem dient der Begriff inzwischen als Selbstbezeichnung der aktuellen Bewegung, wobei allerdings innerhalb der Strömung sehr kontrovers darüber diskutiert wird, was genau darunter zu verstehen ist (Nedza 2014). Zur wissenschaftlichen Verwendung schlägt die Autorin daher den Begriff »Salafismus« vor, der (a) die ersten dreihundert Jahre nach der Entstehung des Islam umfasst, der (b) allein den Koran und die Sunna als Repräsentationen eines authentischen Islam anerkennt und daher ein Muslim nur unter genauer Nachahmung des prophetischen Vorbildes den rechten Weg verfolgen kann, (c) dessen Vertreter die autoritativen Texte des Islam als selbsterklärend verstehen und die daher nicht interpretiert werden dürfen und (d) alle hiervon abweichende Meinungen als Abweichung vom Glauben definiert (Nedza 2014).

In der aktuellen öffentlichen Diskussion wird der Begriff zur Charakterisierung verschiedener salafistischer Strömungen verwendet: Er bezeichnet einerseits das puristische, apolitische Spektrum, das seinen privaten Lebensbereich gemäß der salafistischen Interpretation leben möchte, keinerlei politische Veränderung anstrebt und daher auch vom Verfassungsschutz nicht beobachtet wird. Dieses Spektrum stellt den größten Anteil (Ceylan und Kiefer 2013). Andererseits wird mit diesem Begriff auch der politische Salafismus bezeichnet, der die demokratische Ordnung durch eine Ordnung nach salafistischen Vorstellungen ersetzen möchte. Dies soll bei der Mehrheit zwar auf friedlichem Wege durch Missionierung von Muslimen und Nichtmuslimen erreicht werden, ein kleinerer Teil hält dazu jedoch auch den Einsatz von Gewalt für legitim (z. B. in der politischen Auseinandersetzung in der islamischen Welt), während eine Minderheit diesen auch in Deutschland befürwortet und praktiziert (Dantschke 2014a).

17.3 Salafismus – eine Jugendkultur?

Die Hinwendung auch von säkularen Jugendlichen zu ausgeprägten religiösen Lebensformen ist kein Spezifikum des Islam. Bereits 1981 beschrieben Mester und Klein die plötzliche Hinwendung von teilweise säkularen jüdischen Jugendlichen zu einer extrem strengen Observanz, die sie alle bisherigen sozialen Bindungen und Verpflichtungen aufgeben ließ, was die Umgebung derart irritierte, dass sie in eine psychiatrische Klinik eingewiesen wurden, wo sie unter den Therapeuten und Mitarbeiten erhebliche und je nach eigener religiöser Praxis unterschiedliche Reaktionen und Gegenübertragungen auslösten.

17.3.1 Zur besonderen Situation Jugendlicher und junger Erwachsener in muslimischen Familien

Unter entwicklungspsychologischen Aspekten besteht nach Klosinski die Aufgabe in der Adoleszenz

> »u. a. in der inneren und äußeren ›relativen‹ Ablösung von den Eltern, tiefe und tragende Beziehungen zu Gleichaltrigen beiderlei Geschlechts einzugehen, sich in die Arbeitswelt der Erwachsenen einzufügen und ein eigenes Wert- und Moralsystem aufzubauen. Die Rebellion gegen das Althergebrachte stellt das bisherige Werte- und Moralsystem der Eltern in Frage.« (Klosinski 1996, S. 21)

157

Besonders in der modernen, industriellen Welt mit ihrer schnellen Taktung, die nahezu keine traditionellen Identifikationsmöglichkeiten mehr zur Verfügung stellt, verheißen diese Aufgaben der Adoleszenz nicht nur ein hohes Maß an individueller Gestaltungsmöglichkeit, sondern bedeuten auch die große Gefahr von Irrtümern, Beliebigkeit und schlichter Überforderung.

Aus dieser Perspektive, die in einer weitgehend säkularisierten Gesellschaft breite Zustimmung finden dürfte, befinden sich Jugendliche besonders in religiösen muslimischen Familien in einer schwierigen Lage: Wenn die Religion je nach familiärer Observanz und Frömmigkeit der Eltern bzw. Familienmitglieder nicht nur das Werte- und Normensystem, sondern auch das Verhalten im Alltag unterschiedlich stark bestimmt, können Jugendliche das »Wert- und Moralsystem der Eltern« nur schwer in Frage stellen, da diese beanspruchen, grundsätzlich Gott und dem Propheten zu gehorchen und eine Abweichung davon schnell als unmoralisch und sündhaft sanktionieren. Hinzu kommt eine religiös begründete Verpflichtung der Kinder zum Gehorsam den Eltern gegenüber, die besonders in traditionellen Familien häufig absolut verstanden und massiv eingefordert wird. Hierdurch sind einer Abgrenzung enge Grenzen gesetzt, wodurch die Jugendlichen und jungen Erwachsenen häufig in große Konflikte gestürzt werden, wie in Therapien immer wieder deutlich wird. Auf der anderen Seite setzt die Internalisierung der religiösen bzw. elterlichen Normen einer Identifikation mit ihren Peers in Schule und Freizeit ebenfalls Grenzen, da viele Jugendliche, die sich als religiös muslimisch verstehen, deren Verhalten (provokatives Auftreten, Freizeitaktivitäten wie gemischtes Schwimmen, Tanz, Feiern, Kleidung, Piercing, Tattoos sowie den Umgang mit dem anderen Geschlecht u. a. m.) nicht einfach übernehmen wollen. So verbleiben sie mit ihrem Wunsch nach einer religiösen Praxis, die sich mit der modernen Welt und ihren Anforderungen vereinbaren lässt, im Spannungsfeld einer häufig mit der lokalen Herkunftstradition vermischten elterlichen Religiosität einerseits und der von den Peers eingeforderten Assimilation andererseits.

Vor diesem Hintergrund bietet eine besonders strenge Religiosität wie die salafistische Ideologie mit ihren einfachen Lösungen, ihrem dichotomen Weltbild und klaren Regeln, verbunden mit der Überzeugung einer besonderen Erwählung (»Der Muslim mit den schlechtesten Charakterzügen ist immer noch besser als der Kafir mit den besten Charakterzügen.« [Islamisches Wissen o. D.]) nicht nur jugendlichen Konvertiten in Reifungskrisen einen attraktiven Sinnhorizont und eine narzisstische Aufwertung, sondern sind auch für muslimische Jugendliche aus säkularen und traditionell-religiösen Milieus unter dem Blickwinkel von Paradies und Hölle sozusagen die »sicherere« Orientierung, da sie auf diese Weise einerseits mit der Religion und den Werten der Eltern verbunden bleiben, sich aber gleichzeitig provokativ von diesen abgrenzen können, verbunden mit der moralischen Überzeugung, es vielfach besser zu machen.

17.3.2 Hintergründe und Bedingungen der Hinwendung zum Salafismus

Zuverlässige Zahlen über die Altersstruktur, Personenstand, Berufe etc. von Anhängern der salafistischen Szene sind schwer zu erhalten und in wissenschaftlich verwertbarer Qualität nicht vorhanden (Ceylan und Kiefer2013). Das Material des Verfassungsschutzes ist aufgrund der einseitigen Betonung des Sicherheitsaspektes, der Auslassung puristischer, apolitischer Salafisten und der Beschränkung auf gewaltbereite oder -befürwortende Mitglieder sowie des Verbotes der Beobachtung Jugendlicher wenig repräsentativ. Dantschke (2014b) führt dennoch eine Reihe von Merkmalen auf, denen sie in ihrer langjährigen Arbeit mit jugendlichen Salafisten begegnet ist:

- Die Jugendlichen sind »religiöse Analphabeten«, haben keine religiöse Sozialisation erfahren und keine Fähigkeit erworben, sich mit religiösen Fragen kritisch auseinander zu setzen.
- Viele stammen aus areligiösen Elternhäusern oder haben eine traditionelle oder politisierte Religion erfahren.
- Häufig spielen zerbrochene Familien oder Verlusterfahrungen durch den Tod eines nahen Angehörigen eine Rolle.
- Jugendliche sind auf der Suche nach Geborgenheit, Zugehörigkeit und Orientierung, die ihnen umfassend geboten wird.

Frindte et al. (2016) unterscheiden in ihrem Überblick vier Bedingungs- und Einflussebenen:

1. die *makro-soziale und gesellschaftliche Ebene* mit nationalen und globalen Konflikten, ökonomischen und politischen Modernisierungs- und Globalisierungseffekten sowie soziodemografische Bedingungen wie Bildung oder Einkommen,
2. *Meso-soziale Bedingungen* wie reale und virtuelle Kontakte mit islamistischen Gruppierungen, Milieus, Organisationen und Bewegungen, Einflüsse von subkulturellen Freizeitgruppen, religiösen Gruppierungen oder virtuellen Gemeinschaften,
3. *Mikro-soziale Faktoren* wie unterschiedliche familiäre Sozialisation, ein mehr oder weniger religiöses Familienklima, Erziehungsstile, familiäre Konfliktbelastungen sowie
4. *Individuelle Eigenschaften* wie spezifische Persönlichkeitsmerkmale, ideologische und religiöse Überzeugungen, Autoritarismus, soziale Dominanzorientierung oder jugendspezifische Motive wie z. B. Abenteuerlust.

Die Autoren zeigen außerdem an beispielhaft ausgewählten Sachbüchern zum Thema, dass es sich bei salafistischer Radikalisierung um einen multifaktoriellen Prozess mit einer großen Bandbreite erklärender Faktoren handelt, der nicht nur auf Jugendliche beschränkt ist:

»Zunächst verliert eine Person ihren sozialen Halt. Dann trifft sie auf jemanden, der ihr eine neue Orientierung in Form eines geschlossenen Konzepts für ihr Leben anbietet, etwa in Gestalt des Salafismus. So lässt sich Problemen des Alltags entfliehen, Klarheit schaffen, wenn man sich zwischen zwei Kulturen zerrissen fühlt, ein Ausweg aus Drogen, Kriminalität und Konflikten im Elternhaus finden und Stabilisierung nach Diskriminierungs- und Ausgrenzungserfahrungen erlangen.« (Frindte et al., 2016, S. 20)

Weitere wichtige Elemente sind Überforderung oder fundamentale Unzufriedenheit in Lebenskrisen, biographische Brüche, die Suche nach Halt und einfachen Antworten und ein dazu passendes ideologisch-soziales Angebot.

Die von Frindte et al. beschriebenen Ebenen zeugen von der Vielgestaltigkeit und Komplexität des Themas Salafismus und Radikalisierung. Da Religiosität natürlich nie »im luftleeren Raum«, sondern immer von einem Individuum vor dem Hintergrund seiner soziokulturellen Prägung und persönlichen Beziehungserfahrungen und der Dynamik seiner Seelenkräfte gelebt wird (Frielingsdorf 2004), stellt sich die Frage, ob aus einer psychologischen bzw. psychodynamischen Sicht bestimmte Mechanismen für eine Hinwendung zum Salafismus und eine mögliche weitere Radikalisierung identifiziert werden können. Auch ist unklar, warum sich nur eine kleine Minderheit trotz ähnlicher Strukturmerkmale radikalisiert und was sie für diese Radikalisierung mehr oder weniger anfälliger macht (Pisoiu 2013). Um hier zu Antworten zu kommen und verstärkt psychologische, psychotherapeutische und sozialpsychiatrische Kompetenzen in die Deradikalisierungsarbeit einzubeziehen, wurde 2015 das »Diagnostisch-Therapeutische Netzwerk Extremismus« (DNE) gegründet. In einer Übersicht über die Arbeit der Organisation führt Sischka (2016) Bedingungsmuster an, die in der Beratungsarbeit einschlägiger Institutionen zu beobachten waren:

- Die emotionale Kommunikation zwischen Eltern und betroffenen Kindern ist häufig schon vor der Radikalisierung gestört.
- Häufig liegen traumatische Verlusterfahrungen und Brüche in der Familiengeschichte vor.
- Viele Jugendliche wachsen mit einem alleinerziehenden Elternteil auf, in der das Fehlen einer väterlichen triangulierenden Funktion eine Radikalisierung begünstigen kann.
- Jugendliche mit instabilem Selbstwertgefühl gehen mit unvermeidlichen Identitätsunsicherheiten konflikthafter um. Die Abwehr von Scham, Kränkungen, Wut und Ängsten verläuft konflikthafter.
- Manche Jugendlichen weisen strukturelle Defizite im Bereich der Identitätsentwicklung und Beziehungsregulation auf. Je nach Schwere dieser Defizite werden frühe Abwehrmechanismen wie Spaltung, Idealisierung und Entwertung eingesetzt und negative Selbstanteile auf andere Gruppen projiziert, ideologisch gerechtfertigt und ausgelebt.

In seiner Untersuchung zur Phänomenologie islamistisch-terroristischer Straftäter stellte Leygraf die Ergebnisse von 40 Gutachten über 29 Straftäter vor, von denen 23 ausführlich untersucht werden konnten. Bei 19 Tätern, die nicht in Deutschland aufgewachsen waren, fand er keine psychopathologischen Auffälligkeiten, sondern eine Reihe primär dissozial auffälliger Täter, die aufgrund ihrer Persönlichkeitsstruktur große Schwierigkeiten haben, sich in ein vorhandenes Normen- und Wertesystem einzuordnen. Des Weiteren waren mehrere in Deutschland mit ihrer Lebensführung oder ihren Zielen gescheitert. Von den hier aufgewachsenen Straftätern waren drei an einer Schizophrenie erkrankt, zwei zeigten eine primär dissoziale Problematik. Die anderen wiesen trotz Auffälligkeiten in der Identitätsfindung kein Grundmuster für eine Entwicklung einer Radikalisierung auf (Leygraf 2014).

7.4   Fazit

Die Forschungsliteratur zeigt eine Vielzahl von politischen, gesellschaftlichen, sozialen, kulturellen, religiösen und individuellen Bedingungen und Möglichkeiten auf, unter denen sich Menschen und insbesondere Jugendliche einer salafistischen Religiosität zuwenden. Parallele Phänomene findet man in christlichen oder jüdischen Milieus. Auch hier wird man vermutlich bestimmte Persönlichkeitstypen vermehrt antreffen, ohne dass die Mitglieder zwangsläufig psychisch gestört wären. So kann eine Hinwendung zum Salafismus ebenso i. S. der Bewältigung einer Reifungskrise, aber auch als grundsätzliche und stabile religiöse Orientierung erfolgen. Vor dem Hintergrund der Bedeutung politischer, sozialer und gesellschaftlicher Faktoren muss jedoch auch die Verantwortung der Gesellschaft betont werden, allen Mitgliedern nicht nur Chancengleichheit, sondern auch Wertschätzung und Akzeptanz zu bieten, die letztlich auch persönliche Krisen leichter überwinden hilft. Eine Auseinandersetzung mit den religiösen und theologischen Aspekten dieser Richtung muss allerdings mit Augenmaß erfolgen und Aufgabe der Muslime selbst bleiben. Wo aus solchen Überzeugungen allerdings religiös begründete Agitation gegen die freiheitlich-demokratische Grundordnung oder strafbare Handlungen resultieren, sind die entsprechenden staatlichen Organe gefragt, die ja zum Wohle der ganzen Gesellschaft, also auch der großen Mehrheit der nichtsalafistischen Muslime, tätig sind.

Literatur

Ceylan R, Kiefer M (2013) Salafismus. Fundamentalistische Strömungen und Radikalisierungsprävention. Wiesbaden: Springer.
Dantschke C (2014a) »Lasst Euch nicht radikalisieren!« – Salafismus in Deutschland. In: Schneiders TG (Hrsg.) Salafismus in Deutschland. Ursprünge und Gefahren einer islamisch-fundamentalistischen Bewegung. Bielefeld: transcript, S. 171–186.

Dantschke C (2014b) »Da habe ich etwas gesehen, was mir einen Sinn gibt.« – Was macht Salafismus attraktiv und wie kann man diesem entgegenwirken? In: Said B, Fouad H (Hrsg.) Salafismus. Auf der Suche nach dem wahren Islam. Freiburg: Herder. S. 474–502.

Frielingsdorf K (2004) Gottesbilder. Wie sie krank machen – wie sie heilen. Würzburg: Echter.

Frindte W, Ben Slama B, Dietrich N et al. (2016) Motivationen und Karrieren salafistischer Dschihadistinnen und Dschihadisten. In: Biene J, Daase C, Junk J et al. (Hrsg.) Salafismus und Dschihadismus in Deutschland. Frankfurt: Campus. S. 117–158.

Islamisches Wissen (o. D.) (https://islamischeswissen.jimdo.com/shaykh-fawzan/, Zugriff am 24.08.2019).

Klosinski G (1996) Psychokulte. Was Sekten für Jugendliche so attraktiv macht. München: Beck.

Leygraf N (2014) Zur Phänomenologie islamistisch-terroristischer Straftäter. Forens Psychiatr Psychol Kriminol 8: 237–245.

Mester R, Klein H. (1981) The young Jewish revivalist: A therapist's dilemma. In: Br J Med Psychol 54: 299–306.

Nedza J (2014) »Salafismus« – Überlegungen zur Schärfung einer Analysekategorie. In: Said B, Fouad H (Hrsg.) Salafismus. Auf der Suche nach dem wahren Islam. Freiburg: Herder. S. 80–105.

Pisoiu D (2013) Theoretische Ansätze zur Erklärung individueller Radikalisierungsprozesse: Eine kritische Beurteilung und Überblick der Kontroversen. Journal Exit-Deutschland. Zeitschrift für Deradikalisierung und demokratische Kultur 1: 41–87.

Schimmel A (1981) Und Muhammad ist Sein Prophet. Die Verehrung des Propheten in der islamischen Frömmigkeit. Düsseldorf: Diederichs.

Sischka K (2016) Salafistische Radikalisierung in der Adoleszenz. Identitätstheoretische und psychodynamische Grundlagen der Prävention. In: unsere Jugend 68: 477–484.

IV Praxis religionssensibler Psychiatrie und Psychotherapie

18 Fanatismus und gewaltbereite Strömungen im Islam – Analyse und Präventionsmaßnahmen

Rauf Ceylan

Das Thema Gewalt begleitet alle Weltreligionen im historischen wie auch im gegenwärtigen Kontext. Insbesondere der Islam wird mit Fanatismus und Gewalt assoziiert. Dafür werden nicht nur historische Belege wie die Kriege mit dem Osmanischen Reich – die Eroberung Konstantinopels oder die beiden erfolglosen Belagerungsversuche der Stadt Wien – sowie die zeitgenössischen globalen Konflikte durch die Terrormiliz IS angeführt. Im deutschen Kontext scheint auch die Bewegung des Neosalafismus seit den 2000er Jahren das Bild des Islam als gewaltaffine Religion zu bestätigen. Vor diesem Hintergrund soll in dem vorliegenden Artikel auf die historische Entwicklung gewaltbereiter Strömungen im Islam, deren umstrittene theologische Begründung wie auf die aktuelle Situation in Deutschland eingegangen und mögliche Präventionsmaßnahmen vorgestellt werden.

18.1 Kriminalgeschichte des Christentums und des Islam? Historische Fakten und die Frage der theologischen Legitimierung von Gewalt

Bereits eine rein fragmentarische Analyse der historischen Fakten würde vor Augen führen, dass zahlreiche Religionskriege die islamische als auch christliche Geschichte prägen. Im islamischen Kontext sind schon in der frühislamischen Gemeinde militärische Auseinandersetzungen mit den Gegnern des Islam in den berühmten Schlachten von Badr (624 n. Chr.), von Uhud (625 n. Chr.) oder Handak (627 n. Chr.) zu verzeichnen (Ibn Ishaq 1999, S. 127ff.). Die kriegerischen Auseinandersetzungen auf der arabischen Halbinsel fielen zugunsten der Muslime aus, nach dem Tod des Propheten wurden die Expansionskriege fortgeführt. Hauptgegner waren das Byzantinische Reich und das Persische Reich, die zunächst mit kleineren Hit-and-run-Guerilla-Taktiken angegriffen und später mit einer großen Armee die beiden Reiche sukzessive erobert wurden (Donner 1999, S. 14ff.).

Neben diesen externen Konflikten sind noch zahlreiche interne Konflikte anzuführen. Bereits nach dem Tod des Propheten Muhammad (632 n. Chr.) beginnen erste Anspannungen innerhalb der jungen muslimischen Gemeinde hinsichtlich seiner Nachfolgerschaft. Diese Keimzelle der Anspannungen sollte dann im Laufe der Jahre zum Schisma zwischen Sunniten und Schiiten führen, die bis heute sich in latenten und manifesten Konflikten zeigen (Halm 2005, S. 11ff.). Historisch ist vor allem der Krieg zwischen Ali Ibn Abu Talip und Muawiyya bedeutsam, die sich wegen des jeweiligen Anspruchs auf das Kalifat bekriegten. Hinsichtlich der Wurzeln des Extremismus ist dieser Bürgerkrieg deshalb wichtig, weil sich infolge von Friedensverhandlungen zwischen den beiden Kalifatsanwärtern, eine Gruppe von Ali Ibn Abu Talip separierte. Der Grund: Ein Schiedsgericht sollte eingesetzt werden, um zwischen den Kriegsparteien zu entscheiden, um so ein weiteres Blutvergießen zu unterbinden. Die Splittergruppe – genannt die Charidschiten – warf Ali vor, das Urteil des Schiedsgerichts statt Gottes Urteil – weil man das eigene Handeln in Einstimmung mit der koranischen Lehre betrachtete – anzunehmen und umzusetzen. Infolge von Ausgrenzungs- und Selbstausgrenzungsprozessen radikalisierte sich diese Gruppe und gilt infolge ihres Exklusivitätsanspruchs als erste extremistische Gruppe in der islamischen Ideengeschichte:

> »Die Charidschiten lehnten sich gegen den aufkommenden Geist der Weltlichkeit auf und erhoben sich, nachdem sich bei der Mehrheit der Muslime Mu'awiya als Khalif durchgesetzt hatte, immer wieder mit großem Mut und Einsatz gegen die zentrale – d. h. sunnitische – Regierung ohne jedoch durchschlagenden Erfolg zu haben. Vielmehr wurden sie unbarmherzig verfolgt, so dass ihnen oft nichts anderes übrigblieb, als sich in unwegsame Gebiete zurückzuziehen. Die Charidschiten legen großen Wert auf die korrekte Ausführung des im Koran und im Hadith festgelegten Vorschriften über das richtige Handeln und vertreten vehement das Prinzip der Gleichheit aller Rechtsgläubigen. Sie betrachten sich als die einzigen wahren Muslime, die anderen muslimischen Gruppen dagegen als Ungläubige.« (Fischer 1992, S. 48f.)

Im Christentum sind die Entwicklungen in der Frühzeit nicht mit der islamischen Geschichte vergleichbar. Denn die frühchristliche Gemeinde war nicht zu Lebzeiten von Jesus Christus eine staatliche Organisation, sondern erst nach seinem Tod bzw. nach seiner irdischen Abwesenheit erlebte sie infolge von Missionierungen seitens der Jünger eine größere Resonanz. Zudem war erst nach Jahrhunderten, konkret erst durch das Dekret des oströmischen Kaisers Theodosius I., das Christentum als Staatsreligion anerkannt worden. Bis dato waren die Christen selbst Verfolgungen und Gewalt ausgesetzt. Erst mit der Anerkennung, Institutionalisierung, Kanonisierung der Schriften, Abspaltungen und Akkumulation von Macht beginnt das Christentum selbst Gewalt anzuwenden. Exemplifizieren kann man diese christlich legitimierte Gewaltanwendung nicht nur klassisch an den Kreuzzügen, sondern bspw. am dreißigjährigen Krieg, an Pogromen an den Juden oder an den Hexenverfolgungen (Küng 2007, S. 218ff.).

Die Liste der religiös motivierten Gewalt im Christentum und Islam könnte also Bände füllen, allerdings stellt sich die Frage, inwieweit tatsächlich eine theologische Basis für das Blutvergießen existiert? Im Kontext der historischen Beispiele dürfen natürlich die politischen und wirtschaftlichen Rahmenbedingungen bzw. geostrategischen Ziele nicht ausgeblendet werden, da sie oft den primären Grund für Kriege darstellten. Ebenso kann man argumentieren, dass in der Spätantike bis zu Beginn der frühen Moderne nicht der Geist von universellen Menschenrechten als Maßstab existierte und Kriege als selbstverständlich galten. Allerdings sollte man nicht vergessen, dass im 20. Jahrhundert – also nach der Aufklärung – die blutigsten Kriege geführt wurden. Weder der erste noch der zweite Weltkrieg waren religiöse, sondern rein säkulare Kriege.

Komplexer und damit komplizierter wird es, wenn man nach theologischen Quellen für Gewaltlegitimation sucht. Denn heilige Texte sind nicht selbsterklärend, sondern gewinnen erst durch Interpretation und Auslegung eine Systematisierung. Dies gilt insbesondere im Falle des Korans, da dieser nicht chronologisch angeordnet, sondern viele Textteile erst im Laufe der 23-jährigen Offenbarungsgeschichte im Kontext von bestimmten Anlässen entstanden sind. Daher kann eine Koranrezeption ohne Anleitung und ohne tiefgründige Auseinandersetzung kontraproduktiv wirken. Dies gilt für bibelsozialisierte Menschen bei der Koranlektüre besonders, da sie eine chronologische Lesart des heiligen Textes gewohnt sind. Der evangelische Theologe Paul Schwarzenau beschreibt vor diesem Hintergrund seine Erfahrung folgendermaßen:

»Der Koran macht es dem, der sich ihm nähern will, nicht gerade leicht, einen Zugang zu seinem Gehalt zu finden. Auf den ersten Blick scheint der Leser einer ungeordneten Masse von Sentenzen, Bildern und Erzählungen gegenüberzutreten. [...] Mancher mag bei diesem ihn befremdenden Eindruck stehenbleiben und den Koran beiseitelegen. Wer aber nicht aufgibt und ihn als Ganzes zunehmend auf sich einwirken lässt, der wird einer ungeheuren Wandlung innewerden, die mit dem Buch und dem, der es liest – oder richtiger: hört und schaut – geschieht. Es ist dann, als ob sich die vielen kleinen und größeren Erzählungen, aus denen der Koran besteht, zu einem großen Juwel zusammensetzten, das, nach allen Richtungen strahlend, sich in einer unendlichen Drehung befindet. In jedem Anschliff des Steins leuchtet ein Bild auf, ein archetypisches Bild, um dann, in der Drehung des Steins, in einem neuen Anschliff zu erscheinen« (Schwarzenau 1990, S. 13).

Allerdings fallen innerhalb des Islam die theologischen Interpretationen zum Thema Gewalt trotz der ganzheitlichen Rezeption des Korans und der historischen Lesart konträr aus. Während beispielsweise ein Teil der Gelehrten den sogenannten Dschihad (Anstrengung auf dem Wege Gottes) als einen Verteidigungskrieg verstanden haben bzw. verstehen, hat sich eine theologische Denkrichtung entwickelt, die darunter tatsächlich einen Angriffskrieg auslegen. Diese radikale Schule hat viele geistige Väter, wobei der Gelehrte Ibn Taymiyya (1263–1328) sicherlich zu den wichtigsten zählt. Er selbst erlebte in seinen jungen Jahren den Mongolensturm und dieses Erlebnis von Gewalt und Zwangsmigration scheint seine Biografie und spätere Theologie zu prägen. So ist er dafür bekannt, dass er als Gelehrter zum Dschihad gegen die Mongolen aufrief. Typisch für seine Denkschule sind zudem die Ablehnung der Philosophie, metaphorische Auslegungen des Korans (insbesondere im Hinblick auf Gottes Eigenschaften) sowie strenge Bekämpfung von Mystik und Heiligenverehrung. In seine Fußstapfen sollte einige Jahrhunderte später ein weiterer Gelehrter – Muhammad bin Abdulwahhab (1702–1792) – treten, der mit seiner streng puristischen Lehre die arabische Halbinsel von »unislamischen« Elementen der Volksreligiosität reinigen wollte. Dabei übten er und seine Anhänger massive Gewalt gegen ihre selbsternannten Gegner aus (Ceylan und Kiefer 2013, S. 47ff.). Für die Gegenwart ist Abdulwahhab deshalb von Relevanz, weil auf ihn der Wahhabismus zurückzuführen ist. Der Stamm Ibn Saud – die Vorfahren der heutigen Monarchie in Saudi Arabien – ging nämlich im 18. Jahrhundert einen fatalen Pakt mit ihm ein.

Dieser Pakt wird heute im Staat Saudi-Arabien in Form der wahhabitischen Staatsreligion fortgeführt, der alle Bereiche des öffentlichen und privaten Lebens zu kontrollieren versucht. Charakteristisch hierfür ist die Religionspolizei, die auf die Einhaltung der strengen Normen und Werte des Wahhabismus achtet und bei Missachtung mit Sanktionen reagiert. Ob die in letzter Zeit durch den saudischen Kronprinzen Mohammad bin Salman eingeleitete Liberalisierung einiger strenger Regeln als Hinweis auf eine tiefgreifendere theologische und soziale Reformation zu werten ist, muss vorerst noch bezweifelt werden.

18.2 Die Geburt des politischen Islam: Gewaltorientierte Bewegungen im 20. Jahrhundert in muslimischen Ländern

Während in der islamischen Geschichte bereits geistige Väter des heutigen religiösen Extremismus wirkten, sind im 20. Jahrhundert – nach dem Zerfall der islamischen Reiche und mit der Gründung von Nationalstaaten – erste politischreligiöse Strömungen entstanden, die die strenge Auslegung der Religion in eine totalitäre Staatskonzeption übersetzten. Leitidee des Projektes »Staat und Religion« ist die Überzeugung, dass der Islam alle Bereiche des Lebens – wirtschaftliche, soziale, kulturelle und politische – regeln müsse. Vor diesem Hintergrund hat sich in Ägypten bspw. die Muslim-Bruderschaft unter Hasan al-Benna (1906–1949) formiert, um für das Ziel eines »Islamischen Staates« zu agieren. Aus dieser Bewegung ist der Denker Sayyid Qutb (1906–1966) hervorgegangen, der mit seinem Buch »Milestones« ein Manifest für den politischen Islam verfasst hat und bis heute als Standardwerk in diesen Kreisen rezipiert wird. Ebenso ist der Gelehrte Abul A'la Maududi (1903–1979) eine zentrale Figur für den politischen Islam, der mit der Politisierung zentraler religiöser Terminologien wie Gott, Gottesdienst usw. die Grundlage für die politische Lesart des Korans lieferte. Indem er in seinem ideal-islamischen politischen System nur die Gottessouveränität als Fundament postulierte, wurden andere Systeme wie die Demokratie als unislamisch und damit als polytheistische Ordnung abgewertet und vehement abgelehnt. Denn diese basierten auf Volkssouveränität und kämen daher der Ketzerei gleich (Armstrong 2007, S. 333ff.).

Schließlich ist für den politischen Islam die Bewegung Hizb ut-Tahrir beachtenswert, die ebenfalls im 20. Jahrhundert, konkret 1953, von Taqiuddin an Nabhani in Jerusalem gegründet wurde und heute weltweit durch exzessive Missionsarbeit auftritt. Auslöser für diese Bewegung war wie in allen religiös-politischen

Bewegungen des 20. Jahrhunderts, das Trauma des Niederganges der Islamischen Reiche, die Kolonialisierungserfahrungen, die Rückständigkeit in allen Bereichen gegenüber dem Westen (Technologie, Wirtschaft usw.) und im Zuge dessen die Ursachenforschung für diese Misere. An Nabhani hat in diesem Zusammenhang das »falsche Verständnis« des Islam seitens der Muslime als Ursache für diese Dekadenz in seiner Konzeption identifiziert:

1. »mangelndes Verständnis für die islamische Idee fikra seitens derjenigen, die den Versuch zum Aufstieg unternahmen.
2. Unklarheit über die Methode ṭarīqa, die Idee des Islam richtig umzusetzen.
3. Idee und Methode des Islam konnten nicht fest und unlösbar miteinander verknüpft werden« (an-Nabbani 2018).

Das Konzept der Bewegung ist stark geprägt vom Zusammenschluss aller islamischen Länder mit gleichzeitiger Auflösung der Nationalgrenzen muslimischer Staaten, die Befreiung Palästinas und die Implementierung des Kalifats. Bis zum ihrem Verbot 2003 durch den ehemaligen Bundesinnenminister Otto Schily, haben sie ihre Ideologie durch Flyer auf den Straßen und Universitäten sowie durch das Internet verbreitet. In vielen Ländern – auch europäischen – sind sie nach wie vor sehr aktiv.

18.3 Deutsches Phänomen: Neo-Salafismus als neue Jugendbewegung

Fern von aller Aufmerksamkeit hat sich in den 2000er Jahren allerdings eine andere Strömung entwickelt, die anders als die oben skizzierten Bewegungen, nicht nur ein Phänomen aus dem Ausland präsentieren, sondern soziokulturell ein Inlandsphänomen darstellen: der Neo-Salafismus. Diese selbsternannte »Revival-Bewegung« der heutigen Neosalafisten zeichnen sich durch Ent-Traditionalisierung und Ent-Kulturalisierung aus. Denn indem diese Bewegung daraufsetzen, die Religion von der angeblichen Last von Kultur und Tradition zu befreien und somit den wahren Kern herausfiltern, säkularisieren sie eigentlich. Theologie, Kultur, Tradition usw., die im Laufe der 1400-jährigen islamischen Geschichte entstanden sind, sind eine Antwort auf die jeweiligen, epochalen Herausforderungen in der Lebensrealität. Insbesondere die komplexe islamische Theologie mit all ihren Verästelungen ist das geistige Produkt dieser Herausforderungen und sollte dynamisch weiterentwickelt werden. Für Neosalafisten dagegen ist Theologie verpönt, daher zählt nur die literatistische Leseart der heiligen Texte sowie die Aussprüche des Propheten zu den Grundlagen. Vor diesem Hintergrund kann man diese Bewegung wie folgt definieren:
»Die gegenwärtige defensive Neo-Salafiyya Bewegung bezeichnet die antimodernistische Bewegung. Das Präfix »Neo« wird deshalb verwendet, weil die-

se Bewegung nicht nur historisch-theologisches Gedankengut wiederaufgreift, sondern zugleich eine kontextuell geprägte ideologische und methodische Erweiterung bzw. Transformation erfährt. Sie ist des Weiteren eine Sammelbezeichnung für eine in sich heterogene, religiöse Erweckungsbewegung mit universellem Anspruch, die das Ziel der radikalen wirtschaftlichen politischen, sozialen und kulturellen Umgestaltung gegenwärtiger Gesellschaften nach dem Vorbild des von ihnen konstruierten goldenen Zeitalters anstrebt« (Ceylan und Kiefer 2013, 78).

Interessant ist im deutschen Kontext die Dynamik dieser Bewegung, die in relativ kurzer Zeit im Jahr 2017 auf 11.200 Anhänger angestiegen ist. Zum Vergleich: 2016 wurden 10.000 Anhänger gezählt (Tagesspiegel 2018). Charakteristisch für diese Strömung ist zudem ihre Altersstruktur: es handelt sich anders als die im 20. Jahrhundert entstanden religiös-politischen Bewegungen um eine Jugendbewegung. Ein besonderes Merkmal dieser Bewegung sind charismatische Imame, die über das Internet sowie in lokalen Gemeinden predigen und für viele junge Menschen als Vorbild dienen. Anders als die meisten Imame der Mainstream-Gemeinden, sprechen sie zudem Deutsch und benutzen eine Jugendsprache, um so Gehör bei jungen Menschen zu erhalten. Im Beitrag vom Ibrahim Rüschoff wird auf die unterschiedlichen Strömungen eingegangen. Hier soll auf die Untergruppe der gewaltbereiten Neo-Salafisten, die wie die Gesamtgruppe zugenommen haben, näher eingegangen werden. Vor allem der Aufstieg der Terrormiliz IS hat dieser Bewegung einen großen Aufschub beschert. Tausende junger Menschen – und ebenso einige hundert Frauen – sind aus westlichen Gesellschaften ausgereist, um sich dieser Terrororganisation anzuschließen, die in Syrien und Irak wütet.

Die Ideologie dieser fanatischen Kämpfer ist einfach und perfide zugleich: Gewalt als Mittel zum Ziel der Realisierung einer »islamischen Gesellschaft« und ebenso die pure Anwendung der Gewalt gegen alle Gegner ohne größere politische Ziele. Wie Hendrik Hegemann und Martin Kahl zeigen, existiert zwar keine – wie in den meisten Fällen in der Wissenschaft – einheitliche Definition des Begriffs Terrorismus, allerdings arbeiten sie zentrale Merkmale wie Anwendung von Gewalt zur Erreichung politischer und sozialer Ziele heraus. In der Regel sind die Aktionen geplant und sollen größtmögliche Wirkung erreichen (Hegemann und Kahl 2018, S. 16ff.). Der Terrorismus der Neo-Salafisten erfordert keine rein politischen Zielsetzungen, sondern allein die Gewalt und der Kampf gegen »Ungläubige« – dazu werden auch alle Muslime gezählt, die sich ihnen nicht anschließen – werden als Gottesdienst ausgelegt (Ceylan und Kiefer 2013, 82ff.). Dieser Fanatismus als Kombination von Gewalt, Selbstopferungsbereitschaft und Gottesdienst macht diese Kategorie von Neo-Salafisten besonders gefährlich. Laut dem Bundesamt für Verfassungsschutz halten sich 774 sogenannter Gefährder hierzulande auf. Im Visier der Fahnder sind besonders die sogenannten Rückkehrer aus Syrien und Irak, die kampferprobt zurückgekehrt sind (Tenfelde 2018). Von ihnen geht eine besondere Gefahr aus, sofern sie nicht völlig traumatisiert sind und aus der Szene aussteigen möchten. Es ist davon auszugehen, dass die Terrormiliz, trotz der Niederlagen in den letzten Monaten, nach wie vor aktiv um Mitglieder in westlichen Gesellschaften wirbt.

18.4 Prozess der Radikalisierung und Präventionsmaßnahmen in Deutschland: Theologische versus pädagogische Ansätze

Radikalisierung ist kein Zustand, sondern ein Prozess. So hat der Radikalisierungsforscher Randy Borum beispielsweise ein vierphasiges Modell entwickelt, nach der dieser Prozess folgendermaßen verläuft:

»Gemäß diesem verläuft Radikalisierung zur hoch expressiven Gewalt über einen Zustand der Klage über den eigenen wie gesellschaftlichen Status (grievance; ›It's not right‹), zu einem Zustand des Erlebens von Ungerechtigkeit (›It's not fair‹), eine Zuschreibung der Verantwortlichkeit für alle Fehler und Missstände an eine Zielgruppe oder einen Zielgegenstand (Target) und die schlussendliche Distanzierung vom System und anderen bei gleichzeitiger moralischer Diskreditierung dieser (›You're evil‹)« (Böckler und Zick 2015, S.8).

Neben Phasenmodellen existieren auch Erklärungen für Radikalisierungsverläufe, die von einem additiven Prozess ausgehen. Demnach summieren sich mit der Zeit unterschiedliche Erlebnisse und mit ihnen die assoziierten Gefühle, die sukzessive zu einer Radikalisierung führen können (Neumann 2015).

In der Regel ist – trotz der unterschiedlichen Erklärungsmodelle – die Ausgangssituation im individualbiografischen Verlauf des Betroffenen zu suchen, der sich durch eine Unzufriedenheit bzw. Misere auszeichnet. Das kann eine Scheidung der Eltern sein, das eigene Leistungsversagen im System, das Gefühl der Ausgrenzung und Ungerechtigkeit usw., die zunächst die Anfälligkeit für radikale Identitätskonzepte wahrscheinlicher machen, da diese Angebote mit einer Selbstaufwertung und Selbstwertgefühl einhergehen. Dies gilt für rassistische Ideologien gleichermaßen wie für fundamentalistische Weltanschauungen. Säkularer und religiöser Extremismus unterscheiden sich lediglich von den Inhalten, strukturell weisen sie jedoch eine Affinität auf. Daher ist es kein Zufall, dass sich eine Metamorphose – wie im Fall von Horst Mahler – von einem Linksextremisten zu einem Rechtsextremisten oder von einem Rechtsextremisten zu einem Neo-Salafisten realisieren kann. Ein Beispiel liefert in diesem Zusammenhang auch Sascha L. aus Northeim, der vorher ein Neo-Nazi war und gegen Muslime hetzte. Später konvertierte er, wurde zu einem Sympathisanten der IS-Terrormiliz und wollte mit selbstgebauten Sprengstoff Anschläge auf Soldaten und Polizisten verüben.

Im deutschen Diskurs über mögliche Präventionsmaßnahmen sind zwei Positionen feststellbar: eine theologische und eine pädagogische. Im Kontext der theologischen Prävention wurden vor allem nach dem 11. September seitens der Politik immer wieder die Bedeutung eines Islamischen Religionsunterrichts akzentuiert. Suggeriert wurde damit, dass der Religionsunterricht in den Moscheen eher kontraproduktiv wirke und daher ein aufgeklärterer Religionsunterricht für die muslimischen Kinder und Jugendlichen pädagogisch wertvoller sei. Damit wird also fälschlicherweise ein Antagonismus produziert, obwohl beide Lernorte eher komplementär sind. Richtig ist anzumerken, dass nicht die Inhalte in den

Moscheegemeinden problematisch sind, sondern die defizitären didaktischen Konzepte. Daher ist eine Reform in der Ausbildung der Lehrpersonen, Lehrplänen sowie Methoden dringend erforderlich. Darüber hinaus sind die Moscheegemeinden im Kontext von Fanatismus und Radikalisierung nicht geschult und müssten stärker in Fortbildungsmaßnahmen involviert werden (Ceylan 2014). In diesem Zusammenhang sind in den letzten fast 20 Jahren in vielen Bundesländern der Islamische Religionsunterricht als Projektversuch bzw. als ordentliches Unterrichtsfach eingeführt worden. Damit waren also neben integrationspolitischen auch sicherheitspolitische Zielsetzungen intendiert worden. Mittlerweile sind zahlreiche Lehrerinnen und Lehrer bereits im Dienst. Damit treten neben den Imamen also weitere religiöse Referenzen auf, die tatsächlich als Modellpersonen für junge Muslime fungieren könnten.

Große Hoffnung sind auch in die neu gegründeten Institute für Islamische Theologie gesetzt worden. Seit den Empfehlungen des Wissenschaftsrats zur Implementierung einer heimischen Islamischen Theologie wurden in Osnabrück, Münster, Frankfurt-Gießen, Erlangen-Nürnberg und Tübingen Institute aufgebaut. Damit wurde ein Prozess zur Schaffung einer Scientific Community geschaffen: Professoren, Post-Doktoranden, Doktoranden und mehrere hunderte Studierende der Islamischen Theologie sind Akteure in diesem Feld. Bis in die 2000er Jahre hinein sind junge Menschen aus Deutschland zum Theologiestudium ins Ausland gefahren. Das fatale ist, dass ein Teil dieser jungen Menschen sich für die Islamische Fakultät in Medina entschieden haben, weil sie von der besonderen Qualität der Lehre dort ausgegangen sind. Denn Medina ist neben Mekka ein heiliger Ort für die Muslime, wo der Prophet Muhammad über eine Dekade gelebt, gewirkt und auch dort verstorben ist. Allerdings ist dort die Lehre des oben genannten geistigen Vaters des saudischen Fundamentalismus Abdulwahhab im Curriculum vorgesehen. Daher muss man davon ausgehen, dass vor der öffentlichen Wahrnehmung der Neosalafisten in Deutschland bereits zahlreiche junge Menschen dort zu einem Wahhabiten wurden. Diese Entwicklung konnte nun durch heimische Strukturen unterbunden werden. Mit der Gründung der Institute ist also bereits auf theologischer Ebene eine wissenschaftlich-fundierte Antwort gegen Fanatismus und gewaltbereite Ansätze gegeben worden. Das Institut für Islamische Theologie an der Universität Osnabrück hat sogar in Kooperation mit dem Institut für Gewalt- und Konfliktforschung der Universität Bielefeld das »Forschungsnetzwerk Radikalisierung und Prävention« gegründet und bereits mehrere erfolgreiche Projekte wie die Analyse von Chatprotokollen einer neosalafistischen Terrorzelle vorgelegt. Ebenso liegen erste Praxishandbücher zur Präventionsarbeit vor, die effektive Konzepte darlegen (Ceylan und Kiefer 2017).

Neben dem theologischen Bemühen wurden auf den Ebenen Bund, Länder und Kommunen seit fünf Jahren ebenso zahlreiche Präventionsmaßnahmen initiiert. Je nach Anbieter basieren diese Angebote auf sicherheitspolitischen oder pädagogischen Konzepten. So bieten beispielsweise Behörden wie der Verfassungsschutz Hilfen wie das »Aussteigerprogramm Islamismus« an, das durch Angebote beim Erwerb von Qualifikationen sowie Integration in den Arbeits- und Wohnungsmarkt Aussteiger hinsichtlich eines selbstständigen Lebensführung unterstützen soll (Verfassungsschutz Aussteigerprogramm 2018). Als erste und bisher einzige Institution in der Radikalisierungsprävention übernehmen den Vereinsvorsitz muslimische Mitglieder aus den Landesverbänden DITIB und der Schura. Vertreten sind zudem Mitglieder aus der Universität Osnabrück und aus dem niedersächsischen Sozialministerium (Beraten-Niedersachsen 2018).

18.5   Fazit

Die Erfahrungen der letzten Jahre haben gezeigt, dass sich Deutschland längst zu einem Ziel von fanatischen Neosalafisten entwickelt hat. Ihre Ideologie bezieht diese Jugendbewegung zum Teil aus der islamischen Historie und zum Teil aus neuen Elementen. Im Vergleich zu den Mainstream-Gemeinden in Deutschland sind die neosalafistischen Prediger bis dato im Vorteil gewesen: sie sprechen nicht nur Deutsch, sondern benutzen auch eine Jugendsprache. Des Weiteren befinden sich viele Konvertiten unter den Neosalafisten, die mit ihren Erweckungserlebnissen eine besondere Authentizität der Bewegung ausstrahlen.

Obwohl die Neosalafisten eher ein quantitatives Randphänomen unter den etwa 5 Millionen Muslimen darstellen, tragen sie offensichtlich zum Negativbild des Islam entscheidend bei. Solange ein Vakuum hinsichtlich deutschsprachiger religiöser Angebote für in Deutschland sozialisierte junge Muslime existierte, konnten kontraproduktive Gruppen diese mit ihren Konzepten füllen. Durch die Etablierung der Institute für Islamische Theologie und der sukzessiven Entstehung einer scientific community treten zunehmend Theologinnen und Theologen in das religiöse Feld ein, die gut ausgebildet den Mainstream repräsentieren. Mit der Einführung eines Islamischen Religionsunterrichts und der Möglichkeit einer islamisch-theologischen Ausbildung, hat Deutschland in den westlichen Gesellschaften eine Vorreiterrolle eingenommen. Diese strukturelle Integration des Islam wird langfristig einen präventiven und immunisierenden Effekt auf junge Muslime ausüben.

Daneben ist Deutschland – im Vergleich zu vielen Ländern mit einem Extremismusproblem wie etwa Frankreich – ebenfalls durch die zahlreichen Präventionsprogramme vielen westlichen Einwanderungsländern weit voraus. Mittlerweile existieren Angebote auf der Ebene des Bundes, der Länder und der Kommunen.

Literatur

Armstrong K (2007) Im Kampf für Gott. Fundamentalismus in Christentum, Judentum und Islam. München: Goldmann.

Böckler N, Zick A (2015) Radikalisierung als Inszenierung. Vorschlag für eine Sicht auf den Prozess der extremistischen Radikalisierung und die Prävention. forum kriminalprävention 3/2015: 6–16.

Ceylan R (2014) Cultural Time Lag. Moscheekatechese und islamischer Religionsunterricht im Kontext von Säkularisierung. Wiesbaden: Springer VS.

Ceylan R, Kiefer M (2013) Salafismus. Fundamentalistische Strömungen und Radikalisierungsprävention. Wiesbaden: Springer VS.

Ceylan R, Kiefer M (2017) Radikalisierungsprävention in der Praxis. Antworten der Zivilgesellschaft auf den gewaltbereiten Neosalafismus. Wiesbaden: Springer VS.

Donner FM (1999) Muhammad and the Caliphate. Political History of the Islamic Empire up to the Mongol Conquest. In: Esposito JL (Hrsg.) The Oxford History of Islam. New York: Oxford University Press. S.1–61.

Fischer R (1992) Der Islam. Glaube und Gesellschaftssystem im Wandel der Zeiten. Eine Einführung. Oberdorf: Edition Piscator.

Halm H (2005) Die Schiiten. München: Verlag C.H. Beck.

Hegemann H, Kahl M (2018) Terrorismus und Terrorismusbekämpfung: Eine Einführung. Wiesbaden: Springer VS.

Ibn Ishaq (1999) Das Leben des Propheten. Kandern: Spohr-Verlag.

Küng H (2007) Das Christentum. Wesen und Geschichte. München: Piper Verlag.

Neumann P (2015) Die neuen Dschihadisten. IS, Europa und die nächste Welle des Terrorismus. Berlin: Ullstein Verlag.

Schwarzenau P (1990) Korankunde für Christen. Ein Zugang zum heiligen Buch der Moslems. Hannover: E.B.-Verlag.

Online-Quellen

an-Nabhani T (2005) Konzeptionen von Hizb-ut-Tahrir (Mafahim Hizb at-Tahrir). (http://kalifat.com/fileadmin/user_upload/politische_konzeptionen.pdf, Zugriff am 18.08.2018).

Beraten Niedersachsen (2018) (https://www.beraten-niedersachsen.de/, Zugriff am 19.08.2018).

Bongen R und Feldmann J (2018) Nach Razzia: Verdächtiger Rechtsterrorist äußert sich erstmals. (https://www.ndr.de/nachrichten/niedersachsen/braunschweig_harz_goettingen /Nach-Razzia-Verdaechtiger-aeussert-sich-erstmals,extremismus154.html, Zugriff am 08. 10.2019).

o A (2014) Merkel verlangt hartes Vorgehen gegen 'Scharia-Polizei'. (http://www.spiegel.de/ politik/deutschland/scharia-polizei-merkel-verlangt-hartes-vorgehen-gegen-salafisten-a-990 489.html, Zugriff am 20.08.2018).

Tenfelde B (2018) Hohe Gefahr von Anschlägen. (https://www.noz.de/deutschland-welt/po litik/artikel/1408409/verfassungsschutz-774-gefaehrder-in-deutschland-1, Zugriff am 20.08. 2018).

o A (2018) Sicherheitsbehörden identifizieren mehr Risiko-Islamisten, (https://www.tages spiegel.de/politik/bedrohungspotenzial-sicherheitsbehoerden-identifizieren-mehr-risiko-is lamisten/22927326.html, Zugriff am 20.08.2018).

19 Religionssensibler therapeutischer Umgang mit Dämonenglaube und Okkultdeutung

Samuel Pfeifer

19.1 Einleitung

Dämonische Deutungen bei psychischen Problemen sind häufiger als man denkt. Unter dem oberflächlichen Firnis eines wissenschaftlichen Weltbildes erleben Menschen ihr Leiden und das Böse in der Welt nach wie vor in höchst subjektiver Weise als bedrohlich, ja als dämonisch. In der psychiatrischen Sprechstunde tauchen derartige Deutungen erst dann auf, wenn Menschen Vertrauen gefasst haben, dass man ihre ungewöhnlichen Wahrnehmungen nicht gleich ablehnt. Und wer im Internet nach »Heilung und Befreiung« sucht, der findet subkulturelle Angebote im freikirchlichen, aber auch im esoterischen Kontext, wo ganz offen von »dunklen Mächten« gesprochen wird.

Und immer wieder finden sich Priester, Pastoren und Heiler, die es als ihre Aufgabe sehen, Menschen von dunklen Mächten zu befreien oder zu exorzieren. In einer Studie bei 343 hochreligiösen Patienten in der Schweiz (Pfeifer 1994) ergab sich eine überraschende Häufigkeit dämonischer Deutungen und der Inanspruchnahme von Befreiungsritualen.

Deutsche Berichte über einen Exorzismus greifen oft auf den klassischen Fall von Anneliese Michel im Jahre 1976 zurück (Ney-Hellmuth 2014). Dabei wurde lange Zeit die aktuelle religiöse Subkultur vernachlässigt, in der sich bis heute derartige Deutungen und Rituale finden (Wegner 2009). Erst in den vergangenen Jahren wurde durch die neuerliche Betonung des Exorzismus in der katholischen Kirche wieder ein Schlaglicht auf diese Fragestellung geworfen (Amorth 2002; www.exorzismus.net). Allerdings ist hier anzumerken, dass in Deutschland auch innerhalb der katholischen Kirche größte Zurückhaltung gegenüber diesen Ritualen besteht. Hingegen tauchen dämonische Deutungen vermehrt auch bei Patienten mit Migrationshintergrund auf.

19.2 Wie kommt es zu dämonischen Deutungen?

In vielfältigen Gesprächen mit psychisch leidenden Menschen habe ich versucht, besser zu verstehen, wie es überhaupt zu dämonischen Deutungen ihres Leidens kommt. Hilfreich ist hier die Konzeptualisierung von Arthur Kleinman (1988), der zwischen »disease« und »illness« unterscheidet. In der wissenschaftlichen Medizin wird eine Diagnose gestellt, die ein möglichst klar umrissenes Krankheitsbild beschreibt (»disease«). Die betroffenen Menschen aber erleben ihre Symptome in subjektiver Weise, oftmals in einer Verbindung von körperliche Missempfindungen und seelischem Druck. Was sich in diagnostischen Manualen so objektiv und sachlich liest, ist im inneren Erleben einer Person oft erschreckend, beklemmend, ja existenzbedrohend. So stellt sich die Frage einer personalen negativen Einflussnahme, die nicht selten als »dämonisch« bezeichnet wird. Dazu kommt die kulturelle und spirituelle Offenheit, derartige negative Kräfte als krankheitsrelevant in das persönliche Deutungsmuster zu übernehmen.

Aus Gesprächen mit Patienten, die eine dämonische Ursache ihres Leidens vermuteten, ergab sich oftmals eine subjektiv empfundene Diskrepanz zwischen ihrem äußerlich unauffälligen, »anständigen« und geordneten Leben und psychischen Phänomenen, die in diesem Kontext so gar nicht erklärbar waren. Häufige Gründe waren: Stimmungsschwankungen, Wutausbrüche, hasserfüllte Abwertung einer geliebten Person, unkontrollierbare Ängste, Bewusstseinsveränderungen mit Gedächtnislücken (Dissoziation), der unwiderstehliche Drang nach Drogen oder Sex, Unsicherheiten über die eigene Person, plötzlich einschießende Impulse zur Selbstverletzung, optische Halluzinationen, Stimmenhören oder Wahnerleben. (Der psychiatrisch Vorgebildete erkennt unschwer Symptome einer emotionalen Instabilität, von Persönlichkeitsstörungen, einer möglichen Traumatisierung, einer dissoziativen Störung oder einer psychotischen Erkrankung). Die Betroffenen erleben diese Störungen sehr intensiv, und gleichzeitig externalisiert als fremd und bedrohlich, wie einen persönlichen Angriff. Nicht selten hört man folgende Aussage: »*Das bin ja gar nicht mehr ich selbst. Da ist etwas anderes, ja eine andere Person in mir, die mich bestimmt!*« Besonders intensiv kann ein solcher Zustand bei dissoziativen Störungen erlebt werden (Spitzer und Dammann 2017), doch haben eigene Untersuchungen gezeigt, dass dämonische Deutungen sowohl bei Psychosen als auch bei nicht-psychotischen Zustandsbildern auftreten können (Pfeifer 1999).

19.3 Was ist der religiöse Unterbau von dämonischen Deutungen?

Der religiöse Unterbau dämonischer Deutungen geht bis tief ins Altertum zurück. In den christlichen Religionen aller Schattierungen wird auf die Berichte in den Evangelien zurückgegriffen. Später wurden immer wieder Versuche unternommen, verbindliche Kriterien für eine Besessenheit zu formulieren. Klassisch ist der »Malleus Maleficarum« (Der Hexenhammer) aus dem Jahr 1486 (Sprenger und Institoris 1982). Definiert wird eine Besessenheit als die Inbesitznahme eines

Menschen durch eine fremde geistige (dämonische) Kraft, die durch den Besessenen ständig oder zeitweilig handelt. Übliche Ursachen der so verstandenen Besessenheit sollen Verfluchungen, Teufelspakte u. a. sein. Man würde sie erkennen an Symptomen wie übermenschlichen Kräften, fremden Sprachen, dem Zurückschrecken vor heiligen Gegenständen, Weihwasser etc.

Daneben hat sich im evangelischen Raum ein zweiter Begriff herausgebildet, die »Okkulte Belastung«, auch als »dämonische Umsessenheit« bezeichnet. Man versteht darunter die dämonische Beeinflussung eines Menschen, die nicht den Grad einer Besessenheit erreicht. Die Ursachen werden in der Berührung mit »okkulten Sünden« gesehen (breites Spektrum von magischen Handlungen, Lesen okkulter Literatur, Drogen, sexuelle Handlungen, Tabubruch etc.). Nicht selten wird eine »Belastung durch Vorfahren« postuliert.

Die »Diagnostik« in evangelischen Leitlinien wird z. T. in langen Checklisten (Kraft 1995, S. 119ff.) auf eine vermeintlich objektive Basis gestellt. Dabei finden sich neben negativ konnotierten Handlungen (wie etwa Mord) in freier Abfolge psychische Befindensprobleme, die eine stigmatisierende Herabwürdigung von leidenden Menschen nach sich ziehen. Zitate aus der Liste: »Selbstmord, Mord; Zerstörung, Gewalt, Finsternis; Furcht vor... zum Beispiel Ablehnung, Schmerz, Selbstablehnung, Wertlosigkeit, Perfektionismus; Schuld, Scham, Peinlichkeit, Empfindlichkeit; Sorge, Ängstlichkeit, Täuschung, Lügen; Kritik, Verdammnis, richtendes Denken; Ehebruch, Verführung; Vergewaltigung, Gewalt; Depression, Wut, Niederlage« etc. Der amerikanische Autor hatte diese Liste nicht nur aufgrund anderer Literatur zusammengestellt, sondern auch (ähnlich katholischer Vorgehensweisen) durch ein direktes »Ansprechen von Dämonen« erhoben.

19.4 Rituale der Befreiung

Die Befreiung von dämonischen Belastungen soll durch verschiedene Rituale vermittelt werden. Dabei werden folgende Vorgehensweisen mit variabler Intensität geschildert:

- Einfaches Befreiungsgebet im Rahmen der Einzelseelsorge.
- Anleitung zur Abwehr »dämonischer Attacken«.
- »Befreiungsdienst«: mehrere Personen beten (z. T. lautstark) für die »belastete« Person, in manchen Fällen kombiniert mit Handauflegung.
- Dämonenaustreibung im engeren Sinne (z. T. ähnlich dem Vorgehen nach dem Rituale Romanum)
- Katholischer »großer« Exorzismus (Siegmund 2005): dieser wird gemäß dem Rituale Romanum nach einem bestimmten Schema gegliedert: Bedrohung; Namenserfragung (kennt der Exorzist den Namen des Dämons, hat er – der Tradition folgend – Macht über ihn); Ausfahrwort und Rückkehrverbot.

19.5 Transkulturelle Formen dämonischer Interpretationen

Die transkulturelle Forschung und die vermehrten Behandlungserfahrungen bei Menschen mit Migrationshintergrund haben gezeigt, dass sich dämonische Deutungen nicht nur im christlichen Kontext finden, sondern in allen Religionen. Insbesondere im Islam werden psychische Störungen häufig durch den Einfluss eines »Jinn« gedeutet. Häufig wird die Störung auf einen Zauber oder einen Bann zurückgeführt. Eine Untersuchung in Saudi-Arabien (Al-Habeeb 2003) ergab, dass die Vermutung einer »Jinn-possession« besonders häufig erfolgt bei multiplen unerklärlichen körperlichen Schmerzen, bei diffusen Ängsten, bei Zwängen und zwanghaften religiösen Zweifeln, bei psychotischen Störungen, Absenzen oder bei krampfartigen Störungen. Auch Schlafstörungen werden häufig auf einen Jinn-Einfluss zurückgeführt. Eine wissenschaftlich umfassende Darstellung in deutscher Sprache gibt Hentschel (1997). Den jeweils aktuellen Stand islamischer Lehre kann man in Lehrvideos auf Youtube abrufen, wenn man die Stichworte »Islam, Jinn, Magic« eingibt.

In ihrem hilfe-suchenden Verhalten suchen muslimische Patienten nicht selten einen Hodscha, Imam oder Heiler auf, der Schutz durch Koranverse, durch Amulette und religiöse Rituale anbietet.

Auch im Hinduismus sind dämonische Deutungen psychischer Störungen weit verbreitet (Pakaslahti 2009). Ein Dokumentationsfilm der finnischen Soziologen Aaltonen und Pakaslahti (2000) schildert eindrücklich das Schicksal eines 14-jährigen Mädchens, Kusum, in einem Vorort von Neu-Delhi, bei dem auffälliges Verhalten (Essstörung, Gewichtsabnahme, Schlafstörungen, sozial unangepasste Aggression) spirituell gedeutet wurde. Nachdem der Hausarzt keine Ursache finden konnte, sucht die Familie einen Heiler auf, der die Ratsuchenden in einem Gruppenritual in eine ekstatische Trance versetzt, die als Beleg für eine Besessenheit gedeutet wird. In einem kathartischen Ritual mit Krämpfen, Schreien und Gebeten zu Hanuman findet das Mädchen schliesslich in ein angepasstes Leben zurück.

Transkulturelle Gemeinsamkeiten exorzistischer Rituale

- Auffälliges, evtl. anstößiges Verhalten mit und ohne spirituelle Aspekte (nicht unbedingt psychiatrisch klassifizierbar)
- Die üblichen medizinischen Heilmaßnahmen bringen keine Linderung.
- Umfeld oder Betroffene äußern die Vermutung einer spirituellen/dämonischen Ursache.
- Vermutung von Ursachen beim Betroffenen (religiöser oder moralischer Tabubruch, «Eintrittspforte») oder im Umfeld (Fluch, Zauberei, böses Auge)
- Konsultation einer Heilperson (Imam, Heiler, Priester, Begabter in Befreiungsdienst)

- Diagnostisches Prozedere ruft z. T. auffällige Reaktionen hervor, die die Vermutung dämonischer Ursache bestätigen
- Ritual der jeweiligen religiösen Tradition (mit und ohne Hilfsmittel wie z. B. Weihwasser, Amulett, Koranverse, Götterbilder etc.)
- Nach der Linderung der Beschwerden dankt die betroffene Person ihrer jeweiligen Gottheit (und evtl. auch dem Heiler).

19.6 Therapeutischer Umgang mit okkulter Deutung

Ein wesentlicher therapeutischer Leitgedanke besteht in dem geflügelten Wort: »Nur was wir würdigend ansehen, öffnet sich uns«. Die Patienten müssen spüren, dass man ihr subjektives Leiden und ihr Ringen um eine Deutung der Ursachen ernst nimmt und nicht gleich als Wahn oder mittelalterlichen Aberglauben abtut. Hilfreich ist es, sich genau schildern zu lassen, aufgrund welcher Störungen eine dämonische Beeinflussung vermutet wird. Dazu kommt eine Abklärung der allgemeinen psychopathologischen Begleit-Symptomatik.

Dabei gilt es zuerst einmal zu klären, ob das Erklärungsmuster im Rahmen einer wahnhaften Erkrankung auftritt (Perreira et al. 1995; Pfeifer 2018). Aber auch hier ist die Erklärung nicht immer Teil des Wahns selbst, sondern ein Versuch, den Ängsten einen Sinn zu geben. Die dämonische Erklärung wird in der Regel durch die religiöse oder esoterische Subkultur geprägt.

Wahnhafte Störungen machen aber nur einen kleinen Teil der okkulten Erklärung aus. Die klinische Erfahrung zeigt, dass häufig somatoforme Symptome, Alpträume, Schlafstörungen, emotionale Schwankungen und Ängste *ohne psychotische Störung* dämonisch interpretiert werden.

Im therapeutischen Gespräch gilt es Empathie in das Leiden des Patienten und Offenheit für seine religiöse Welt zeigen. Gleichzeitig können sinnvolle Alternativen zur Okkult-Deutung vermittelt werden. Wesentlich ist eine einfühlsame Psychoedukation mit dem Ziel einer *Entkopplung von Symptom und dämonischer Attribution*: Die Symptome sind natürliche Reaktionen des menschlichen Geistes unter starker Anspannung und Stress. Schreckliche Bilder und Ängste sind zwar nicht unmittelbar verständlich, aber auch nicht gleich dämonisch. Ein Druck auf der Brust oder ein Engegefühl kann sich zwar bedrohlich anfühlen, ist deshalb aber nicht unbedingt dämonisch. Das spirituelle Leben kann durch psychische Krankheit (z. B. Depression) eingeschränkt werden, ohne dass die vermeintliche Gottesferne bereits durch dunkle Mächte erzeugt wird. Dem Patienten wird damit ein Reframing/eine Neuausrichtung vermittelt: Spiritualität als Teil eines umfassenderen Krankheits- und Bewältigungsmodells.

Die Betroffenen erleben oft nur schon durch die Erklärung und den Zuspruch eine Beruhigung. Eine ergänzende Medikation kann bei Bedarf zusätzliche Linderung bringen. In manchen Fällen ist eine Zusammenarbeit mit dem Seelsorger/Imam anzustreben, falls dies möglich ist.

Selbst bei dramatischen Schilderungen gilt es eine nüchterne Betrachtung in Bezug auf Krankheitssymptome und Diagnostik beizubehalten, die von Eugen Bleuler (1921/1975) einmal als Diszipliniertes Denken in der Medizin bezeichnet wurde. Gleichzeitig muss sich auch die moderne Medizin eingestehen, dass sie zwar Modelle der Krankheitsentstehung hat, aber bei weitem nicht alle Aspekte des individuellen Leidens schlüssig erklären kann.

Besonders problematisch ist die Diskussion, wie denn nun der Therapeut eine nicht-ärztliche Intervention durch einen »Befreiungsdienst«, einen Exorzismus oder das Aufsuchen eines Hodschas einschätzt. Eine vorsichtig positive Konnotation kann dort hilfreich sein, wo das Ritual erfolgreich war (Bull et al. 1998). Oftmals aber kehren Patienten enttäuscht zum Arzt zurück, weil es trotz des Befreiungsdienstes nicht zu einer Besserung kam und die Hoffnung auf Heilung enttäuscht wurde. Wann immer möglich, sollte die Kontinuität der Betreuung aufrechterhalten werden, auch wenn punktuell eine subkulturelle Parallelbehandlung erfolgt. Wegleitend für den Therapeuten ist die Frage: »Wie kann ich die betroffenen Menschen in ihrer Not ernst nehmen, ihnen Gegenüber sein, und ihnen helfen, besser mit ihren Störungen umzugehen?«

Literatur

Aaltonen J, Pakaslathi A (2000) Kusum. Dokumentarfilm des Finnischen Fernsehens. 69 min. (Auszüge auf Youtube: https://www.youtube.com/watch?v=XX8Rt3Mx1rc&t=318s, Zugriff am 28.05.2018.)

Al-Habeeb TA (2003) A Pilot Study of Faith Healers' Views on Evil Eye, Jinn Possession, and Magic in the Kingdom of Saudi Arabia. J Family Community Med. 2003 Sep-Dec; 10(3): 31–38.

Amorth G (2002) Exorzisten und Psychiater. Stein am Rhein: Christiana Verlag.

Bleuler E (1921/1975) Das Autistisch-undisziplinierte Denken in der Medizin und seine Überwindung. 4. Auflage 1975. Heidelberg: Springer.

Bull DL, Ellason JW, Ross CA (1998): Exorcism revisited: Positive outcomes with Dissociative Identity Disorder. Journal of Psychology and Theology 26:188–196.

Hentschel K (1997) Geister, Magier und Muslime. Dämonenwelt und Geisteraustreibung im Islam. München: Eugen Diederichs Verlag.

Kleinman A (1988) Rethinking Psychiatry. From Cultural Category to Personal Experience. New York: The Free Press.

Kraft C (1995) Frei von dunklen Schatten. Grundlagen für den Befreiungsdienst in der Seelsorge. Asslar: Projektion J.

Ney-Hellmuth P (2014) Der Fall Anneliese Michel. Kirche, Justiz, Presse. Würzburg: Königshausen & Neumann.

Pakaslahti A (2009) Health-seeking behavior for psychiatric disorders in North India. In: Incayawar M, Wintrob R, Bouchard L, Bartocci G (Hrsg.) Psychiatrists and traditional healers: Unwitting partners in global mental health. Oxford, UK: John Wiley & Sons. S. 149–166.

Pereira S, Bhui K, Dein S (1995) Making sense of ›possession states‹: psychopathology and differential diagnosis. Br J Hosp Med 53:582–586.

Pfeifer S (1999) Demonic attributions in non-delusional disorders. Psychopathology 32:252–259.

Pfeifer S (1994) Belief in demons and exorcism. An empirical study of 343 psychiatric patients in Switzerland. Br J Med Psychology 67:247–258. (Online: http://www.seminare-ps.net/DL/_Okkulte_Belastung_Psychiatrie_Seelsorge.html)

Pfeifer S (2018) Der religiöse Wahn. In Utsch M, Bonelli RM, Pfeifer S (Hrsg.) Psychotherapie und Spiritualität: Mit existenziellen Konflikten und Transzendenzfragen professionell umgehen. 2. Auflage. Berlin, Heidelberg: Springer.

Siegmund G (1981/2005) Der Exorzismus der Katholischen Kirche Ecclesia Catholica. Authentischer lateinischer Text nach der von Papst Pius XII. erweiterten und genehmigten Fassung mit deutscher Übersetzung. Stein am Rhein: Christiana-Verlag.

Spitzer C, Dammann G (2017) Dissoziativer Stupor und Trance- und Besessenheitszustände. In Eckhardt-Henn A, Spitzer C (Hrsg.) Dissoziative Bewusstseinsstörungen. 2. Auflage. Stuttgart: Schattauer. S. 256–266.

Sprenger J, Institoris H (1982). Der Hexenhammer. München: dtv.

Wegner M (2009) Exorzismus heute. Der Teufel spricht deutsch. Gütersloh: Gütersloher Verlagshaus.

www.exorzismus.net – eine reichhaltige Dokumentation katholischer Quellen zu Besessenheit und Exorzismus (Zugriff am 27.05.2018).

20 Heilinstanzen der türkischen und arabischen Volksmedizin

Hans-Jörg Assion

Bis heute sind in südeuropäischen, vorder- und zentralasiatischen Ländern und auch in der Türkei traditionelle Krankheitsvorstellungen verbreitet. Diese haben vorzugsweise in ländlichen Regionen Bedeutung (Berg 1935), doch sprechen Menschen mit magischen Erklärungen außerhalb ihrer gewohnten sozialen Umgebung nur ungern über dieses Weltverständnis und ihre Vorstellungen. Besonders schwer fällt das im Zusammenhang mit psychischer Erkrankung, aus der Sorge, ausgelacht oder missverstanden zu werden (Binder und Simoes 1978).

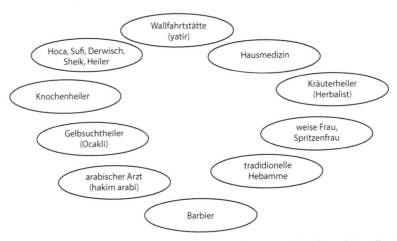

Abb. 20.1: Spektrum volksmedizinischer Angebote (Assion HJ (2004) Traditionelle Heilpraktiken türkischer Migranten. Berlin: VWB. Abb. 1.4; S. 32.)

Mit der orthodoxen islamischen Lehre sind volkstümliche Praktiken nicht zu vereinbaren. Die offizielle Lehrmeinung verbietet nämlich ausdrücklich die Auseinandersetzung mit magischen, übernatürlichen oder außerirdischen Vorstellungen. Lediglich Gottes Wille soll die wesentliche und einzige Erklärung für Krankheit sein, in die es sich zu fügen gilt.

Dennoch ist die Volksheilkunde trotz dieser restriktiven Vorgaben vielfältig: So gibt es einen reichhaltigen Glauben, dass übernatürliche Ursachen – wie magische oder animistische Kräfte (z. B. Geister oder der Böse Blick) – bei der Entstehung von Krankheiten bedeutsam sind, ebenso auch Einflüsse der Umwelt. Typischerweise werden im traditionellen Verständnis Krankheiten auf von außen einwirkende Kräfte zurückgeführt, die den Körper ganzheitlich befallen. Auch ein Durchbrechen von Tabus oder unreine Verhaltensweisen sollen krankheitsauslösend sein (Assion et al. 1998; Assion 2018).

Zum Schutz vor diesen übernatürlichen Kräften wenden Heiler eine Vielzahl von Heilpraktiken an, ohne eine scharfe Trennung der verschiedenen Heilverfahren. Demnach gibt es Gemeinsamkeiten bei den Erklärungsmodellen und Vorgehensweisen der jeweiligen Heilinstanzen.

20.1 Traditionelle Krankheitsvorstellungen

»Nazar« – »der Böse Blick«

Entsprechend der weitreichenden historischen und kulturellen Bedeutung dieser magischen Vorstellung gibt es in zahlreichen Sprachen Begriffe, für den »Bösen Blick«: in der deutschen Sprache erinnern Bezeichnungen wie »Böses Auge«, »Augenzauber«, »Zauber-«, »Wunder-« oder »Basiliskenblick« daran, ebenso Redewendungen, wie »jemanden mit giftigem Blick ansehen« oder »wenn Blicke töten könnten«.

Im Englischen gibt es die Ausdrücke »evil eye«, »bad eye« oder »ill eye«, im Italienischen Begriffe wie »malocchio« oder »occhio cattivo« (Abdullah 1981; Acipayamil 1962; Boos-Nünning 1994).

Im Arabischen und Türkischen ist das Wort »nazar« verbreitet, was sowohl lediglich »Blick« als auch in magischem Verständnis »Böser Blick« bedeuten kann (Baasher 1963; Boos-Nünning 1994).

In den »Heiligen Schriften« des Koran (113. Sure; Ahmad 2004) steht auf den »Bösen Blick« bezogen geschrieben: »Ich suche Zuflucht beim Herrn […] vor dem Unheil eines Neiders, wenn er neidisch ist« (Assion et al. 1999; Assion 2018).

Der als »nazar« bezeichnete Glaube an den »Bösen Blick« ist regional und in verschiedenen Bevölkerungsschichten bis in die heutige Zeit verbreitet, besonders bei Menschen mit niedrigem Bildungsstand und geringer Urbanisation (Berg 1935). Einer der ersten deutschen Berichte aus der Türkei darüber stammt von Stern (1903) (Brandt und Haase 1981).

Besonders Personen mit blauen Augen und hellen Haaren wird die Fähigkeit des »Bösen Blicks« zugesprochen (Assion et al. 1998; Assion 2018). In dem Komplex »Neid-Bewunderung-Feindschaft« existiert dabei erstaunlicherweise auch die Vorstellung, dass gerade die nächste und engste Bezugsperson durch einen bewundernden Blick Schlechtes bei seinen Verwandten auslösen kann.

Der Glaube an den »Bösen Blick« geht davon aus, dass er Auswirkungen auf soziale Beziehungen hat und eine Trennung eines Ehe- oder Liebespaars bewirken kann. Er wird als Erklärung für verschiedenste Erkrankungen angesehen, wie Kopfschmerzen, Erkältungen, Übelkeit, Müdigkeit, Schwindel, Konzentrationsstörungen, Ruhelosigkeit, Kinderkrankheiten, sogar schwere Krankheit und Tod werden darauf zurückgeführt.

Um von einem neidvollen Blick abzulenken, wird (mehrfach) das Wort »Mashallah« ausgesprochen, was »Gottes Wille« oder »Gott soll es schützen« bedeutet. Auch (dreimaliges) Ausspucken, das Herausstrecken der Zunge oder Abschirmen des Blicks mit erhobener rechter Hand wird zur Abwehr böser Einflüsse praktiziert. Gegenstände werden in dem Glauben einer schützenden Wirkung besonders mit blauer Farbe bemalt. Die am häufigsten praktizierte Möglichkeit ist das Tragen eines von einem Heiler gefertigten Amuletts (Berg 1935).

»Weiße« und »Schwarze Magie«

Seit Jahrtausenden sind im Volksglauben zahlreicher Völker zum einen die »positive«, »heilige« oder »weiße Magie« und zum anderen die »negative« oder »schwarze Magie« bekannt (Barr et al. 2007).

Bei der »weißen Magie« wird mittels magischer Handlungen Schutz vor den Einflüssen von bösen Mächten gesucht. Sie wird eingesetzt, um die Familie, Beziehung oder Ehe vor unheilvollen Einflüssen zu bewahren (Assion et al. 1998; Assion 2018).

Im Gegensatz dazu steht die »schwarze Magie« (»büyü«), die zum Ziel hat, jemandem bewusst Schaden zuzufügen.

Zahlreiche Praktiken sind bekannt, um »schwarze Magie« anzuwenden. So werden Amulette versteckt, magische Knoten geknüpft oder magische Texte gelesen. Es gibt auch den Glauben, dass dies von Zauberern ausgeht.

Die »schwarze Magie« dient in der Volksmedizin als vielfaltiges Erklärungsmodell (für Missernten, Beziehungskonflikte, Unfälle und verschiedenste Erkrankungen); auch psychische und neurologische Krankheiten werden darauf zurückgeführt (Benkert et al. 1974).

Zum Schutz vor magischen Einflüssen werden Rituale als »Gegenmagie« durch einen Heiler durchgeführt (»büyüyü cözmek« – »die Magie wieder aufmachen«) oder auch Amulette (»muscas«) getragen (Assion 2002; Assion 2018; Berg 1935).

»Geister« – »Djinnen« – »Cinler«

Es ist davon auszugehen, dass der Prophet Mohammed (569-632) seiner Zeit gemäß an die Existenz von Geistern, an Magie und Zauberei geglaubt hat. Geister (»Djinnen«, »Cinler«) haben nämlich in mehreren Koransuren Bedeutung (Assion et al. 1999):

»Er hat den Menschen aus einer Trockenmasse wie dem Töpferton erschaffen. Und Er hat die Djjnn aus einer Feuerflamme erschaffen« (55. Sure, Vers l4,15; Ahmad 2004).

»Djinnen« sollen nach islamischer Auffassung »intelligente«, aber für die menschlichen Sinne nicht wahrnehmbare »Wesen aus Dampf oder Feuer« sein, die verschiedene körperliche Gestalten annehmen können. Angeblich sind sie befähigt, sich in menschen- oder tierähnlicher Form zu zeigen (z. B. als Adler, Schlange, Skorpion oder als Wind) (Assion 1999; 2004; 2018).

Es gibt im Volksglauben »gute Djinnen« und »böse Djinnen«, die unsichtbar und sowohl männlichen als auch weiblichen Geschlechts sein sollen und sich als schnell bewegliche Wesen während des Tags im Dunkeln, in Abfall, in Wäldern, Höhlen, schmutzigen Gewässer, verlassenen Häusern und nachts auf Friedhöfen, im öffentlichen Bad (hammam) oder anderen öffentlichen, aber verlassenen Orten aufhalten.

Daraus leitet sich das Gebot ab, nicht in Müllhaufen zu stochern oder in Wasserpfützen zu urinieren, um keine (aggressiven) Djinnen aufzuschrecken. Flüche, Vergehen bei den rituellen Waschungen (insbesondere nach dem Geschlechtsverkehr oder autoerotischen Handlungen), Zurückweisungen der Eltern oder Verstöße gegen göttliches Gebot können den Unmut und Zorn von Djinnen wecken. Auch bei alltäglichen Aktivitäten, beim Ausschütten von Schmutzwasser oder beim Urinieren werden ritualisierte Entschuldigungen ausgesprochen, um sich vor ihrem Einfluss zu schützen (Berg 1935). In der traditionellen Überlieferung wird den Djinnen nachgesagt, dass sie essen, trinken und sich fortpflanzen. Sie sollen sogar sexuelle Beziehungen untereinander haben, und in der Lage sein, Menschen zu einer sexuellen Beziehung zu verführen.

In der türkischen Sprache gibt es mehrere Ausdrücke, die mit dem Wort »cin« in Verbindung stehen: »Cin carpmasi« (»vom Cin befallen«) meint das Eindringen eines Djinn in einen Menschen, um ihn krank zu machen oder »cinler basima üsüstü« (»Cinler haben sich auf dem Kopf gesammelt«) für »sehr nervös« oder »überfordert«; »Cinnet getimek« (»bis zum Verrücktwerden«). Cinler werden schließlich häufig mit psychischen Krankheiten in Verbindung gebracht. Schizophrene Erkrankungen, wahnhafte Depressionen, Manien oder Angststörungen werden auf den Einfluss von Cinler zurückgeführt. Cinler (Djinnen) sollen auch die Fähigkeit haben, schweres Leid zuzufügen und den Lebensgeist zu nehmen. Schließlich werden sie sogar als befähigt angesehen, einen Menschen töten zu können (Assion et al. 1998).

Demgegenüber stehen Aussagen zahlreicher muslimischer Gelehrter, die Dämonen und Geister als Aberglaube, deren Austreibung als Scharlatanerie und Angaben darüber in den Rechtsbüchern als Fehlentwicklung ansehen. Einige Koran-Interpretationen betrachten Djinnen dagegen wiederum als medizinische Phänomene und versuchen sogar Parallelen zu Mikroben oder Bakterien in dem Bemühen herzustellen, einen realen, nachvollziehbaren Bezug zu wissenschaftlich gesichertem Wissen zu bekommen (Assion 1999; 2018).

20.2 Traditionelle Heilmethoden

Diätetische Maßnahmen

Die auf eine unzureichende oder fehlerhafte Ernährung zurückzuführenden Erkrankungen sollen durch eine bestimmte Diät, die Aufnahme oder das Meiden bestimmter Lebensmittel zu einer Linderung oder gar einer Heilung führen. Eine besondere Bedeutung kommt dem Wasser zu, das in der Vorstellung muslimischer Menschen einen wichtigen Platz auch bei der religiös-rituellen Reinigung hat. Ein Zuviel oder Zuwenig an Wasser oder die Aufnahme von »schlechtem Wasser« werden durchaus als Erklärungen für Erkrankungen angegeben (Assion et al. 1998).

Bereits Hippokrates (460–370 v. Chr.) hob die Bedeutung der Lebensführung und deren Bedeutung für das körperliche Wohlergehen hervor. Er empfahl Ruhezeiten und Maßhalten beim Essen, Schlafen und Beischlafen (Böker 1975). Bis heute prägen Regeln zur Lebensführung den Alltag eines gläubigen Muslims (Assion et al. 1999).

Volksheilkundliche Methoden zum Erkennen und Behandeln von Krankheit

Es gibt eine Vielzahl unterschiedlicher Vorgehensweisen traditioneller Heiler, um eine magische Beeinflussung zu erkennen. Dabei können ähnliche Praktiken eine individuelle Ausprägung und Modifikation erfahren.

Zumeist besteht die »Diagnostik« in einem Orakel-Ritual, bei dem der Heiler durch einen Blick in den Koran, in heilige Schriften oder auf einen Gegenstand (z. B. ein Glas Wasser) die Ursache der Erkrankung zu erkennen versucht. Häufig werden dabei meditative Gebete gesprochen (Assion 2002).

Zur »Behandlung« und Linderung von Beschwerden werden verschiedene magische Praktiken durchgeführt, wobei insbesondere das Lesen heiliger Schriften, Inkorporieren krafttragender Substanzen (Inhalieren von Rauch, das Essen oder Trinken geheiligter Essenzen), Reinigen des Körpers und Verbrennen von Dingen mit magischer Bedeutung (Buchseiten aus heiligen Schriften, Einstreuen von Salz, etc.) praktiziert wird.

Das Wort eines »Schriftgelehrten« und das Lesen in heiligen Schriften hat im islamischen Kulturkreis aus historischen Gründen einen hohen Stellenwert Meistens liest daher der Heiler (Hoca) in ritueller Weise Suren aus dem Koran oder aus anderen heiligen Schriften des Islam.

Bedeutung hat die Inkorporation von Lebensmitteln, denen während der magischen Zeremonie eine Heilkraft beigemessen wird. Weitverbreitet ist auch die Praktik, Worte aus dem Koran mit Tinte auf einen Zettel zu schreiben, diesen in ein Glas Wasser oder Tee zu geben, aufzulösen und schließlich zu trinken (»Tee mit Gebet«).

Mit Suren beschriebene Zettel werden verbrannt, damit der »koranhaltige Rauch« eingeatmet wird (tütsüleme). Bei anderen Ritualen bläst der Heiler den Rauch eines verbrannten Koranpapiers ins Gesicht des Ratsuchenden, haucht oder pustet den Hilfesuchenden an.

Wasser (mit darin getauchten, beschrifteten Zettel) dient auch zur Waschung und Reinigung. Die rituelle Waschung (kirklama) hat als präventive Maßnahme zum Schutz vor magisch ausgelösten Erkrankungen ebenfalls Bedeutung. Meist werden als krafttragende Gegenstände Amulette (muscas) empfohlen, wie im Folgenden dargestellt wird.

Amulette

Ein Amulett bezeichnet einen meist leicht tragbaren, krafterfüllten Gegenstand, dessen Kraft dort wirksam werden soll, wo er aufgehängt oder befestigt wird. Die Kraft eines Amuletts wird entweder durch das Material selbst, durch die aufgezeichneten Bilder, Worte, Zahlen, durch Berühren geweihter Gegenstände oder durch eine magische Handlung eines Heilers (magisches Besprechen) verliehen.

Verschiedenste Gegenstände können zu einem Amulett werden (Haare, Knochen, Steine, etc.) und in Form und Aussehen vielfältig variieren. Bestimmte Motive sind häufig, wie Augen-, Hand- und Mondamulette. Zu erwähnen sind die geschriebenen Amulette (Himmelsbriefe, Gichtzettel, magische Quadrate, etc.), wobei der Glaube an die magische Kraft von Buchstaben, Zahlen oder Wörter entscheidend ist.

Die in der islamischen Kultur und bei türkischen Heilern verbreiteten Amulette werden in einem rituellen Akt angefertigt. Die Hauptbestandteile des Amuletts sind üblicherweise in Stoff oder Leder eingenähte, mit Koransuren, Texten aus heiligen Schriften oder magischen Wörtern beschriftete Zettel, die entsprechend einer symbolträchtigen Zahl (z. B. drei- oder siebenmal) gefaltet werden. Die Amulette selbst haben oft eine Dreiecksform.

Amulette werden am Brautbett eingenäht, um Glück und Fruchtbarkeit zu bringen, am Körper eines Säuglings, einer Schwangeren oder eines Kranken getragen, um Dämonen oder Krankheiten abzuwehren.

Ein weiterer Brauch zum Einverleiben der Kraft eines Amuletts ist das Essen eines solchen (»Esszettel«). Entweder werden diese Amulette pulverisiert eingenommen oder in Wasser getaucht, das dann getrunken wird.

Amulette sollen dem Schutz oder der Abwehr vor bösen Kräften (»Djinnen«, dem »Bösen Blick«, »schwarzer Magie«) dienen und somit zur Heilung verhelfen (Assion 2002; 2018; Baasher 1963).

Blei-und Zinngießen

Das Ausgießen von erhitztem Blei oder Zinn in Wasser (»kursun dökme«) wird im Rahmen eines rituellen Aktes als Methode zum Erkennen von schädigenden

Einflüssen, Bestimmen der Ursachen von Krankheiten und Fernhalten oder Vertreiben von »bösen Kräften« eingesetzt. Es besteht die Vorstellung, dass dadurch Djinnen ferngehalten, der »Böse Blick« abgewehrt, »Büyü« neutralisiert und Zauberei abgewehrt werden können. Die Riten sind regional unterschiedlich. Meist erfolgt eine Deutung der im Wasser erstarrten Bleiformen (Assion et al. 1998).

20.3   Zur Akzeptanz traditioneller Heilmethoden

Auffällig ist, dass bei somatischen Krankheiten eher schulmedizinische Therapeuten aufgesucht werden, bei psychischen Störungen hingegen häufiger Heiler, Heilpraktiker und traditionelle Heilinstanzen (Calestro 1972). Koptagel-Ilal erklärte das mit der Schwierigkeit, sich bei einer psychischen Erkrankung zu öffnen und sich »aufzuschließen« (Auernheimer 1984).

So nahmen in einer von Öztürk veröffentlichten Erhebung an der Universitäts-Klinik von Ankara/Türkei 60 von 100 psychiatrischen Patienten einen volksmedizinischen Heiler in Anspruch. Ungefähr die Hälfte suchten diesen wiederum mehrfach auf (Öztürk 1964).

In einer anderen Untersuchung am Stadtrand von Istanbul berichtete Koen über Binnenmigrantinnen (36 Frauen eines »Gecekondu«), dass 77 % dieser Frauen mindestens einmal einen »Hoca«, Wallfahrtsstätten (63 %), Knochenheiler (25 %) oder Gelbsuchtheiler (22 %) aufgesucht hatten. Die westliche Medizin wurde meistens parallel dazu (von zwei Drittel der Patientinnen) in Anspruch genommen (Koen-Emge 1988).

Die beiden in der Türkei durchgeführten Erhebungen lassen vermuten, dass auch in Deutschland lebende türkische Migranten traditionellen Vorstellungen anhängen und Volksheiler aufsuchen. Bisher gibt es darüber aber nur wenige Untersuchungen, die wissenschaftlichen Beiträge beschränken sich auf kasuistische Darstellungen oder wenige retrospektive Erhebungen (Assion 2004; Blanco-Cruz 1984).

Bei der jüngeren Generation werden diese Vorstellungen durch den besseren Zugriff auf moderne schulmedizinische Angebote und die Einflüsse der westlichen Kultur zurückgedrängt, bei der älteren – noch mehr mit den Traditionen des Heimatlands vertrauten – Generation sind die volksmedizinischen Bezüge dagegen stärker. Allerdings wird besonders bei psychischen oder neurologischen Störungen wiederum auch in der jüngeren Generation auf traditionelle Verfahren zurückgegriffen, besonders, wenn wegen eines chronischen Verlaufs schulmedizinisch keine vollständige Heilung erreichbar oder eine zufriedenstellende Besserung möglich ist (Böker und Schwarz 1977; Penka et al. 2003).

Literatur

Abdhullah MS (1981) Geschichte des Islams in Deutschland, Graz: Styria.

Acipayamli O (1962) Anadolu'da nazarla ilgili bazi adet ve inanmalar. (Einige Sitten und Glaubenseinstellungen zum Gebrauch von Talismanen in Anatolien.) DTCF 20: 1–2.

Ahmad HMM (2004) Koran. Der Heilige Qur-an. Ahmadiyya Muslim Jamaat in der Bundesrepublik Deutschland.

Assion HJ (2018) Traditionelle Vorstellungen und Behandlungsverfahren in islamischen Kulturen. In: Machleidt W, Kluge U, Sieberer M, Heinz A (Hrsg.) Praxis der interkulturellen Psychiatrie und Psychotherapie. München: Elsevier 534–539.

Assion HJ, Dana I, Heinemann F (1999) Volksmedizinische Praktiken bei psychiatrischen Patienten türkischer Herkunft in Deutschland. Fortschr Neurol Psychiat 67: 12–20.

Assion HJ, Heinemann F, Dana I (1998) Affektive Störungen im Kulturkonflikt. In: Koch E, Özek M., Pfeiffer WM, Schepker R (Hrsg.) Chancen und Risiken von Migration. Deutsch-türkische Perspektiven. Freiburg: Lambertus. S. 168–170.

Assion HJ (2004) Traditionelle Heilpraktiken türkischer Migranten. Berlin: VWB.

Assion HJ (2002) Ethnic Belief and Psychiatry – Patients of Turkish Origin. In: Gottschalk-Batschkus CE, Green JC (eds.) Handbook of Ethnotherapies. München: Ethnomed.

Auernheimer G: Handwörterbuch Ausländerarbeit. Weinheim: Beltz 1984.

Baasher TA (1963) The influence of culture on psychiatric manifestations. Transcult Psychiat Res Rev 15: 51–52.

Barr J, Berkovitch M, Matras H, Kocer E, Greenberg R, Eshel G (2007) Talismans and Amulets in the Pediatric Intensive Care Unit: Legendary Powers in Contemporary Medicine. Isr Med Assoc J 2: 278–281.

Berg A (1935) Der Krankheitskomplex der Kolik und Gebärmutterleiden in Volksmedizin und Medizingeschichte unter besonderer Berücksichtigung der Volksmedizin in Ostpreußen. Ein Beitrag zur Erforschung volkstümlicher Krankheitsvorstellungen und Heilmethoden. In: Diepgen P (Hrsg.): Abhandlung zur Geschichte der Medizin und Naturwissenschaften. Berlin.

Binder J, Simoes M (1978) Sozialpsychiatrie der Gastarbeiter. Fortschr Neurol Psychiat 46: 342–361.

Blanco-Cruz E (1984) Zur Diskriminierung der Ausländer in der Gesundheitsversorgung der Bundesrepublik. Erfahrungen aus der psychiatrischen Praxis. In: Geiger A, Hamburger F (Hrsg.) Krankheit in der Fremde. Berlin.

Böker W (1975) Psychiatrie der Gastarbeiter. In: Kisker KP, Meyer JE, Müller C, Strömgren E (Hrsg.) Psychiatrie der Gegenwart, Bd. III. Berlin: Springer

Boos-Nünning U. (1994) Türkische Familien in Deutschland. Auswirkungen der Wanderung auf Familienstruktur und Erziehung. In: Luchtenberg S, Nieke W (Hrsg.): Interkulturelle Pädagogik und Europäische Dimension. Münster: Waxmann.

Brandt HJ, Haase CP (1981) Begegnungen mit Türken – Begegnungen mit dem Islam. Hamburg: Rissen.

Calestro KM (1972) Psychotherapy, faith healing, and suggestion. Int J Psychiat 10,2: 83.

Koen-Emge E. (1988) Volksmedizinische Krankheitsvorstellungen und Heiler in der Türkei. Inaugural-Dissertation. Heidelberg. S. 1–206.

Öztürk OM (1964) Folk treatment of mental illness in Turkey. In: Kiev A (Hrsg.) Magic, Faith & Healing. London: Free Press Glencoe. S. 343–363.

Penka S, Krieg S, Hunner A, Heinz A (2003) Unterschiedliche Erklärungsmodelle für abhängiges Verhalten bei türkischen und deutschen Jugendlichen. Bedeutung für Prävention und Behandlungsangebote. Nervenarzt 7: 581–586.

21 Yoga, Meditation und Gebet aus psychotherapeutischer Sicht

Christiane Montag, John-Dylan Haynes und Lasse Brandt

Religiöse Überzeugungen und spirituelle Erfahrungen können das Vermögen eines Menschen beeinflussen, angesichts von Krisen und Verlusten Hoffnung, Sinn- und Kohärenzgefühl zu entwickeln. Darüber hinaus führt das regelmäßige Ausüben einer religiösen/spirituellen Praxis zur Veränderung emotionaler, vegetativer und motorischer Funktionen, welche die Möglichkeiten einer Person zur Selbstregulation erweitern können. Yoga, Meditation und Gebet gelten als kontemplative Techniken, welche trotz ihrer unterschiedlichen kulturellen Ursprünge eine Reihe gemeinsamer Wirkfaktoren aufweisen. Während traditionelle Formen der Kontemplation kulturübergreifend auf die Erzeugung veränderter (transzendentaler, non-dualer, mystischer) Bewusstseinszustände abzielen, beschränken sich klinische Anwendungen meist auf Teilbereiche kognitiver oder körperlicher Übung. Der folgende Abschnitt bezieht sich ausschließlich auf Yoga und Meditation als verhaltensbezogene Ausdrucksformen von Religiosität und Spiritualität, aber auch als Bestandteil von »säkularen« Therapieprogrammen. Das Gebet als »persönlicher, intimer und tiefer Dialog zwischen Mensch und Gott« (Ratzinger 1989, o.S.) setzt dagegen eine personalisierte Vorstellung eines antwortenden Gottes voraus. Zur Diskussion um religiös adaptierte Therapieformen, spirituelle Interventionen im Rahmen einer theistischen Psychotherapie, wie auch den Umgang mit Religiosität und Spiritualität in der klinischen Praxis wird auf Utsch (2014) verwiesen.

21.1 Begriffsbestimmung und Wirkfaktoren

Der indische Gelehrte Patañjali definierte Yoga als den inneren Zustand, in dem die Bewusstseinsregungen zur Ruhe kommen und das wahre Selbst erkennbar wird. Im Westen wird Yoga meist in seinen körperorientierten Formen wie dem Hatha-Yoga praktiziert, wobei Asanas (Yogastellungen) und Atemübungen nur teilweise mit Konzentration und Meditation kombiniert werden.

Meditationstechniken fokussieren in unterschiedlichem Maße die Faktoren Achtsamkeit, Konzentration und Selbsttranszendenz (Goyal et al. 2014). Zwei grundlegende Arten der Meditation werden aus der buddhistischen Tradition abgeleitet:

1. Konzentrative (focused-attention) Meditationsarten fördern die Aufrechterhaltung und kontinuierliche Refokussierung der Aufmerksamkeit, z. B. auf eine Sinneswahrnehmung, auf einen einzelnen Punkt im Raum oder auf einen affektiven Zustand. Zum Beispiel kultiviert Metta-(Liebende Güte, Loving Kindness)Meditation (LKM) die bedingungslose Annahme und selbstlose Freundlichkeit allen Wesen gegenüber; mitgefühlsorientierte (compassion, *karunaa*) Meditation (CM) fokussiert Fürsorge für Notleidende (Zeng et al. 2015).

2. Diffuse (open monitoring) Meditation zielt auf eine freie und neutrale Beobachtungshaltung gegenüber allen im gegenwärtigen Moment erlebten Sinnesphänomenen und Gedanken. Zazen z. B. strebt eine Freiheit von Gedanken an und hinterfragt die repräsentationale (Vorstellungs-) Natur, Flüchtigkeit und Leere mentaler Phänomene wie auch des sie erlebenden Subjektes (Sharf 2014).

Im Allgemeinen werden im Anfängerstadium konzentrative, mit zunehmender Expertenschaft eher diffuse Meditationsformen praktiziert.

Als weitere grundlegende Form kann die transzendentale Meditation genannt werden, bei der durch das Rezitieren von Mantras eine Aufhebung der gerichteten Aufmerksamkeit wie auch der Wahrnehmung von Raum, Zeit und Körper erfolgt und damit die Erfahrung eines »transzendentalen, reinen Bewusstseins« ermöglicht werden sollen (Travis und Shear 2010).

Je nachdem, ob eher konzentrative oder diffuse Meditationsformen geübt werden, können folgende regulative Fähigkeiten in unterschiedlichem Ausmaß angesprochen werden (Crane et al. 2017; Mehrmann und Karmacharya 2013).

Der Begriff der Achtsamkeit (Mindfulness) geht zurück auf den Pali-Terminus *sati* (Erinnerung, Besinnung, oder sich an den Dharma zu erinnern und dadurch die wahre Natur der Phänomene zu schauen), welcher damit traditionell nicht nur das Üben »reiner Bewusstheit«, sondern auch das Gewahrsein der (buddhistischen) Lehre sowie die ethische Einordnung von Daseinsgegebenheiten einschließt (Sharf 2014). In der Lehrrede des Buddha von den Grundlagen der Achtsamkeit (Satipatthana Sutta) werden vier Bereiche – Körper, Empfindungen, Geist und Geistesobjekte – unterschieden, welchen aufeinander aufbauende Methoden der Achtsamkeitsmeditation entsprechen: die Aufmerksamkeitslenkung auf Körper und Atem, die urteilsfreie Betrachtung von Gefühlsqualitäten, des momentanen Geisteszustandes und seines Wandels, sowie die Betrachtung der Natur des Leidens im Sinne der Vier Edlen Wahrheiten. Diese umfassen die 1) Wahrheiten vom Leiden, 2) dessen Ursachen in Verlangen und Anhaftung, 3) die Möglichkeit der Beendigung des Leidens durch Erkenntnis/Aufhebung der Ursachen sowie 4) den Edlen Achtfachen Pfad, der zur Befreiung führt. Einsichtsmeditation (*vipassana*) zielt auf die Erkenntnis der drei Daseinsmerkmale – der Unbeständigkeit aller Dinge, der Illusion eines Selbst, und der Vorstellung, durch sinnlich erfahrbare Dinge niemals Befriedigung zu finden (Rose und Walach 2009).

Aufmerksamkeitssteuerung und Exektivfunktionen

- Fokus der Aufmerksamkeit auf den gegenwärtigen Moment (Erfahrungsfokus)
- Kontinuierliches Monitoring des Erfahrungsstromes
- Erkennen von Ablenkung (mind wandering)
- Refokussierung
- Nonreaktivität
- Flexibilität
- Non-Dualismus (Verminderte Subjekt-Objekt-Differenzierung)

Metareflektive Fähigkeiten/Metakognition

- Defusion und Desidentifikation
  - Gedanken und Gefühle als mentale Ereignisse bzw. Repräsentation von Realität
- Dezentrierung
  - Reduktion von Selbstreferenzialität
- Erkennen kognitiver Muster und habituellen Verhaltens
  - Reduktion von automatischen Interpretationen und Bewertungen
  - Reduktion von Grübeln, polarisierendem Denken
- Aufgeschlossenheit für (mentale) Erfahrungen
  - Annäherungsverhalten, Offenheit

Regulation von (dysfunktionalen) Emotionen

- Akzeptanz von schwer beeinflussbaren Fakten/Symptomen
- Bedingungsloses Mitgefühl für sich selbst und andere: liebende Güte (Metta).
- Förderung von Gelassenheit, Sanftmut, Großzügigkeit, Empathie, Dankbarkeit

Vertiefte Wahrnehmung des eigenen Körpers

- Entspannung
- Stressreduktion
- Schmerzverarbeitung
- Reduktion von Dissoziation
- Erkennen des Zusammenhangs mentaler und körperlicher Zustände

Veränderung des Wertesystems

- Soziales und ökologisches Verbundensein

Die Praxis der Achtsamkeit findet sich in fast allen kontemplativen und Weisheitstraditionen, wird aber im westlichen Kulturraum oft auch ohne Rückgriff auf seine religiösen und spirituellen Wurzeln angewandt. Achtsamkeit ist definiert als eine Form der absichtsvollen, nicht bewertenden Aufmerksamkeitslenkung auf das Hier und Jetzt, die Fähigkeit, sich des gegenwärtigen Moments »gewahr« zu werden (Kabat-Zinn 2017). Das Angebot an achtsamkeitsbasierten Therapien hat sich in den letzten 20 Jahren vervielfacht, wobei die Entwicklung der Mindfulness Based Stress Reduction (MBSR) durch Jon Kabat-Zinn einen Ausgangspunkt darstellt (Kabat-Zinn 1990). MBSR ist ein strukturiertes Gruppenprogramm zur Ergänzung einer medizinischen Behandlung bei chronischen Erkrankungen sowie vermehrtem psychologischen und emotionalen Stress, welches mehrere Formen meditativer Praxis enthält: Übungen zur Körperwahrnehmung (Body Scan), Sitzmeditation und achtsame Bewegung (Gehmeditation, Yoga, Qi Gong). Ferner wird dazu ermutigt, auch bei alltäglichen Verrichtungen klares und offenes Gewahrsein zu entfalten. Mindfulness Based Cognitive Therapy (MBCT; Segal et al. 2002) stellt eine Adaptation der MBSR zur Rückfallprophylaxe bei Depressionen dar. Achtsamkeitsbasierte Interventionen finden sich zudem in der positiven Psychologie und diversen neueren therapeutischen Konzepten wie der Dialektisch-Behavioralen Therapie, Metakognitiven Therapie, Acceptance and Commitment Therapy, Compassion Focused Therapy oder Programmen zur Mindful Self Compassion. Allerdings sind Konzepte wie das der Gleichschwebenden Aufmerksamkeit oder der Empathie, wie auch Methoden der Aufmerksamkeitslenkung und Nutzung veränderter Bewusstseinszustände in der Hypnotherapie weit verbreitet und mögen zu den Grundpfeilern von Psychotherapie an sich gehören.

21.2 Physiologische und zerebrale Effekte

Die frühesten Untersuchungen zu Meditation und Yoga beschäftigten sich mit deren Auswirkungen auf die körperliche Gesundheit, wie zum Beispiel die Aktivierung des parasympathischen Nervensystems im Sinne einer hypometabolen Entspannungsreaktion. Gleichzeitig wird davon ausgegangen, dass Meditation nicht nur Entspannung, sondern auch Zustände anhaltender Wachheit und Konzentration fördert oder sogar – z. B. in den tantrischen und Vajrayana-Traditionen – phasisches Arousal und Hypermetabolismus nach sich ziehen kann (Amihai und Kozhevnikov 2015).

Im EEG ist konzentrative Meditation eher durch Aktivität im Beta- und Gamma-Bereich, diffuse Meditation jedoch durch Zunahme von frontalen, langsamen Alpha- und Thetarhythmen gekennzeichnet (Travis und Shear 2010). Bildgebungsstudien z. B. an buddhistischen Mönchen bestätigen stärkere Aktivierungen der Hirnareale, die mit Exekutivfunktionen und Aufmerksamkeitssteuerung in Verbindung stehen. Meditation bewirkt möglicherweise eine funktionelle Reorganisation zerebraler Aktivitätsmuster, wobei die Aktivität zerebraler Mittellinienstrukturen, die u. a. mit Tagträumen, Grübeln, Selbstbezüglichkeit und dem sogenannten narrativen Fokus der Selbsterfahrung in Zusammenhang gebracht werden, zugunsten des zentral-exekutiven Netzwerkes und eines in der Gegenwart lokalisierten Erfahrungsfokus abnimmt. Eine verbesserte Emotionsregulation wurde in Bildgebungsstudien mit einer reduzierten Aktivität der Amygdala in Verbindung gebracht. LKM und CM scheinen dagegen ihre Aktivität in den Regionen zu steigern, welche mit der emotionalen und somatosensorischen Reaktion auf die Gefühle Anderer assoziiert sind (Mehrmann und Karmacharya 2013).

21.3   Klinischer Wirksamkeitsnachweis

Achtsamkeitsmeditation und MBSR zeigen in Metaanalysen u. a. im Vergleich mit aktiven Kontrollbedingungen geringe bis moderate Effekte bei der Bewältigung von Stress, Angst, Depression und Schmerz sowie hinsichtlich einer Verbesserung der Lebensqualität (Goyal et al. 2014; Khoury et al. 2013a, 2015b). Dies lässt sich mit der Wirksamkeit von Antidepressiva in der Primärversorgung leichter und mittelschwerer Depressionen vergleichen – ohne die entsprechenden Risiken. MBSR und MBCT bewiesen bei der Behandlung von Angst und Depressivität robuste Vorteile gegenüber Psychoedukation, Entspannungstraining und supportiver Psychotherapie; die Effektstärken sind mit denen der kognitiven Verhaltenstherapie vergleichbar (Hofmann und Gomez 2017). MBCT konnte das Risiko eines Rückfalls bei rezidivierenden Depressionen innerhalb einer Follow-up-Periode von 60 Wochen signifikant reduzieren. Bemerkenswerterweise war dies auch bei Vergleich mit aktiven Kontrolltherapien einschließlich der antidepressiven Erhaltungsmedikation der Fall, ferner war der Effekt umso größer, je schwerer die Depression bei Studieneinschluss gewesen war (Kuyken et al. 2016).

Werden Achtsamkeitsinterventionen im klinischen Setting isoliert angewendet, können immerhin kleine bis mittlere Effekte hinsichtlich der Reduktion von Angst und Depressivität nachgewiesen werden, wenngleich sich für Depressivität keine signifikanten Unterschiede zu aktiven Kontrolltherapien ergaben (Blanck et al., 2018).

LKM und CM werden im Hinblick auf interpersonelle und emotionale Probleme als vielversprechend angesehen (Hofmann et al. 2011); LKM kann das Erleben positiver Emotionen im täglichen Leben fördern (Zeng et al. 2015). Eine durch Meditation verbesserte Aufmerksamkeitsregulation könnte sich bei Erkrankungen wie ADHS oder bipolarer Störung als hilfreich erweisen (Chu et al. 2018; Evans et al. 2018). Eine Reihe von Studien weist zudem auf eine möglicherweise auch eine Verzögerung altersabhängiger kognitiver Defizite durch Meditation (Gard et al. 2014). Auch Hatha-Yoga konnte die Symptomschwere bei verschiedenen psychischen Erkrankungen reduzieren; im Vergleich zu Aufmerksamkeitstraining oder Sport ergaben sich signifikante Effekte und in Konkurrenz mit Psychotherapie eine etwa gleichstarke Wirkung (Klatte et al. 2016). Beim Vergleich von Yoga mit Placebotherapien in der Behandlung leichterer Depressionen und Angstsymptome ergaben sich mittelgroße Effekte (Cramer et al. 2013b; Hofmann et al. 2016); Hinweise existieren für eine Wirksamkeit bei schweren Depressionen (Cramer et al. 2017) und bei der Behandlung von Posttraumatischen Belastungsstörungen (PTBS, Gallegos et al. 2017).

Eine besondere Fragestellung bezieht sich auf die Wirkung von Meditation und Yoga auf Patienten mit Psychosen, bei denen eine Reihe von Fallberichten eine erhöhte Manifestations- oder Rückfallgefahr durch Schwächung der Ich-Grenzen im Gefolge meditativer Zustände nahelegt (Kuijpers et al. 2007). Im Kontrast dazu steht die Vermutung, dass eine bei Psychosepatienten vermutete Dysbalance zwischen gesteigerter Hirnaktivität im Ruhezustand und reduzierten exekutiven Funktionen, wie auch die Unfähigkeit, flexibel zwischen assoziativen und fokussierten Zuständen zu wechseln, durch Meditation und Yoga positiv beeinflusst werden könnte (Mehta et al. 2016). Zwei Metaanalysen zu Achtsamkeitsinterventionen fanden günstige, wenn auch inkonsistente Effekte auf Negativ- (Khoury et al. 2013b) bzw. auf Gesamt- und Positivsymptomatik sowie Hospitalisierung (Cramer et al. 2016). LKM hat Potenzial zur Behandlung von Negativsymptomatik besitzen (Johnson et al. 2011). Psychosespezifische Frühinterventionen mit Schwerpunkt auf Mitgefühl, Akzeptanz, Achtsamkeit und Emotionsregulation konnten erste positive Ergebnisse in Machbarkeitsstudien nachweisen (Khoury et al. 2015a; Tong et al. 2016). Mehrere Metaanalysen zu Hatha-Yoga bei Psychosepatienten ergaben noch kein einheitliches Bild: Cramer et al. (2013a) fanden keine signifikanten Wirkungen auf Symptome, jedoch auf die Lebensqualität. Die Untersuchungen von Broderick et al. (2017) belegen minimale Vorteile von Yoga gegenüber der Standardbehandlung oder reiner Bewegungstherapie – Yoga wurde zudem besser akzeptiert. Darüber hinaus zeigten Dauwan et al. (2016), dass Yoga zusätzlich Langzeitgedächtnis und Depressivität bei Patienten mit Schizophrenie verbessern könnte. Wirksamkeit und Sicherheit hängen möglicherweise von einer zuträglichen Form der Praxis ab (angeleitet, konzentrativ und achtsamkeitsbasiert versus unkontrolliert, aufmerksamkeitsreduzierend oder gar substanzbegleitet); daher sollten individuelle Ziele und Effekte im therapeutischen Rahmen besprochen werden.

21.4 Unerwünschte Wirkungen

Negative Effekte von Meditation oder Achtsamkeit sind kaum systematisch beschrieben worden (Goyal et al. 2014). In einer Online-Befragung von 342 Meditierenden berichteten 25,4 % der Teilnehmer unerwünschte Wirkungen, welche aber meist leichtgradig waren und nicht zum Abbruch führten. Am häufigsten traten Angstsymptome (»Entspannungsangst«), Depersonalisation und Derealisation, seltener Bewusstseinsverlust, Schwindel, emotionale Labilität, Hypomanie oder Depression auf. Konzentrative Meditation war öfter mit unerwünschten Effekten verbunden, u. a. mit übermäßiger Selbstkritik (Cebolla et al. 2017).

Insgesamt können aber noch keine Aussagen darüber gemacht werden, ob kontemplative Techniken schwerere psychologische oder psychopathologische Nebenwirkungen zur Folge haben können oder lediglich zur Manifestation bislang unentdeckter psychischer Probleme oder Vulnerabilitäten führen.

Interessanterweise finden sich Hinweise auf Nebenwirkungen von Meditation (»meditation sickness«, »in die Leere fallen«) bereits in der klassischen buddhistischen Literatur, in der ein übermäßiges Bestreben nach Immersion in den gegenwärtigen Moment kritisiert wird, wenn es nicht von Auseinandersetzung mit dem Schrifttum, ethischem Handeln und langfristigen Veränderungen von Selbst und Lebensweise begleitet wird. Sharf (2015) vergleicht diesen Vorgang mit der aktuellen säkularisierten bzw. kommerzialisierten Anwendung von Meditation und Achtsamkeit, welche im Gegensatz zur kritischen Gesellschaftssicht früherer buddhistischer Meditationsgemeinschaften eher die Adaptation an kritikwürdige Verhältnisse fördere. Selbstabsorption könne so lähmend werden und zum Verlust sozialer und kultureller Bezüge führen.

21.5 Gebet

Interessanterweise existieren zum Gebet die wenigsten empirischen Untersuchungen, obwohl Gebete von allen kontemplativen Verhaltensweisen am häufigsten praktiziert werden. Dies mag darin begründet sein, dass das Gebet im Gegensatz zu Meditation oder Yoga nicht ohne eine persönliche Gottesbeziehung denkbar ist, und sich Psychotherapeuten unter Bezug auf Abstinenz und weltanschauliche Neutralität, aber auch vor dem Hintergrund eigener Überzeugungen oder Furcht vor Selbstenthüllung häufig scheuen, Fragen zur R/S zu stellen oder spirituelle Ressourcen zu aktivieren (Marquardt und Demling 2016). Allerdings sind Entwicklungs- und Transformationsprozesse, existenzielle Erfahrungen und die Suche nach Sinn und Selbsttranszendenz zentrale Themen von Psychotherapie. Dies stellt besondere Anforderungen an Selbst-Erfahrung und Fähigkeiten des Therapeuten, sein eigenes Weltbild und seine spirituelle Haltung wie auch seine Gegenübertragung zu reflektieren. Religiöse und spirituelle Überzeugungen des Patienten sollten respektvoll erfragt, individuelle Bedeutung und Zuträglichkeit religiöser Überzeugungen und des Betens sowie eine mögliche Verbindung mit der aktuellen Problematik geklärt und besprochen werden (Utsch 2014, S. 119). Ein direkter Einbezug des Gebets in die psychotherapeutische Arbeit erscheint hingegen problematisch. Wertvolle Hinweise zum Umgang u. a. mit dem Wunsch des Patienten danach finden sich bei Pfeifer (2014).

21.6 Fazit

Yoga, Meditation und Achtsamkeitspraxis können wichtige Ressourcen für die persönliche Entwicklung darstellen, finden aber auch als Kern- oder Teilaspekte von Therapieprogrammen für verschiedenste Störungsbilder immer breitere klinische Anwendung, wobei erste ermutigende wissenschaftliche Wirknachweise vorliegen.

Allerdings haben die große Verbreitung und auch Vermarktung so genannter »Mind-Body«-Therapien außerhalb ihres religiösen Kontextes nicht nur deren Zugänglichkeit verbessert, sondern auch zu Befürchtungen Anlass gegeben, dass die Integrität solcher Ansätze gefährdet bzw. Religion und Spiritualität trivialisiert werden könnten (Utsch 2014, S. 113).

Psychotherapeuten stehen hier vor der Aufgabe, einerseits zur Beschäftigung mit möglicherweise hilfreichen Methoden wie Meditation oder Yoga anzuregen, andererseits aber eine weltanschaulich neutrale und abstinente Haltung zu bewahren, die dem Patienten den Freiraum eröffnet, seine eigenen spirituellen Wachstumsmöglichkeiten zu erkunden und für den Genesungsprozess zu nutzen oder sich auch gegen einen solchen Weg zu entscheiden.

Literatur

Amihai I, Kozhevnikov M (2015) The Influence of Buddhist Meditation Traditions on the Autonomic System and Attention. Biomed Res Int 2015. doi: 10.1155/2015/731579.

Blanck P, Perleth S, Heidenreich T, et al. (2018) Effects of mindfulness exercises as standalone intervention on symptoms of anxiety and depression: Systematic review and meta-analysis. Behav. Res. Ther. 102: 25–35.

Broderick J, Crumlish N, Waugh A et al. (2017) Yoga versus non-standard care for schizophrenia. Cochrane Database Syst Rev 9. doi: 10.1002/14651858.CD012052.pub2.

Cebolla A, Demarzo M, Martins P et al. (2017) Unwanted effects: Is there a negative side of meditation? A multicentre survey. PLoS One 12: e0183137.

Chu CS, Stubbs B, Chen TY et al. (2018) The effectiveness of adjunct mindfulness-based intervention in treatment of bipolar disorder: A systematic review and meta-analysis. J Affect Disord 225: 234–245.

Cramer H, Lauche R, Klose P et al. (2013a) Yoga for schizophrenia: a systematic review and meta-analysis. BMC Psychiatry 13: 32.

Cramer H, Lauche R, Langhorst J et al. (2013b) Yoga for depression: a systematic review and meta-analysis. Depress Anxiety 30: 1068–1083.

Cramer H, Lauche R, Haller H et al. (2016) Mindfulness- and Acceptance-based Interventions for Psychosis: A Systematic Review and Meta-analysis. Glob Adv Health Med 5: 30–43.

Cramer H, Anheyer D, Lauche R et al. (2017) A systematic review of yoga for major depressive disorder. J Affect Disord 213: 70–77.

Crane RS, Brewer J, Feldman C, et al. (2017) What defines mindfulness-based programs? The warp and the weft. Psychol Med 47: 990–999.

Dauwan M, Begemann MJ, Heringa SM et al. (2016) Exercise Improves Clinical Symptoms, Quality of Life, Global Functioning, and Depression in Schizophrenia: A Systematic Review and Meta-analysis. Schizophr Bull 42: 588–599.

Evans S, Ling M, Hill B et al. (2018) Systematic review of meditation-based interventions for children with ADHD. Eur Child Adolesc Psychiatry 27: 9–27.

Gallegos AM, Crean HF, Pigeon WR, et al. (2017) Meditation and yoga for posttraumatic stress disorder: A meta-analytic review of randomized controlled trials. Clin Psychol Rev 58: 115–124.

Gard T, Holzel BK, Lazar SW (2014) The potential effects of meditation on age-related cognitive decline: a systematic review. Ann N Y Acad Sci 1307: 89–103.

Goyal M, Singh S, Sibinga EM et al. (2014) Meditation programs for psychological stress and well-being: a systematic review and meta-analysis. JAMA Intern Med 174: 357–368.

Hofmann SG, Grossman P, Hinton DE (2011) Loving-kindness and compassion meditation: potential for psychological interventions. Clin Psychol Rev 31: 1126–1132.

Hofmann SG, Andreoli G, Carpenter JK et al. (2016) Effect of Hatha Yoga on Anxiety: A Meta-Analysis. J Evid Based Med.

Hofmann SG, Gomez AF (2017) Mindfulness-Based Interventions for Anxiety and Depression. Psychiatr Clin North Am 40: 739–749.

Johnson DP, Penn DL, Fredrickson BL et al. (2011) A pilot study of loving-kindness meditation for the negative symptoms of schizophrenia. Schizophr Res 129: 137–140.

Kabat-Zinn J (1990) Full catastrophe living: using the wisdom of the body and the mind to face stress, pain and illness. New York, U.S.: Dell.

Kabat-Zinn J (2017) Too Early to Tell: The Potential Impact and Challenges-Ethical and Otherwise-Inherent in the Mainstreaming of Dharma in an Increasingly Dystopian World. Mindfulness (NY) 8: 1125-1135.

Khoury B, Lecomte T, Fortin G et al. (2013a) Mindfulness-based therapy: a comprehensive meta-analysis. Clin Psychol Rev 33: 763–771.

Khoury B, Lecomte T, Gaudiano BA et al. (2013b) Mindfulness interventions for psychosis: a meta-analysis. Schizophr Res 150: 176–184.

Khoury B, Lecomte T, Comtois G et al. (2015a) Third-wave strategies for emotion regulation in early psychosis: a pilot study. Early Interv Psychiatry 9: 76-83.

Khoury B, Sharma M, Rush SE et al. (2015b) Mindfulness-based stress reduction for healthy individuals: A meta-analysis. J Psychosom Res 78: 519–528.

Klatte R, Pabst S, Beelmann A, et al. (2016) The Efficacy of Body-Oriented Yoga in Mental Disorders. Dtsch Arztebl Int 113: 195–202.

Kuijpers HJ, van der Heijden FM, Tuinier S et al. (2007) Meditation-induced psychosis. Psychopathology 40: 461–464.

Kuyken W, Warren FC, Taylor RS et al. (2016) Efficacy of Mindfulness-Based Cognitive Therapy in Prevention of Depressive Relapse: An Individual Patient Data Meta-analysis From Randomized Trials. JAMA Psychiatry 73: 565–574.

Marquardt M, Demling JH (2016) Psychotherapy and Religion: A Representative Survey Among Psychotherapists in Southern Germany. Psychother Psychosom Med Psychol 66: 473–480.

Mehrmann C, Karmacharya R (2013) Principles and neurobiological correlates of concentrative, diffuse, and insight meditation. Harv Rev Psychiatry 21: 205–218.

Mehta, UM, Keshavan MS, Gangadhar BN (2016) Bridging the schism of schizophrenia through yoga-Review of putative mechanisms. Int Rev Psychiatry 28: 254–264.

Pfeifer S (2014) Das Gebet – Psychodynamik, Wirksamkeit, Therapie. In: Utsch M,. Bonelli RM, Pfeifer S (Hrsg.) Psychotherapie und Spiritualität. Berlin Heidelberg: Springer 193–201.

Ratzinger J. (1989) Letter to the Bishops of the Catholic Church on some aspects of Christian meditation. (http://www.vatican.va/roman_curia/congregations/cfaith/documents/rc_con_cfaith_doc_19891015_meditazione-cristiana_en.html, Zugriff am 23.07.2018).

Rose N, Walach H (2009) Die historischen Wurzeln der Achtsamkeitsmeditation – Ein Exkurs in Buddhismus und christliche Mystik. In: Heidenreich T und Michalak J (Hrsg.) Achtsamkeit und Akzeptanz in der Psychotherapie. Tübingen: dgvt-Verlag 25–46.

Segal ZV, Williams JM, Teasdale JD (2002) Mindfulness-based cognitive therapy for depression – a new approach to preventing relapse. U.S.: Guilford Press.

Sharf RH (2014) Mindfulness and mindlessness in Early Chan. Philos East West 64: 933–964.

Sharf RH (2015) Is mindfulness Buddhist? (and why it matters). Transcultural Psychiatry 52 (4): 470–484.

Tong AC, Lin JJ, Cheung VY et al. (2016) A Low-Intensity Mindfulness-Based Intervention for Mood Symptoms in People with Early Psychosis: Development and Pilot Evaluation. Clin Psychol Psychother 23: 550–560.

Travis F, Shear J (2010) Focused attention, open monitoring and automatic self-transcending: Categories to organize meditations from Vedic, Buddhist and Chinese traditions. Conscious Cogn 19: 1110–1118.

Utsch M (2014) Ausschluss oder Einbeziehung spiritueller Interventionen? In: Utsch M, Bonelli RM, Pfeifer S (Hrsg.) Psychotherapie und Spiritualität. Berlin Heidelberg: Springer 111–120.

Zeng X, Chiu CP, Wang R et al. (2015) The effect of loving-kindness meditation on positive emotions: a meta-analytic review. Front Psychol 6: 1693.

22 Zum aktuellen Suizidverständnis

Norbert Mönter und Michael Utsch

Der Tod zählt zu den universalen Erfahrungen des menschlichen Daseins. Die bedingungslose Begrenztheit und Vergänglichkeit der Existenz ist für alle Religionen der Welt ein zentraler Bezugspunkt und Kernelement ihres jeweiligen Glaubens. Jenseitsvorstellungen charakterisieren das Welt- und Menschenbild einer Religion. Das Lebensende eigenmächtig herbeiführen zu können ist seit Menschengedenken ebenso Teil der conditio humana. Die Entscheidungsmöglichkeit für einen Freitod gründet auf der menschlichen Fähigkeit über sich selber nachzudenken, abzuwägen, zu entscheiden und zu handeln.

Menschliche Gesellschaften haben in ihrer Geschichte und ihren Religionen sowohl zum Tod wie auch zum Suizid unterschiedliche Positionen eingenommen. Allen Deutungen des Suizids gemeinsam ist ein tragischer Ursachen-Moment von existenzieller Not, der nicht an Zustände mentaler Verstörung oder Verwirrung gebunden ist. Das ist von frühen Gesellschaften wie beispielsweise den Innuits ebenso bekannt wie bspw. im hellenistisch mitgeprägten Kulturkreis Vorderasiens und Europas. Der sogenannten »westlich« ausgerichteten Welt sind die Heldengestalten und Leitbilder der Antike wohl vertraut, die aus politisch-militärischen oder philosophischen Gründen ihr Leben in freier Entscheidung beendeten (Sokrates, Seneca, Cato u. a.). Gleichwohl versuchen Gesellschaften, die nicht individuell verfügbare Würde und Unantastbarkeit menschlichen Lebens, als ethischen Grundpfeiler zu etablieren. Viele sehen mit Aristoteles die fehlende Eigenverfügbarkeit des Menschen und seine Rückbindung an die Gemeinschaft oder eben auch an einen göttlichen Urgrund hierfür als wesentliche Begründung. Suizid war »»ein Unrecht gegen den Staat‹, da er vom religiösen Standpunkt aus, den Staat entweihte« (Brandt 2010, Alvarez 1980, S.64). Dies hat in den in den drei abrahamitischen Religionen über Jahrhunderte hinweg seine Strenge entfaltet. Allerdings gab es schon früh Ausnahmen, wie detailliert für das Judentum beschrieben.

Auch der eigenhändig herbeigeführte Tod des Judas Iskariot gibt bis heute Anlass zu theologischen Deutungsdiskussionen. Eingeständnis von Schuld und freier Wille einerseits stehen dem (vorherbestimmten) Erfüllen von Gottes Heilsplan gegenüber und verdichten in dieser Weise die extreme emotionale und kognitive Herausforderung, die mit dem Phänomen Suizid verknüpft ist. Auch an den Verzicht auf ein mögliches Ausweichen vor dem Märtyrertod im frühen Christentum sei erinnert. Bereits der römische Kaiser Marc Aurel, als Anhänger der Stoa mit bemerkenswert differenzierender Einstellung zum Suizid, kritisierte die Todessehnsucht vieler Christen in seinen »Selbstbetrachtungen« (Brandt 2010, S.103). Näheres zum Suizid im Islam findet sich im nachfolgenden Kapitel »Suizid, Migration und Islam« vom Meryam Schouler-Ocak.

Die Einstellung zum Suizid hat sich im vorderasiatisch und europäisch geprägten (»westlichen«) Kulturraum sowohl innerhalb der monotheistisch-abrahamitischen Religionen wie auch über die Zeit deutlich modifiziert. Am deutlichsten ist das im zurückliegenden Jahrhundert in christlich geprägten, zunehmend säkularisierten Ländern zu beobachten (Bähr und Medick 2005). Beginnend im 19. Jahrhundert mit der ersten Suizidstudie Émile Graf Dürckheims (1897/1987) begründete sich eine zunehmend fundiertere Suizidologie als eine Querschnittswissenschaft medizinisch-psychiatrischer, psychologischer und kulturwissenschaftlicher Provenienz. Dass der französische Arzt Jean-Étienne Esquirol bereits 1838 als erster den Suizid explizit als psychische Störung interpretiert, sei jedoch nicht unerwähnt. Heute wird der Suizid in der Psychiatrie in einer Janusköpfigkeit gesehen: unter bestimmten Umständen gilt ein Suizid als Ausdruck freier Willensentscheidung und ist als solcher nicht verbietbar; vor allem aber stellt die Suizidalität eine Herausforderung für maximale, wenngleich angemessene psychiatrisch-psychotherapeutische therapeutische Intervention wie auch eine umfängliche Suizidprävention dar. Die Suizidursachen von ethnisch-kulturellen Faktoren über neurobiologische und problematische psychosoziale Entwicklungsbedingungen bis hin zu akuten bzw. länger zurückliegenden Traumatisierungen wie auch dramatisch bedrohlichen, dann meist konflikthaften Lebenssituationen sind zu vielfältig als dass sie hier erörtert werden können. Die über viele Jahre deutlich rückläufige Zahl jährlicher Suizide in Deutschland belegt in jedem Fall die Sinnhaftigkeit spezifischer Behandlungen und Präventionsstrategien.

In allen europäischen Ländern ist die Straffreiheit des Suizids bzw. des Suizidversuchs selbstverständlich geworden. Auf die gesellschaftlich und politisch bedeutsame Auseinandersetzung um eine Legalisierung der Beihilfe zum Suizid und die sehr unterschiedlichen Gesetzgebungen in den europäischen Ländern mit z. T. sehr weitgehender Liberalisierung (Schweiz, Niederlande, Belgien) wie die anhaltend politisch strittige Auslegung des neuen Gesetzes zum assistierten Suizid in Deutschland können hier nicht weiter dargestellt werden. Die Konflikte verdeutlichen allerdings, wie hoch emotional das Thema besetzt ist, und wie schwierig es ist, unterschiedlichsten Wertvorstellungen in einer gemeinsamen Gesellschaftsordnung Platz zu gewähren.

Die beiden großen christlichen Kirchen sind sich darüber einig, dass ein Suizid in jedem Falle sehr zu bedauern ist, weil sich ein Mensch in großem Leid und in tiefster Verzweiflung selber das Leben genommen hat. Den Menschen, der ihn begangen hat, will die Kirche nicht verurteilen. Die jahrhundertelange theologische Denunziation des Suizids als aus christlicher Perspektive verbotener »Selbstmord« ist schon lange als falsch erkannt und aufgegeben worden. Bis Anfang des 20. Jahrhunderts allerdings verweigerte das Christentum entsprechend der jüdischen Tradition Suizidanten das kirchliche Begräbnis auf einem Friedhof. Mittlerweile gehen die Kirchen barmherziger vor und werben aus christlicher Sicht für das Leben. Sie möchten Einsicht dafür wecken, dass es dem christlichen Glauben entspricht, dem Kommen des Todes realistisch und gefasst entgegen zu sehen, ohne das Leben als ein Geschenk Gottes eigenhändig zu verkürzen. Mit seelsorglichen Methoden des Tröstens, Klagens und Ermutigens will die Kirche Verzweifelten beistehen, neue Hoffnung zu fassen und auch nach ei-

nem Scheitern neu anzufangen. Eine Vielzahl von Studien weist auf den Schutz-
faktor Religiosität bei Suizidalität hin (Überblick bei Bonelli 2018). Die Daten
belegen, dass Religiosität und Suizidalität invers korreliert: je höher die Religiosität, umso niedriger die Suizidalität. Zur Erklärung werden verschiedene Faktoren
wie Religionszugehörigkeit, stützende religiöse Gemeinschaft, religiöse Aktivitäten wie Gottesdienstbesuch oder die Häufigkeit des Gebets angeführt.

In mehreren Beiträgen dieses Buches über das Krankheitsverständnis in den
einzelnen Religionen wird auch der Umgang mit dem Suizid beschrieben. Eine
synoptische oder auch differenziert-vergleichende Sicht aus psychiatrischem
Blickwinkel erscheint wünschenswert. Es könnte zu einem besseren anthropolo-
gisch-psychologischen Verständnis des Suizides beitragen. Kay Redfield Jamison
überlebte – erkrankt an einer bipolar-affektiven Psychose – mit 28 Jahren nur
knapp einen Suizidversuch. Sie ist heute hochgeachtete Professorin für Psychiatrie an der John Hopkins University und sie schreibt in ihrem beeindruckenden
Werk »Wenn es dunkel wird« (Jamison 2000) u. a. über autobiographische Momente wie auch ihre Suche nach Gott. Sie schreibt: »Die Geschichte der Gesetze,
Einstellungen und Verhaltensweisen gegenüber Selbstmördern lässt zumindest
die Komplexität des Phänomens ermessen [...]. Es gibt über Selbstmord weder
einfache Theorien, noch gibt es unveränderliche Gesetzmäßigkeiten, mit denen
er sich vorhersagen ließe; kein Weg wurde bisher gefunden, um Herz und Gemüt derjenigen zu heilen und zu beruhigen, die auf so furchtbare Weise zurück-
gelassen werden. Was wir nicht wissen, tötet« (S. 24f.).

Literatur

Alvarez A (1980) Der grausame Gott. Hamburg: Hoffmann und Campe.
Bähr A, Medick, H (Hrsg.) (2005) Sterben von eigener Hand. Selbsttötung als kulturelle
Praxis. Köln: Böhlau.
Bonelli RM (2018) Suizid und Religiosität. In: Utsch M, Pfeifer S, Bonelli RM (2018) Psy-
chotherapie und Spiritualität. Berlin: Springer. 153–162.
Brandt H (2010) Am Ende des Lebens. Alter, Tod und Suizid in der Antike. München: C.
H.Beck.
Dürckheim E (1987) Der Selbstmord. Frankfurt: Insel (Original Paris 1897).
Jamison K (2000) Wenn es dunkel wird. Berlin: Siedler.
Wolfersdorf M, Bronisch T, Wedler H (Hrsg.) (2008) Suizidalität. Verstehen, vorbeugen, be-
handeln. Regensburg: Roderer.
Wolfersdorf M, Etzersdorfer E (2011) Suizid und Suizidprävention. Stuttgart: Kohlhammer.

23 Suizid, Migration und Islam

Meryam Schouler-Ocak

23.1 Einleitung

Laut der WHO sterben jedes Jahr mehr als 800.000 Menschen weltweit aufgrund eines Suizids (WHO 2015). Dabei ist über alle Altersgruppen hinweg eine Suizidrate von über 15,0/100.000 Bevölkerung für Männer und 8,0/100.000 Bevölkerung für Frauen festgestellt worden (WHO 2015). In diesem Zusammenhang wird berichtet, dass auf einen Suizid eines Erwachsenen (18 Jahre und älter) 20 oder mehr Suizidversuche stattfinden (WHO 2015). Während über alle Altersgruppen hinweg der Suizid zu den 10 häufigsten Todesursachen zählt, stellt sie in der Altersgruppe der 15–29-Jährigen die zweithäufigste Todesursache dar (WHO 2015). In Deutschland nehmen sich jährlich mehr als 10.000 Menschen das Leben (Statistisches Bundesamt 2016). Dabei sind Suizide unter Männern mit etwa einer Suizidrate von 18,1/100.000 im Vergleich zu Frauen mit einer Suizidrate von 6,3/100.000 deutlich überrepräsentiert. Eine Vielzahl von Kampagnen zur Reduktion und Prävention von suizidalem Verhalten wurden inzwischen entwickelt und implementiert. Das Nationale Suizidpräventionsprogramm für Deutschland (NaSPro) arbeitet zusammen mit dem *European Network on Suicide Research and Prevention* und der Weltgesundheitsorganisation (WHO) unter der Beteiligung des Bundesministeriums für Gesundheit sowie in Kooperation mit der Deutschen Akademie für Suizidprävention. Die Suizidraten waren seit den 1980er Jahren kontinuierlich gesunken, seit einigen Jahren liegen sie aber wieder über 10.000 pro Jahr (Anzahl der Sterbefälle durch vorsätzliche Selbstbeschädigung (Suizide) in Deutschland in den Jahren von 1980 bis 2017). Wiederholt wurden in verschiedenen nationalen und internationalen Studien erhöhte Raten an Suizidversuchen und Suiziden in verschiedenen Migrantengruppen bzw. Minderheiten festgestellt. In Deutschland handelt es sich um Migranten aus der Türkei. Ähnliche Daten wurden auch in der Schweiz erhoben (Aichberger et al. 2015; Yilmaz and Riecher-Rossler 2008).

Nur wenige Studien befassen sich mit der Suizidalität unter den Flüchtlingen und Asylsuchenden. So wurde in einer Untersuchung aus den Niederlanden festgestellt, dass insbesondere bei männlichen Asylbewerbern hohe Suizidraten (25,6/100.000/Jahr) im Vergleich zu einheimischen Männern (15,7/100.000/Jahr) registriert wurden, während bei Frauen kein relevanter Unterschied (7 bzw. 4 /100.000/Jahr) dokumentiert wurde (Goosen et al. 2011).

Insgesamt weisen diese Studienergebnisse auf die Notwendigkeit einer genaueren Untersuchung der zugrundeliegenden Mechanismen für das erhöhte Risiko suizidalen Verhaltens bei Menschen mit Migrationshintergrund und ethnischen Minderheiten hin. Deutschland ist quasi ein Zuwanderungsland, in dem nach Mikrozensus 2016 die Zahl der Personen mit Migrationshintergrund 18.576 Mio. betrug und damit 22,5 % der Gesamtbevölkerung einen Migrationshintergrund aufwies. Dabei hat »eine Person [...] einen Migrationshintergrund, wenn sie selbst oder mindestens ein Elternteil nicht mit deutscher Staatsangehörigkeit geboren wurde« (Statistisches Bundesamt 2016). Neben den aufgezählten Personen mit Migrationshintergrund sind inzwischen auch zahlreiche Geflüchtete in der Bundesrepublik Deutschland angekommen. Werden die geflüchteten Personen zu denen mit Migrationshintergrund hinzugerechnet, liegt die Zahl von Menschen mit Migrationshintergrund in Deutschland bereits bei knapp 20 Mio., so dass inzwischen nahezu jede 4. Person in der Bundesrepublik einen Migrationshintergrund hat. Es handelt sich hier um eine sehr diverse Gruppe von Menschen mit sehr unterschiedlichen kulturellen Kontexten und sehr unterschiedlichen religiösen Hintergründen. Untersuchungen zur Rolle der Religion sind in diesem Zusammenhang in Deutschland spärlich.

23.2   Kultur und interkulturelle Kompetenz

Pfeiffer (1994, S. 10) hat Kultur als einen »Komplex, der überlieferte Erfahrungen, Vorstellungen und Werte umfasst sowie gesellschaftliche Ordnung und Verhaltensregeln« beschrieben. So zählen neben der Religion die Esskultur, Wohnkultur, Traditionen, Überlieferungen, Rituale etc. zum kulturellen Kontext. Statistische Daten bezüglich der religiösen Hintergründe schätzen, dass knapp 4,7 Mio. Menschen in Deutschland einen muslimischen Hintergrund haben (Röther 2018), während etwa 270.000 mit einem buddhistischen, etwa 200.000 mit einem jüdischen und ca. 100.000 mit einem hinduistischen Hintergrund angegeben werden (Religionen in Deutschland). Dabei bildet die Religion einen wesentlichen Teil der Kultur. Darin bestehen klare Überzeugungen, Haltungen und Einstellungen zur Suizidalität und Umgangsformen mit suizidalem Verhalten. Da der interkulturelle Behandlungsprozess in der Psychiatrie und Psychotherapie bei der hohen Zahl an Personen mit Migrationshintergrund und ethnischen Minderheiten den Regelfall darstellt, ist es unverzichtbar, den soziokulturellen Hintergrund einschließlich der Religiosität des einzelnen Patienten zu erfassen und zu verstehen. Denn oftmals hat die Religiosität Einfluss auf die Suizidalität. Um jedoch Patienten mit Migrationshintergrund sprach- und kulturgebunden zu verstehen, ist es wichtig, die Arbeit mit einem qualifizierten Sprach- und Kulturvermittler zu beherrschen. Dieser Einsatz sollte dann routinemäßig erfolgen, wenn sprach- und/oder kulturgebundene Verständigungsprobleme bestehen. Weitere Skills der interkulturellen Kompetenz sind die Fähigkeit, mit einem Patienten aus einem anderen kulturellen Kontext eine therapeutische Beziehung aufzubauen, und die Fähigkeit, an die jeweiligen kulturellen Kontexte der Patienten adaptiert Diagnosen zu stellen und mit ihnen zu arbeiten (Qureshi et al. 2008; Schouler-Ocak et al. 2015). Bestandteile der interkulturellen Kompetenz sind somit neben Sensibilität und Empathie auch kulturelles Wissen. Um die interkulturelle Kompetenz zu vermitteln, ist neben Skills, kulturelles Wissen auch eine kultur- resp. religionssensible Haltung erforderlich. Dabei wird unter kulturellem Wissen kognitive interkulturelle Kompetenz gemeint, wie z.B. Wissen um unterschiedliche kulturelle Werte, Krankheitsmodelle oder Behandlungserwartungen sowie religiöse Vorstellungen, Haltungen und Einstellungen, auch zur Suizidalität (Schouler-Ocak et al. 2015).

Im Folgenden sollen Haltungen bzw. Einstellungen zum Suizid bzw. zur Selbsttötung der größten Religionen kurz erläutert werden:

23.3 Islam und Suizid

Im Islam ist der Suizid bzw. die Selbsttötung streng verboten. Das heilige Buch des Islam, der Koran, enthält sogar Sanktionen gegen die Selbsttötung: »Und tötet euch nicht (gegenseitig)! Allah verfährt barmherzig mit euch« (Quran 4:29 in Verzweiflung und Selbstmord im Islam; The role of Islam 2016) und »stürzt euch nicht mit eigenen Händen ins Verderben…« (Quran 2:195 in Verzweiflung und Selbstmord im Islam; The role of Islam 2016). Im Koran wird das menschliche Leben als heilig betrachtet und darf nicht ohne Rechtfertigung genommen werden. Es wird als ein Geschenk des Schöpfers gesehen und der Einzelne hat die Pflicht, es zu pflegen. Selbsttötung aus Verzweiflung wegen weltlicher Probleme ist daher streng verboten (Pritchard and Amanullah, 2007, Gearing and Lizardi 2009). Damit wird klar herausgestellt, dass Gott laut islamischer Theologie das Leben geschenkt hat und deshalb der Mensch es selbst nicht beenden darf. Hierzu heißt es in Sure 4 des Korans: »Und tötet euch nicht selbst […] Doch wer das tut, aus Feindseligkeit und Frevel, den werden wir im Höllenfeuer brennen lassen« (Quran 4:29; in Verzweifelung und Selbstmord im Islam; The role of Islam 2016). Auch in den Überlieferungen zu den Taten, Bräuchen und Aussagen des Propheten Mohammed, den »Hadithen«, wrd der Suizid verpönt. »Wer sich selbst erdrosselt, wird sich in der Hölle weiterhin erdrosseln. Wer sich selbst ersticht, muss sich demnach im Höllenfeuer ewig erstechen. Wer sich vergiftet, muss sich auf ewig vergiften« (Suizid im Islam 2016, o. S.). Darüber hinaus wird an einer anderen Stelle in den »Hadithen« zitiert, dass der Gott gesagt habe »Mein Knecht nahm sich das Leben und ist Mir damit zuvorgekommen. Ich verwehre ihm das Paradies« (Verzweifelung und Selbstmord im Islam; The role of Islam 2016; Suizid im Islam 2016, o. S.). Die islamische Theologie beschreibt, dass Gott, der Barmherzigste, Mitfühlendste und Segenreichste die Muslime angewiesen habe, einander mit Respekt und Fairness zu behandeln und niemanden mit seinen Problemen und Sorgen alleine zu lassen. Dabei könne Unterstützung und Hilfe helfen, die Sünde, sich das Leben zu nehmen, zu vermeiden. Gott verbiete den Muslimen auch, sich über einen anderen lustig zu machen, ihn zu verachten, zu beleidigen und zu missbrauchen sowie fertig zu machen (Quran 49:11 in Verzweifelung und Selbstmord im Islam; The role of Islam 2016) (Pritchard and Amanullah 2007, Gearing and Lizardi 2009).

An dieser Stelle soll betont werden, dass jede Religion sich in eher progressivere oder orthodoxere Überzeugungen aufteilt, die sich dahingehend unterscheiden, welchen Grad man an Verbindlichkeit gewissen religiösen Quellen zumisst.

23.4   Religion und Suizid

Die Ausführungen zum Islam und Suizid sind möglicherweise die Gründe dafür, dass nur wenige islamische Länder Suizidraten erheben bzw. berichten (Khan and Hyder 2006; Pritchard and Amanullah 2007). Allerdings wird vermutet, dass die geringer berichtete Suizidrate in muslimischen Ländern ein Mythos ist (Sarfraz and Castle 2002), da möglicherweise die geringere Berichtsrate auf soziale Stigmatisierung zurückzuführen ist (Sarfraz and Castle 2002).

In einer Meta-Analyse konnte nachgewiesen werden, dass Religion einen protektiven Einfluss auf die Vermeidung von vollendeten Suiziden hat, so dass empfohlen wird, bei Aufklärungskampagnen bzw. Informationsveranstaltung diese zu berücksichtigen (Wu et al. 2015). Verschiedene Studien zeigen, dass Religiosität mit reduziertem Risiko für Suizidalität einhergeht (Dervic et al. 2004; Lizardi et al. 2008). Darüber hinaus konnte festgestellt werden, dass die Intensität der Religiosität das suizidale Verhalten beeinflusst (Nelson 1977). Diese Ergebnisse wurden religionsübergreifend gefunden (Dervic et al. 2004; Lizardi et al. 2008. Des Weiteren wurde publiziert, dass Religiosität assoziiert ist mit geringerer Ausprägung von Aggressivität und Feindseligkeit (Koenig et al. 2001; Mann et al. 2005), die offenbar mit suizidalem Verhalten assoziiert sind. Zudem wurde hervorgehoben, dass in vielen Religionen der Gebrauch von abhängig machenden Substanzen (Hilton et al. 2002) und Rauchen (Martin et al. 2003), die auch mit Suizidalität in Verbindung gebracht werden, verboten sind (Hilton et al. 2002).

Nach Gearing und Alonzo (2018) wird der Akt der Selbsttötung in allen großen Religionen missbilligt. Zudem hat jede Religion zahlreiche effektive Coping-Strategien entwickelt, um Menschen in Konfliktsituationen wie Suizidalität zu unterstützen. Zu diesen zählen z. B. Gebete, religiöse Rituale sowie soziale Netzwerke. Inzwischen haben zahlreiche Untersuchungen hervorgehoben, dass Religion eine protektive Wirkung aufweist. So konnte bisherige Forschung aufzeigen, dass der Grad der Religiosität mit dem Grad der Suizidalität in direktem Zusammenhang steht. Mehrere Mechanismen konnten eine protektive Rolle in der Religion aufzeigen. Dazu zählt auch der Rückgang von Aggressivität und Feindseligkeit, dies religionsübergreifend bei allen größeren Religionen (Wu et al. 2015). Somit könnte der Grad der Religiosität einen Indikator für Suizidrisiko bilden. Allerdings wird auch darauf hingewiesen, dass auch die Religion selbst ein erhöhtes Risiko für Suizidalität Anlass sein könnte (Gearing und Alonzo 2018). Künftige Forschung könnte helfen, die Zusammenhänge zwischen Religion und Selbsttötung besser zu verstehen.

23.5 Abschließende Empfehlungen

Die Zugehörigkeit zu einer Glaubensgemeinschaft und die Religiosität sollte bei jedem Patienten bei der diagnostischen Abklärung im Rahmen der Anamnese erfasst werden.

Wu et al. (2015) empfehlen für die klinische Arbeit folgende Leitlinien: Einschätzung

- der Bedeutung der Religion und der Identität des Patienten,
- der Rolle der Religiosität bei Stress und Konfliktsituationen,
- der Konzeptualisierung des Suizids sowie die subjektiv wahrgenommene Religiosität des Patienten und
- den Wert der Unterstützung, den der Patient durch seine Teilnahme am religiösen Leben, erfährt.

Diese Empfehlungen dienen dazu, die Bedeutung und Wertigkeit der Religion für die Patienten und ihre Rolle im Rahmen der Suizidalität zu verstehen und ggf. in der Behandlung zu berücksichtigen. Weitere Studien sind erforderlich, um den Zusammenhang von Religion und Suizidalität, insbesondere die Beziehung zwischen Religiosität, Alter, Gender, kultureller Kontext und Ethnizität besser zu verstehen (Wu et al. 2015).

Literatur

Aichberger MC, Heredia Montesinos A, Bromand Z, Yesil R, Temur-Erman S, Rapp MA, et al (2015) Suicide attempt rates and intervention effects in women of Turkish origin in Berlin. Eur Psychiatry 30(4): 480–485.

Anzahl der Sterbefälle durch vorsätzliche Selbstbeschädigung (Suizide) in Deutschland in den Jahren von 1980 bis 2017. (https://de.statista.com/statistik/daten/studie/583/umfrage/sterbefaelle-durch-vorsaetzliche-selbstbeschaedigung/_downloade, Zugriff am 09.10.2019).

Dervic K, Oquendo MA, Grunebaum MF, Ellis S, Burke AK, Mann JJ (2004) Religious affiliation and suicide attempt. Am J Psychiatry 161(12): 2303–2308.

Gearing RE, Alonzo D (2018) Religion and Suicide: New Findings. J Relig Health 57(6): 2478–2499.

Gearing RE und Lizardi D (2009) Religion and suicide. J Relig Health 48: 332–341.

Goosen S, Kunst AE, Stronks K, van Oostrum IE, Uitenbroek DG, Kerkhof AJ (2011) Suicide death and hospital-treated suicidal behaviour in asylum seekers in the Netherlands: a national registry-based study. BMC Public Health11: 484.

Hilton SC, Fellingham GW, Lyon JL. Suicide rates and religious commitment in young adult males in Utah.Am J Epidemiol. 2002 Mar 1;155(5):413-9.

Khan MM und Hyder AA (2006) Suicides in the developing world: Case study from Pakistan. Suicide Life Threat Behav 36(1): 76–81.

Koenig HG, McCullough ME & Larson DB (2001) Handbook of religion and health. New York: Oxford University Press.

Lizardi D, Dervic K, Grunebaum MF, Burke AK, Mann JJ, and Oquendo MA (2008) The role of moral objections to suicide in the assessment of suicidal patients. J Psychiatr Res 42(10): 815–821.

Mann JJ, Bortinger J, Oquendo MA, Currier D, Li S, Brent DA (2005) Family history of suicidal behavior and mood disorders in probands with mood disorders. Am J Psychiatry 162(9):1672-1679.

Martin JA, Kochanek KD, Strobino DM, Guyer B, MacDorman MF (2003) Annual summary of vital statistics 2003. Pediatrics. 2005 Mar;115(3):619–34.

Nelson L, Franklyn (1977) Religiosity and Self-Destructive Crises in the Institutionalized Elderly. Suicide Life Threat Behav 7(2): 67–74.

Pfeiffer WM (1994) Transkulturelle Psychiatrie. Ergebnisse und Probleme. Stuttgart: Thieme.

Pritchard C und Amanullah S (2007) An analysis of suicide and undetermined deaths in 17 predominantly Islamic countries contrasted with the UK. Psychol Med 37: 421–430.

Quran 4:29 in Verzweifelung und Selbstmord im Islam; The role of Islam 2016. (https://www.islamreligion.com/de/articles/10370/verzweiflung-und-selbstmord-im-in-islam/_, Zugriff am 25.08.2019).

Quran 49:11 in Verzweifelung und Selbstmord im Islam; The role of Islam 2016. (https://quran.com/49/11_, Zugriff am 25.08.2019).

Qureshi A, Collazos F, Ramos M, Casas M (2008) Cultural competency training in psychiatry. Eur Psychiatry 3(1): 49–8.

Röther C (2018) Religionsstatisitk – Zahl der Muslime in Deutschland. Deutschlandfunk.de. (https://www.deutschlandfunk.de/detail-tag-fuer-tag.886.de.html?dram:article_id=408 677_, Zugriff am 25.08.2019).

Stacey A (2016) Verzweiflung und Selbstmord im Islam. Islam Religion.com (https://www.islamreligion.com/de/articles/10370/verzweiflung-und-selbstmord-im-in-islam/#_ftnref298 78_, Zugriff am 25.08.2019).

Sarfraz A & Castle DJ (2002) A Muslim suicide. Australasian Psychiatry 10(1): 48–50.

Schouler-Ocak M, Graef-Calliess IT, Tarricone I, Qureshi A, Kastrup M, Bhugra D (2015) EPA Guidance on Cultural Competence Training. Eur Psychiatry 30(3):431–440.

Schouler-Ocak M, Heredia Montesinos A, Aichberger MC (2014) Suizidprävention bei Frauen mit türkischem Migrationshintergrund. Ärztliche Psychotherapie und Psychosomatische Medizin 9 (2);68–73.

Statistisches Bundesamt (2016). Todesursachenstatistik. Bonn: Gesundheitsberichterstattung des Bundes.

Suizid im Islam: Eine Sünde für die Hölle (2016) Stern.de (https://www.stern.de/panorama/weltgeschehen/suizid-im-islam–eine-suende-fuer-die-hoelle-7100502.html_, Zugriff am 25.08.2019).

Verzweifelung und Selbstmord im Islam (https://www.islamreligion.com/de/articles/10370/verzweiflung-und-selbstmord-im-in-islam/_downloaded, Zugriff am 09.10.2019).

WHO (2015) (http://www.who.int/mental_health/prevention/suicide/suicideprevent/en/, Zugriff am 25.08.2019).

Wu A, Wang JY, Jia CX (2015) Religion and Completed Suicide: a Meta-Analysis. PLoS One 10(6): e0131715.

Yilmaz TA, Riecher-Rossler A (2008) Suizidversuche in der ersten und zweiten Generation der ImmigrantInnen aus der Türkei. Neuropsychiatr 22(4): 261–267.

24 »Dunkel war's, der Mond schien helle …« – Professionelle Seelsorge in der psychiatrisch-psychotherapeutischen Versorgung

Thomas Beelitz

Ein stationär neu aufgenommener Patient afrikanischer Herkunft bittet auf dem Anrufbeantworter der Klinikseelsorge am Ostrand Berlins um eine Bibel: Seine habe er nicht dabei. Mit dem direkten Appell: »Gott vergibt mir, was ich getan habe. Doch ich kann mir nicht vergeben!« wendet er sich dann persönlich an den Seelsorger. Die Bibel erhält er geliehen. Ein Wiederbesuch wird verabredet. Dieser kann nicht stattfinden; der Patient war gegangen. Die zufällige Momentaufnahme aus dem Psychiatrieseelsorge-Alltag dient hier als Einstimmung. Typisch ist das Widerständige, das Paradoxe und das Fragmentarische.

Aktuell erleben wir zu Religion und Psychiatrie die erfreuliche Entwicklung aus einer zutiefst widersprüchlichen Situation hin zu einer komplementären Partnerschaft: »From oxymoron to complementary partners«, formulierte Francis Lu[15]. Aber der Weg ist noch weit (Browning 2010, S. 115)! Oxymoron, das schwierige Wort aus der Rhetorik[16], meint eine Figur, in der aus zwei gegensätzlichen, sich widersprechenden bzw. sich ausschließenden Begriffen Bedeutung entsteht. Der aus einer Kette derartiger rhetorischer Figuren gebildete Spaßreim, dessen Anfang die Überschrift zitiert, dient hier nicht nur als metaphorische Kennzeichnung der aktuellen Lage, wie sie zwischen Religion, Spiritualität und Psychiatrie anzutreffen ist. Bei näherer Betrachtung ist wahrzunehmen, dass Felder sich überkreuzender Propositionen in mehrschichtiger Widerspruchsformation den eigentlichen Kern der Praxis professioneller Psychiatrieseelsorge ausmachen. Psychiatrieseelsorge muss dialektisch mit Widersprüchen umgehen können. Das sei im Folgenden skizziert und regt, wie ergänzt werden kann, zu prozess- und figurationssoziologischen Perspektiven an.

---

15 Lu gehörte federführend zur Forschungsgruppe der APA (American Psychiatric Association), die sich 2011 anlässlich der DSM-V Revision mit dem Thema Religiöse und spirituelle Themen in psychiatrischen Diagnosen befasste. Diese Aussage formulierte Francis Lu im Jahr 2011 anlässlich seiner Herausgeberschaft der Publikation »Religious and Spiritual Issues in Psychiatric Diagnosis. A Research Agenda for DSM-V« dieser Forschungsgruppe.

16 Gebildet aus »ὅξυς« (griech.) für scharf[sinnig]und »μωρός« (griech.) für einfältig.

24.1 Kulturen der Grenze

Für einen Überblick seien die in den Blick zu nehmenden Widerspruchsfelder, in denen professionelle Psychiatrieseelsorge agiert, aufgezählt. Es handelt sich vor allem um Widersprüche

- mit sich
- miteinander
- mit den Patienten und deren Angehörigen
- mit den jeweiligen institutionellen Kontexten, auch in ihrer historischen Gewordenheit (Kirche/Religion, Klinik, religiöse Gemeinde, Kommune...)
- mit der beruflichen Rolle (Seelsorger, Klinikpfarrer, Spiritual Care Spezialist...)
- mit den eigenen und vorgefundenen Wissenschaftskulturen (Theologie, Medizin, Psychiatrie, Psychologie...)

Daraus entstehen die Haltung, das Wissen und die Praxis der Psychiatrieseelsorge. Daraus entstehen die Verleugnungen und die Verwerfungen, die man in diesem Praxisfeld antrifft. Daraus entstehen die Schätze, die von professionell Seelsorgenden in der psychiatrischen Versorgung als Beitrag zu erwarten sind (Browning 1990). Hier wurden theologische Lehrstücke wie Heiligkeit, Vorsehung, Glauben, Gnade, Buße, Gemeinschaft und Berufung als diagnostische Kategorien erkannt, die die therapeutischen Bemühungen ergänzen und begrenzen können (Pruyser 1976, S. 60–79). Wo regelmäßig oder punktuell Gottesdienste angeboten werden, erfahren diese Zusammenhänge zusätzlich einen rituellen Ausdruck.

Auf den psychiatrisch-psychotherapeutischen Kontext bezogen kann ein Konsilprofil für professionelle Psychiatrieseelsorge beispielsweise so aussehen:

- Ansprechpartner für religiöse Informationen
- Begleitung religiös Gebundener (*multi-faith*)
- Begleitung chronisch psychisch Erkrankter (›austherapiert‹)
- Konsil für den spirituellen Notfallpatienten (*spiritual emergency/emergence*)
- Beratung religiös Belasteter/Verstrickter (transitiv)
- Beratung bei ›religiöser' Verarbeitung von BehandlungsproblemenKonsil zum religiös verstrickenden Patienten (intransitiv)
- Beratung religiös Suchender
- Beratung von religiösen Wechslern (›Bekehrte‹, ›Aussteiger‹)
- Bearbeitung existenzieller Anliegen: Absturz, Schuld, Verlust, Glück, Angst, Sehnsucht, Lebenswut, Hoffnung, Todesfälle...
- Ethische Konfliktlagen

International gewinnt professionelle Psychiatrieseelsorge zunehmend Gewicht als ›lebensweltlicher Vermittler‹ (*culture broker*) mit einer zentralen Bedeutung für das kulturelle und spirituelle Assessment in der psychiatrisch-psychotherapeutischen Versorgung. Aus pragmatischer und dynamischer Perspektive scheinen die Selbstüberweisungen seitens der Patienten an die Seelsorge grundsätzlich das Bemühen der Betreffenden zu beinhalten, die eigene Symbolisierungsfähigkeit stützen, verändern bzw. erweitern oder neu konturieren zu wollen (Beelitz 2013, S. 47). Das deutete sich auch in der eingangs zitierten, kurzen Begegnung an. Im psychiatrisch-psychotherapeutischen Feld leistet die professionelle Seelsorge darüber hinaus wesentliche, praktische Beiträge in der institutionellen Orchestrierung der verschiedenen Zuständigkeiten und Einrichtungen, die eine adäquate Versorgung heute erforderlich macht (Browning 2010, S. 107ff.).

24.2 Die moderne Psychiatrieseelsorge kommt aus der Psychiatrie

Professionell Seelsorgende im Krankenhaus arbeiten generell »in einer ebenso anspruchsvollen wie prekären Rolle am fremden Ort« (Borck 2018, S. 2). Für Psychiatrieseelsorgende trifft das ›Anspruchsvolle‹, das ›Prekäre‹ und das ›Fremde‹, wie es die Funktionen der Seelsorge im modernen Krankenhaus überhaupt charakterisiert, in besonderem Maße zu. Ein klareres Selbstbewusstsein davon ist wohl nur durch die kollegiale Intervision der Seelsorgenden untereinander zu halten. Der ersatzweise Hinweis auf eine womöglich Religionsaffinität der jeweiligen Stelleninhaber – sie sind bei uns in der Regel von den christlichen Kirchen angestellt und entsandt – kann in spirituelle oder religiöse Sackgassen gefolgt von Fehlversorgungen von religiös Gebundenen wie von Nicht-Gebundenen führen. Proreligiosität oder eben Antireligiosität, anstelle von kritisch-klinischer Einschätzung in hermeneutischer Perspektive, sind naheliegende Kurzschlüsse für die Beteiligten auf allen Seiten. Die überraschende Komplexität sowie die grundsätzliche und kritische Interpretationsbedürftigkeit religiöser/spiritueller Phänomene werden weithin unterschätzt. Sie können mindestens so komplex sein, wie andere geistige Aktivitäten auch. »Der Glaube, wenn es das wirklich als etwas Ganzes gibt, scheint so etwas wie ein Würfel zu sein, dessen eine Seite, die Oberseite, aus jeder Perspektive sichtbar ist; andere Seiten stellen sich für verschiedene Betrachter verschieden dar; die Unterseite und die Innenseiten allerdings bleiben unsichtbar für alle« (Niebuhr 1989, S. 14).

Der Pfarrer Anton Boisen (1876–1965), den man als Initiator der modernen Seelsorgebewegung und der klinischen Seelsorgeausbildung (*Clinical Pastoral Education*) ansieht, war wiederholt mit wahnhaften Depressionen in stationärer psychiatrischer Behandlung. Es gelang ihm, sein Erleben erweckungstheologisch zu deuten (Capps 2005, S. 9–55). Zunächst wurden denn auch die entwickelten allgemeinen Weiterbildungen in Seelsorge überwiegend im Praxisfeld Psychiatrie erlernt und gelehrt. Frank Lake (1914–1982), wegweisend für die Entwicklung einer klinischen Theologie, war Arzt und Psychiater. In seinem breit angelegten missionstheologischen Entwurf aus den 1960er Jahren spielen die schizo-affektiven Störungen bereits eine zentrale Rolle. Jüngere Darstellungen bieten meist Ausschnitte nach eigenen Vorlieben und vermeiden die Verortung in den transdisziplinären Kontexten. Pastoralpsychiatrie dann, die es als Forschungsdisziplin im deutschsprachigen Bereich verbunden mit dem Namen Thomas Bonhoeffer in der Praktischen Theologie gegeben hat, wird man am ehesten als Teil bzw. Partnerin der Sozialpsychiatrie verstehen, also als das kooperative Bemühen, über Klinik und Krankheit hinaus stützend, heilend und präventiv in das Wohnumfeld und in die kommunalen sowie religionsgemeinschaftlichen Strukturen zu wirken (Aldrich und Nighswonger 1973). Entsprechend positionieren sich die aktuellen ökumenischen Initiativen zum Heilungsauftrag der Kirchen und wird gegenwärtig die Zukunft professioneller Psychiatrieseelsorge in den Netzwerken der psychosozialen Versorgung beschrieben (Phiri 2014; Arbeitskreis 2000).

Die moderne Psychiatrieseelsorge (*mental healthcare chaplaincy*) ist ein besonderer Bereich der Spezialseelsorge mit einem ausgeprägt interreligiösen und anspruchsvollen transdisziplinären Profil. Um kompetent in der professionellen Psychiatrieseelsorge arbeiten zu können, ist der Erwerb zusätzlicher personaler und reflektierender Kompetenzen erforderlich. Weder der Bezug auf eine Religion, und sei es die eigene, noch der Bezug auf eine Wissenschaft, und sei es die Theologie mit ihrem besonderen Methodenkanon, reichen als Referenzrahmen aus. *In der Klinikseelsorge geht es grundsätzlich nicht um ein religiöses Mit-Agieren mit den Angeboten der Patienten, sondern um die Fähigkeit zu kritischer Kompetenz religiösen Materien gegenüber und um kommunikative Prozesse, die es Seelsorgeklienten ermöglichen, Halt und ein Stück ihrer Freiheit zurückzugewinnen.* Die Erfahrung und die Forschung zu professioneller Seelsorge im Umgang mit seelisch Erkrankten zeigen: »In den Feldern psychiatrischer Versorgung ist es entscheidend, bereit zu sein, auf Atheismus, Agnostizismus und den säkularen Humanismus zu hören und von ihnen zu lernen« (Eagger et al. 2009, S. 203; Beelitz und Stamm 2014, S. 254). Eine interkulturelle und interreligiöse Zusammenarbeit, auch mit humanistischen Kolleginnen (Ragsdale 2018, S. 58), wird für die Klinikseelsorge international selbstverständlich.

24.3 Die Vielfalt religiösen Erlebens

Auch wenn man nicht bis zu William James' Klassiker zum Thema zurückgeht, ist in der psychiatrisch-psychotherapeutischen Forschung und Versorgung die Vielfalt religiösen Erlebens sehr präsent. Als Beispiel eine Überlegung von Karl Menninger:

»Beim religiösen Empfinden geht es nicht nur um Verehrung, auch wenn beim Gottesdienst Verehrung aktiv zum Ausdruck gebracht wird. Da ist auch das Glauben, das Akzeptieren von Unbeweisbarem, von Unwahrscheinlichem, dem Unmöglichen: das Wunder. Das Leben selbst ist solch ein Wunder. Vielleicht ist auch das Böse ein Wunder, ein unwillkommenes zwar, aber dennoch da. [...] Und ob sie nun daran zu glauben meinen oder nicht, die Wissenschaftler genauso wie die Heiligen, die sturen Skeptiker genauso wie die Frommen, sie haben Anteil an diesem Wunder, werden von ihm angetrieben und gestützt in ihrem unstillbaren Kampf gegen einen gemeinsamen Feind« (Menninger, Mayman und Pruyser 1977, S. 379).

In psychiatrisch-psychotherapeutischen Kontexten treten die Vielfalt religiösen Erlebens und die Vielgestaltigkeit seelischer Erkrankungen jeweils zusammen in individuellen störungsspezifischen Formen auf. Das mag sonst auch der Fall sein; hier wird es besonders sichtbar. Mehrschichtige Widerspruchsformationen sind denn auch ein Charakteristikum der psychiatrischen Versorgung selbst, wie am Beispiel ›Therapieren‹ versus ›Kontrollieren‹ deutlich wird. Oft zeigt sich hier die besondere Komplexität der Verbindung religiöser und psychologischer Erfahrung in atypischen Erscheinungsformen. Sprachlich wird das in der überraschenden Kombination von ›Stimmen *sehen*‹ und ›Visionen *hören*‹ ausgedrückt, die sich bereits in der hebräischen Bibel findet: »Und alles Volk sah den Donner [...] und den Ton der Posaune« (Die Lutherbibel 2017, Exodus 20,18) (Glas et al. 2007).

In der professionellen Psychiatrieseelsorge braucht es eigene mutige Schritte und die grundsätzliche Anerkenntnis, dass die Angst vor Desintegration jedes religiöse, auch das eigene religiöse, Erleben begleitet. Es gilt, in den Begegnungen die eigene Angst immer wieder in den Blick nehmen zu können, dass nämlich, etwa wenn sich im Anderen der Glaube in Wahn aufzulösen scheint oder nur völlig verdreht wiederzufinden ist, auch jede eigene religiöse Orientierung, also das eigene Heiligste, im Mit-Erleben vorübergehend mit verloren zu gehen scheint. Man muss sich die Angst zugestehen können, beim Versuch verstehen zu wollen, für Momente verrückt zu werden – eine Angst übrigens, die in eigener Weise alle in der Psychiatrie Tätigen in ihren jeweiligen Bemühungen um die Patientinnen und Patienten verbindet, und natürlich uns Menschen überhaupt (Pinsky 1975). Die eigene Vielspaltigkeit ist würdigend anzuerkennen. Anders als im Kontext des Allgemeinkrankenhauses, wo professionelle Seelsorge primär *erlebnisbezogen* arbeitet, hat die moderne Psychiatrieseelsorge angefangen, mehrstufige *störungsbezogene* Best-Practice-Modelle für die eigene Arbeit zu entwickeln: zunächst zu Angststörungen, Essstörungen, psychotischen und affektiven Störungen (Lowery 2012, S. 275–279).

24.4 Was macht die Lebenskunst?

Professionelle Seelsorge in der psychiatrischen Versorgung, anders als im Allgemeinkrankenhaus, arbeitet mit Gruppen verschiedenster Art (Lowery 2012, S. 270ff.). Dazu ein Beispiel aus der stationären Versorgung im Berliner Osten: In der komplementären Partnerschaft zwischen professioneller Seelsorge und So-

zialdienst bieten wir seit fünf Jahren auf einer offenen Station der psychiatrischen Klinik regelmäßig eine Gesprächsgruppe für alle Störungsbilder und jeden
a/religiösen Hintergrund an. Wir nennen dieses Angebot »Forum: Was macht
die Lebenskunst?«, angelehnt an das niederländische Modell: »Meet and greet –
the art of living« (Muthert 2010, S. 498f.). Jeden Freitag findet vormittags für 45
Minuten geprägt von Kreativität, Neugier und Respekt ein moderierter, gegensei-
tiger Austausch rund um die Fragen des Lebens statt, die für die Teilnehmenden
gerade anstehen. Die Gruppe bietet einen Resonanzkörper für sinnförmige Kommunikation, für existenzielle Fragen jeder Art. Man könnte sagen, wir öffnen
und empfehlen das gesamte Buch des Lebens der korrigierenden Aufmerksamkeit einer größeren Wirklichkeit, die Christen und andere Gott nennen. Themen
waren letztens: Wie finde ich Kontakt zu meinem eigenen Ja? Was lässt mich
nicht schlafen? Was brauche ich, wenn ich mich auf ein Leben nach der Klinik
einlasse? Was wäre mal was Positives? Wonach halte ich Ausschau? Und sich an
die Hand nehmen können. Gelegentlich nehmen Mitarbeitende aus anderen Bereichen des Krankenhauses interessehalber als Gäste teil.

24.5   Fazit

Professionelle Psychiatrieseelsorge hat eine weitverzweigte Geschichte und bietet
immer wieder beeindruckende Beispiele für eine komplementäre Zusammenarbeit mit den medizinisch orientierten Diensten zum Wohle der Patienten. So la-
den diese knappen Ausführungen ein zur Erkundung und zum Gespräch unter
allen Beteiligten, auf allen Seiten, und zur Entwicklung von Kulturen der Grenze
als Orten der Begegnung. Darin liegt die Zukunft, denn schließlich muss die
Welt keine Nacht der Mondfinsternis sein.

Merke: Sobald Religiöses als Mittel für Non-Compliance eingesetzt wird, ist
an ein Konsil seitens der professionellen Seelsorge zu denken.

Literatur

Arbeitskreis der Psychiatrieseelsorger (Hrsg.) (2000) Konzept für die Seelsorge in der Psy-
    chiatrie. Evangelische Kirche im Rheinland (EKiR) (http://www.ekir.de/krankenhaus
    seelsorge/arbeitsfelder/psychiatrie.php, Zugriff 30.04.2018).
Aldrich CK, Nighswonger CA (1973) Pastoralpsychiatrie in der Praxis. Ein Ratgeber für die
    Seelsorge. Gütersloh: Gütersloher Verlagshaus Gerd Mohn.
Beelitz T (2013) Kulturen der Grenze. Seelsorge in der Psychiatrie als Herausforderung. In:
    Kiessling K (Hrsg.) Transformationen. Pastoralpsychologische Werkstattberichte 19.
    Frankfurt am Main: Deutsche Gesellschaft für Pastoralpsychologie. S. 3–62.

Beelitz T, Stamm G (2014) Unterscheidung der Geister in der Psychiatrie: Pastoralpsychologische und psychiatrisch-psychotherapeutische Falldiskussion. In: Armbruster J, Frommann N, Giebel A (Hrsg.) Geistesgegenwärtig begleiten – Existenzielle Kommunikation, Spiritualität und Selbstsorge in der Psychiatrie und Behindertenhilfe (Hrsg. v. Bundesverband evangelischer Behindertenhilfe). Neukirchen-Vluyn: Neukirchner Verlagsgesellschaft. S. 247–261.

Borck S (2018) Krankenhausseelsorge und Altenpflegeheimseelsorge als Kirche am anderen Ort. Impulse für den Fachkonvent für Krankenhausseelsorge und Altenpflegeheimseelsorge der EKBO. Berlin: Unveröffentlichtes Manuskript.

Browning DS (1990) The Protestant Response to Psychiatry. Contributions to a Public Philosophy for Psychiatry. In: Browning DS, Jobe T, Evison IS (Hrsg.) Religious and Ethical Factors in Psychiatric Practice (in association with The Park Ridge Center for the Study of Health, Faith, and Ethics). Chicago: Nelson-Hall Inc. S. 19–40.

Browning DS (2010) Reviving Christian Humanism. The New Conversation on Spirituality, Theology, and Psychology. Minneapolis: Fortress Press.

Capps D (2005) Fragile Connections. Memoirs of Mental Illness for Pastoral Care Professionals. St. Louis: Chalice Press.

Die Lutherbibel (2017) Die Bibel nach der Übersetzung Martin Luthers. Revidierte Fassung von 2017. Stuttgart: Deutsche Bibelgesellschaft.

Eagger S, Richmond P, Gilbert P (2009) Spiritual Care in the NHS. In: Cook C, Powell A, Sims A (Hrsg.) Spirituality and Psychiatry. London: The Royal College of Psychiatrists. S. 190–211.

Glas G, Spero MH, Verhagen PJ, Van Praag HM (Hrsg.) (2007) Hearing Visions and Seeing Voices. Psychological Aspects of Biblical Concepts and Personalities. Dordrecht: Springer.

Lowery MJG (2012) Behavioral Health. In: Roberts SB (Hrsg.) Professional Spiritual & Pastoral Care. A Practical Clergy and Chaplain's Handbook. Woodstock: Sunlight Paths Publishing. S. 267–281.

Menninger K, Mayman M, Pruyser P (1977) The Vital Balance. The Life Process in Mental Health and Illness (1963). Harmondsworth/New York/Ringwood/Markham/Auckland: Penguin Books (Das Leben als Balance. Seelische Gesundheit und Krankheit im Lebensprozeß. Vorwort Alexander Mitscherlich. München: Kindler Verlag 1974).

Muthert JK (2010) Coming to Terms with Loss in Schizophrenia. The Search for Meaning. In: Verhagen PJ, Van Praag HM, López-Ibor JJ, Cox JL, Moussaoui D (Hrsg.) Religion and Psychiatry. Beyond Boundaries (World Psychiatric Association. Religion, Spirituality and Psychiatry Section). Oxford/New York: John Wiley & Sons. S. 497–512.

Niebuhr HR (1989) Faith on Earth. An Inquiry into the Structure of Human Faith. Ed. By Richard R. Niebuhr. New Haven/London: Yale University Press.

Phiri IA (2014) Keynote speech: The Healing Ministry of The Churches Today, World Council of Churches. Geneva. (https://www.oikoumene.org/.../the-healing-ministry-of-the-churches-today, Zugriff Mai 2018).

Pinsky R (1975) Essay on Psychiatrists. In: ders., Sadness and Happiness. Poems. Princeton/Chicester: Princeton University Press. S. 57–74.

Pruyser PW (1976) The Minister as Diagnostician. Personal Problems in Pastoral Perspective. Philadelphia: The Westminster Press.

Ragsdale JR (2018) Transforming Chaplaincy Requires Transforming Clinical Pastoral Education. In: Journal of Pastoral Care & Counseling 72(1): 58–62.

25 PIRA (Psychiatrie – Information – Religion – Austausch)

Norbert Mönter, Jihad Alabdullah, Elif Alkan Härtwig und Sabrina Scherzenski

25.1 Einleitung

Es gehört zu den Basisaufgaben und Kompetenzen von Psychiatern und Psychotherapeuten (im folgenden PP) Verstehen und Verständnis zu fördern: Verstehen des Eigenen und des Anderen als Teil eines subtilen kommunikativen Prozesses und Verständnis als einordnender Versuch und Fähigkeit, sich in andere Menschen hineinzuversetzen und mitzufühlen. Psychotherapie beinhaltet per se somit den Versuch, beim Zusammenleben Brücken zu bauen, und die individuellen menschlichen Beziehungen konstruktiv zu beeinflussen. PP sind konfrontiert mit den individuellen Auswirkungen von Migration und Flucht, Vertreibung, Traumatisierung wie auch von misslingender Integration und Stigmatisierung. Zugleich kennen sie individuelle Auswirkungen von gesellschaftlicher Polarisierung in Form von Gefühlen des »Abgehängtseins« und auch der Radikalisierung. In jüngerer, durch Migration und Globalisierungsprozesse geprägter Zeit sehen nicht wenige Psychiater und Psychotherapeuten, über ihre individuell-therapeutische Arbeit hinaus, eine gesellschaftliche Verantwortung in der Funktion des Brückenbauers zwischen sich fremd und z. T. mit wenig wechselseitigem Verständnis gegenüberstehenden gesellschaftlichen Gruppen.

Die Erfahrungen, organisatorische Aspekte und die Auswertung bisheriger Aktivitäten eines Berliner psychiatrisch-psychagogisch-psychotherapeutischen Brückenbau-Projektes gegenüber Mitgliedern muslimischer Gemeinden werden in diesem Aufsatz vorgestellt. An Hand von Fallvignetten werden einige Beratungssituationen exemplifiziert.

25.2 Projekt-Bericht

25.2.1 PIRA: Projekt-Entwicklung und Organisation

Das PIRA-Projekt hat seinen Ausgang in dem multiprofessionellen und interreligiösen Arbeitskreis »Religion und Psychiatrie« (AK R&P) des Vereins für Psychiatrie und seelische Gesundheit »vpsg« (Näheres siehe Entstehungshintergrund und Einführung). Der 2003 als berufsgruppen- und versorgungssektorenübergreifend gegründete Verein für Psychiatrie und seelische Gesundheit stellt eine Initiative für eine verbesserte psychiatrische und psychotherapeutische Versorgung von Menschen mit schweren psychischen Erkrankungen dar. Er engagiert sich im speziellen für eine über alle Versorgungssektoren hin integrierte Versorgung, in der der Patient mit seinen unterschiedlichen Behandlungsbedürfnissen und Notwendigkeiten im Mittelpunkt steht. »Patient im Mittelpunkt« bedeutet substanziell auch das Wahrnehmen der subjektiven Seite und Sicht des Patienten. Vielleicht war es kein Zufall, dass nicht wissenschaftliche Überlegungen oder Studien, sondern die Erfahrung im psychiatrischen Versorgungsalltag maßgebend war, dass bereits 2004 Therapeuten im vpsg den religiösen Glauben zum Thema machten. Im direkten Patientenkontakt ist/war – entsprechende Aufmerksamkeit vorausgesetzt – für PP die Bedeutung religiöser Orientierung mit all ihren psychoemotionalen und sozialen Implikationen bei Menschen in seelischen Krisen spürbar. Auch spielte die migrationsbedingte stärkere Begegnung mit zunehmend offenerem Bekenntnis von Patienten mit muslimischem Glauben bei dieser Themenfokussierung eine Rolle wie auch türkisch-muslimische Psychiater und Psychotherapeuten frühzeitig in die Aktivitäten der vpsg-Initiative einbezogen waren.

In der Einführung wurde auch die weitere Entwicklung der Initiative und späteren AK »Religion und Psychiatrie« bereits geschildert: 2006 fand die erste Tagung »Religion und Psychose – Sinnsuche und Sinnstiftung im psychiatrischen Alltag« in Berlin statt; mehrere Fach- und Öffentlichkeitsveranstaltungen und die Etablierung der jährlichen psychiatrisch-religionswissenschaftlichen Colloquien folgten. Die Bedeutung von Religion und auch Spiritualität stärker ins fachöffentliche Bewusstsein der PP zu rücken war das erklärte Ziel des AK R&P. Darüber hinaus formulierte der AK als seine zweite zentrale Zielsetzung Mitglieder kirchlicher Gemeinden und Glaubensgemeinschaften für psychiatrische Erkrankungen sensibilisieren und über Behandlungsmöglichkeiten informieren zu wollen. Diese Aktivität verstand und versteht sich anhaltend im Kontext von Anti-Stigma-Aktionen, die allgemein mehr Toleranz und Aufgeschlossenheit in der Gesellschaft für psychisch erkrankte Menschen bewirken sollen.

25.2.2 Versorgungsstruktureller Hintergrund

Epidemiologische und versorgungsstrukturelle Untersuchungen von Menschen mit Religionszugehörigkeit liegen für Deutschland nicht vor. Für ein strukturelles Versorgungsdefizit aufgrund religiöser Bindungen bei Menschen ohne Migrationshintergrund gibt es keine belastbaren Hinweise. Die Ablehnung psychiatrischer und psychotherapeutischer Hilfen aufgrund religiös motivierter, individueller und kollektiver ideologischer Einstellungen, z. B. in Sekten, sind bekannt, können u. U. auch fachliches Engagement erfordern (z. B. Sektenausstiegshilfen); sie stehen aber nicht im Focus der PIRA-Aktivitäten. Bei hochreligiösen Patienten, etwa streng religiösen Muslimen oder Christen, bestehen auch in Deutschland immer noch Vorbehalte, Psychotherapie in Anspruch zu nehmen. Sie haben Vorbehalte, bei belastenden Problemen säkulare Psychotherapeuten aufzusuchen, weil sie befürchten, dort auf wenig Verständnis für eine meist spirituelle Deutung des Problems zu stoßen. Eher suchen sie Unterstützungen in der Moschee bzw. der Kirche, d. h. bei muslimischen bzw. christlichen Seelsorgern (Stephan und Utsch 2017). Eine aktuelle Pilotstudie hat die alternative Inanspruchnahme von Imamen und säkularen Psychotherapeuten in Deutschland untersucht (Balci-Sentürk und Freund 2018). Je stärker die Religiosität ausgeprägt war, desto eher wurde ein Iman und nicht ein Psychotherapeut zu Rate gezogen.

Auf der anderen Seite gibt es mittlerweile umfangreiche Untersuchungen zur psychiatrischen und psychotherapeutischen Versorgung von Menschen mit Migrationshintergrund. Es ist davon auszugehen, dass die religiöse Bindung bei den Migranten nicht nur aus der Türkei und Syrien, sondern sowohl aus Osteuropa (Polen, Russland u. a.) wie Südosteuropa sowie aus weiteren vorderasiatischen, asiatischen und auch aus afrikanischen Ländern deutlich intensiver ist. Zusätzlich zu den meist bedrückenden Migrationsursachen tragen die Umstände der Migration häufig selbst wesentlich zu psychischer Labilisierung bei. Der dadurch entstehende Hilfe- und Behandlungsbedarf wird entsprechend eines traditionellen Krankheitsverständnisses und tradierter Interventionsvorgaben häufig erstmal im Kontext der eigenen Religionsgemeinschaften formuliert. So ist davon auszugehen, dass ein an wissenschaftlich fundierten medizinischen Kriterien ausgerichteter Umgang mit psychisch Erkrankten im religiös organisierten Umfeld nicht genügend gewährleistet ist. Vielmehr scheint das Hilfeangebot für psychisch Erkrankte vielfach durch moralische Vorgaben, Tabuisierungen und Exklusionsmechanismen belastet (Kultur- und Sprachbarrieren). Bereits im Positionspapier »Perspektiven der Migrationspsychiatrie in Deutschland« der Deutschen Gesellschaft für Psychiatrie, Psychotherapie und Nervenheilkunde (DGPPN 2012) Nr. 14 vom 13.09.2012, wird auf erhebliche Versorgungsdefizite hingewiesen. Zur Verbesserung der psychiatrisch-psychotherapeutischen Versorgung werden u. a. die Bildung multikultureller psychiatrisch-psychotherapeutischer Teams durch die Einstellung von Mitarbeitern mit Migrationshintergrund und ein regelhafter Einsatz von Sprach- und Kulturmittlerinnen gefordert. Dieser Einschätzung entspricht die Fokussierung der nachstehend beschriebenen PIRA-Aktivitäten auf, durch Migration geprägte, muslimische (sunnitische) Gemeinden.

25.2.3 Aktivitäten und Akteure

Mit einer Veranstaltungsreihe »Psychiatrie-Info in der Moschee« im Gebetsraum der großen türkischen Şehitlik-Moschee in Berlin Neukölln hat der AK P&R im Oktober 2013 seine spezifischen Aktivitäten aufgenommen. Die Veranstaltungen wurden unterstützt und eingeleitet durch Imame. Als Referenten beteiligten sich niedergelassene PP wie einige leitende Klinik-Psychiater der Stadt. PP-Kolleginnen mit türkischem Hintergrund und eigener Migrationserfahrung übersetzten die Vorträge simultan bzw. erstellten Vortragsfolien auf Türkisch, wodurch die direkte Ansprache der zahlreichen Teilnehmer an den Info-Veranstaltungen und auch die Nachfragedynamik deutlich befördert wurden. Türkisch (und später dann arabischsprachige) PP-Kollegen waren hier für den Aufbau erster vertrauensbildender Kontakte und die dann intensiver werdende Kooperation von entscheidender Bedeutung.

Das in der Vortragsreihe »Psychiatrie-Info in der Moschee« sichtbar gewordene starke Interesse und die vielen Fragen führten dann konkret zu dem PIRA-Beratungsprojekt, dessen Förderung durch die Lottostiftung Berlin im Herbst 2015 bewilligt wurde. Der offizielle Projekt-Titel lautet: »Information und Beratung zu psychiatrischen Erkrankungen im religiös-gemeindlichen Kontext mit Schwerpunkt auf muslimischen Gemeinden«.

Beim Start bestand das PIRA-Team aus vier Fachärzten und Fachärztinnen (Nervenärzte, Psychiater, Kinder-und Jugendpsychiater) und drei Psychotherapeutinnen, im Verlauf kamen dann weitere drei Psychiater (zwei in Ausbildung) und zwei Psychotherapeutinnen hinzu; bei den Veranstaltungen fanden sie auch weiterhin Unterstützung durch Vorträge leitender Berliner Klinik-Psychiater. vier der insgesamt zwölf PIRA-Akteure haben türkische Wurzeln, fünf kommen aus arabischen Ländern (vor allem Syrien) und drei Akteure sind Deutsche ohne Migrationshintergrund. Die türkischen und arabischen Kollegen und Kolleginnen verstehen sich als (überwiegend engagiert-)gläubige Muslime. zwei syrische Kollegen hatten einen aktuellen Fluchthintergrund. Das Team hat regelmäßige Arbeitsbesprechungen und Supervisionssitzungen. Durch gemeinsame soziale Aktivitäten (Besuch der islamischen Abteilung des Pergamon-Museums, Weihnachtsoratorium, Fastenbrechen, Schauspiel »Nathan der Weise« u. a.) wird zudem auch ein kultureller Austausch und Diskurs angeregt.

25.2.4 Die Informationsveranstaltungen

Die Informationsveranstaltungen fanden eine große Resonanz mit 30 bis 50 mehrfach auch bis zu 80 Zuhörern; sie fanden überwiegend in muslimischen Gemeinden statt und natürlich immer mit Unterstützung der zuständigen Imame und Gemeindevorsteher, die auch in den Freitagsgebeten für den Besuch dieser Veranstaltungen warben. Die mit den Gemeinde-Verantwortlichen abgestimmt Themen bezogen sich auf Diagnose- und Therapiemöglichkeiten einzelner Krankheitsbilder, aber auch allgemeinere Fragen des Umgangs mit verhaltensauffälligen Kindern, Jugendlichen oder Nachfragen zum Zusammenhang von Aggression und Depression.

25.2.5 Die Beratungsmodalitäten

Die für die Ratsuchenden kostenfreien Beratungen erfolgen zumeist ohne Voranmeldung, bei Wunsch auch anonym. Per Flyer, in türkischen und arabischen Radiosendungen und zunehmend durch Mundpropaganda (auch der Imame, Freitagsgebet) wurde/wird auf die Beratungsmöglichkeit aufmerksam gemacht. In den zwei kooperierenden türkischen Moscheen (Sehitlik-Moschee und Yunus Emre Moschee Wedding) findet die Beratungssprechstunde ein- bzw. zweimal wöchentlich statt (sowie Telefonsprechstunde). Sie wird durchgeführt von einer psychologischen Psychotherapeutin und einem psychologischen Psychotherapeuten, beide mit türkischen Wurzeln.

In den arabischen Moscheen erfolgen die Beratungen nach ausgehängtem festem Einsatzplan alternierend durch ein deutsch-syrisch gemischtes Berater-Team aus einem syrischen Arzt für Kinder- und Jugendpsychiatrie, einem syrischen Psychiater, zwei syrischen Psychiatern in Ausbildung, einer deutschen Psychologischen Psychotherapeutin und einem syrischen Schulpsychologen resp. Psychologischen Psychotherapeuten. Beteiligt an dem Projekt waren/sind die Arresalah-Moschee in Gesundbrunnen, das »Haus der Weisheit« in Moabit sowie die Daressalam-Moschee-Gemeinde in Neukölln.

25.2.6 Auswertung der Beratungen

Die Auswertung der für alle Beratungssprechstunden einheitlichen Patientendokumentationen erfolgte durch die PIRA-Psychotherapeutin Dipl. Psych. Elif Alkan-Härtwig.

Zwischen Januar 2016 und August 2018 haben an fünf Orten der Beratung insgesamt 653 (davon 52 Gespräche am Telefon) Beratungsgespräche mit 440 Klienten stattgefunden. 70 % der Ratsuchenden haben das Angebot einmalig in Anspruch genommen. Mit den anderen 30 % der Klientel wurden zwei oder mehr Gespräche durchgeführt. Die Durchschnittsdauer der Gespräche betrug 49.2 Minuten.

Das durchschnittliche Alter der Klientel lag bei 36,6 Jahren (SD: 13.35). Dabei war die Mehrheit der Beratung Suchenden Frauen (55 % Frauen, 45 % Männer). Zudem gab es 54 Gespräche, an denen Eheleute oder Familienmitglieder gemeinsam teilnahmen.

Eine deutliche Mehrheit kam mit Eigenmotivation zur Beratung. Nur 28 Personen wurde von Angehörigen nahegelegt, psychiatrische Hilfe in Anspruch zu nehmen. 79.3 % der Klienten waren Betroffene und 20,7 % nahmen das Angebot als Angehörige in Anspruch.

102 Personen waren deutsche Staatsbürger und 117 Personen wurden in Deutschland geboren. Die Staatsbürgerschaften der Teilnehmer oder von deren Eltern sind in der ersten Abbildung (▶ Abb. 25.1) dargestellt. Die Deutschkenntnisse für eine psychiatrische/psychotherapeutische Behandlung wurden von 237 Personen selbst als ungenügend und von 194 als ausreichend geschätzt.

Die Mehrzahl der Klientel beschrieb sich als stark oder mittelstark religiös (▶ Abb. 25.2). Vermutlich befinden sich in der Gruppe der 10,4 % mit Selbstbeschreibungen als schwach-religiös auch einige nicht-religiöse Klienten, was von diesen Klienten bei den durchweg in einer Moschee stattfindenden Beratungen womöglich nicht offen angegeben wurde.

373 Personen kamen wegen einer akuten psychiatrischen Problematik zur Beratung (▶ Abb. 25.3 zur Verteilung der Problembereiche). 66 Personen suchten eine Beratung im Hinblick auf Familienkonflikte (u. a. Ehe- und Erziehungsprobleme).

Staatsbürgerschaft

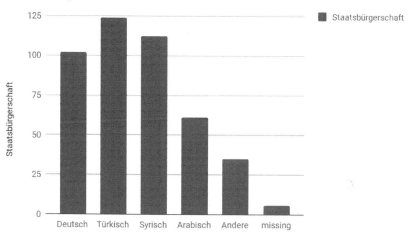

Abb. 25.1: Staatsbürgerschaften der Ratsuchenden (Andere: Mazedonisch, Serbisch, Bulgarisch, Brasilianisch, Iranisch)

Religiosität

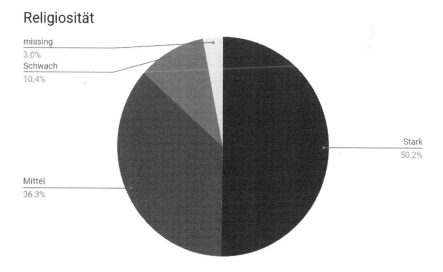

Abb. 25.2: Einschätzung der eigenen Religiosität durch die Ratsuchenden

Beratungsanlass

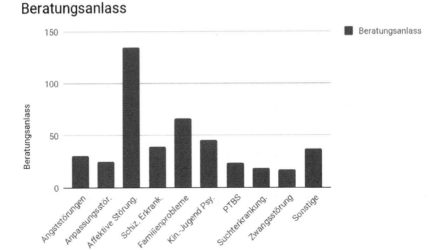

Abb. 25.3: Beratungsanlass

Neben den klassischen psychiatrischen Beschwerdebildern (Depressionen, Ängste, Psychosen etc.) resultiert ein Großteil der aus den arabischen Gemeinden berichteten krankheitswertigen Beschwerden aus Situationen, die mit Migration im Allgemeinen und zunehmend mit Flucht im Zusammenhang stehen, was aus obenstehender Auflistung nicht ersichtlich ist.

Aus den Ergebnissen der Auswertung der bisherigen Teilnahme an der Beratung lässt sich ablesen, dass das Angebot nahezu ausschließlich von Personen mit Migrationshintergrund wahrgenommen wurde. Zudem ist festzustellen, dass bei den Klienten überwiegend eine klare religiöse Bindung zu beobachten war. Weiterhin wurden bei einem Großteil der Personen, die sich an die Beratungsstellen gewandt haben, auch deutlich akute psychiatrische Problematiken festgestellt. Daraus ergibt sich, dass das Beratungsangebot genau den Personenkreis zu erreichen vermocht hat, auf den es von Anbeginn ausgerichtet war.

25.2.7 Zum Stand des Aufbaus von Kooperationsstrukturen mit den Verantwortlichen in den Gemeinden

Die Zusammenarbeit mit den Imamen, den Gemeindevorstehern und Religionspädagoginnen wie weiteren »Multiplikatoren« in Form gemeinsam vorbereiteter Informationsveranstaltungen, Einzelfallzuweisungen in die Beratung sowie mehreren Workshops zum Thema moderner psychiatrischer Behandlung kann neben den vielen Einzelfallberatungen von Gemeindemitgliedern wohl als wichtigstes Moment des PIRA-Projektes angesehen werden. Diese Kooperation und die damit verbundene Vertrauensbildung war/ist nur möglich aufgrund des Engagements türkischer und arabischer muslimischer PP-Kollegen und Kolleginnen, die damit eine Tür zu öffnen helfen, die von einer abgeschlossenen Parallelwelt von Gemeinden zu mehr Integration und wechselseitigem Verständnis führt. In den separat für türkische und arabische Imame (und Mitarbeiter) zweitägigen Workshops wurden die Entwicklung der Psychiatrie über die Jahrhunderte (seit frühester Tempelmedizin im Orient), Krankheitsbilder, wissenschaftliche Behandlungsmethoden, Versorgungsstrukturen wie eben auch die Erfahrungen der Imame aus eigenem Umgang mit psychisch erkrankten Menschen ausdrücklich interaktiv abgehandelt. Es nahmen jeweils mehr als 15 Imame (und Mitarbeiter) teil. Ergänzend zu den WS wurde begonnen, gemeinsam Filme mit psychiatrischer Thematik (Schizophrenie, Demenz) anzusehen und nachfolgend zu diskutieren. Der Austausch ist es wert gesondert und ausführlich dargestellt zu werden; in diesem Beitrag kann es nur bei der kurzen Beschreibung eines nach Eindruck der PIRA-Akteure unbedingt zu verstetigendem und vertiefendem Ansatz bleiben.

25.2.8 Integrativer interreligiöser Diskurs der PIRA-Akteure über religions- und migrationspsychiatrische Fragestellungen und Versorgungsbelange

Trotz mehrfacher Initiativen und Ansprache über zentrale kirchlich-christliche Gremien christliche Gemeinden in das Projekt einzubeziehen gelang dies nur hinsichtlich zweier, dann allerdings mit über 60 Teilnehmern bemerkenswert gut besuchter, Informations- und Diskussionsveranstaltungen in protestantischen Gemeinden und einer Ko-Beratungsmöglichkeit incl. temporärer Mitarbeitersupervision bei einer jesuitischen Beratungsstelle. Die Gründe des zurückhaltenden Interesses christlicher Gemeinden (z. B. »gesättigte« Versorgungssituation oder z. B. mangelndes Problembewusstsein bzgl. Stigmatisierung psychischer Erkrankung) bleiben offen. Als gleichfalls bedauerlich aus Sicht der PIRA-Akteure war das Scheitern schon fortgeschrittener Planungen für Informationsaktivitäten und Kooperationen mit der religiösen vietnamesischen Community. In Berlin gibt es sowohl eine katholischen wie buddhistische Gemeinde. Gerade der fach- wie religionsbezogene Austausch ist aus PIRA-Sicht geeignet, wechselseitiges Verständnis für spezielle Verhaltensweisen, gerade angesichts psychischer Erkrankungen zu befördern. Auch könnten religionsimmanente salutogenetische Ansätze ebenso wie pathogene Faktoren bereichernd diskutiert werden. Vermutlich ist aber der von psychiatrischer Seite formulierte Anspruch die Diversität der Religionen in eine generelle psychiatrische Aufklärungs- und Anti-Stigma-Arbeit einzubeziehen zu hoch, bzw. bedarf weit größerer materieller und persönlicher Ressourcen. Dies wird allein bei dem ausstehenden Versuch deutlich religiös-unterschiedliche muslimischen Gemeinde (Schiiten, Aleviten) einzubeziehen.

25.3 PIRA-Beratungsberichte

25.3.1 Zwangsgedanken im religiösen Kontext – Bericht über die PIRA-Beratung zweier muslimischer Frauen

Elif Alkan Härtwig

Im Folgenden werden zwei Fälle von jüngeren Frauen mit einer Zwangsstörung vorgestellt, die bei der PIRA-Beratung um Rat gesucht haben. Typisch für beide Fälle sind der religiöse Inhalt der Zwangsgedanken und deren Bedenken, sich bei einer Psychiaterin/Psychotherapeutin ohne kultur- und religionsspezifische Kenntnisse vorzustellen. Die Betroffenen waren in Deutschland geborene Musliminnen mit hervorragenden Deutschkenntnissen und einem moderaten Islamverständnis.

Bei dem ersten Fall handelt es sich um eine 22-Jährige Studentin, die unter Zwangsgedanken litt. Die Betroffene entwickelte nach kurzen Gesprächen mit ihrem Vater oder bloßen Kommentaren seinerseits die Zwangsgedanken, dass er das islamische Glaubensbekenntnis verletzt haben und damit als »Ungläubig/Kafir« gelten könne. Die Vorstellung, dass der Vater ungläubig sein könne, verursachte bei der Patientin eine enorme Anspannung, verbunden mit Traurigkeit und Sorgen. Als neutralisierende Handlungen habe sie Gebete gesprochen, Koran gelesen oder die Vorträge berühmter Theologen im Internet angeschaut. Diese neutralisierenden Handlungen nahmen dabei viel Zeit in Anspruch. Der Vater war, wiewohl ein skeptischer Mensch, dennoch nach eigenem Bekenntnis gläubiger und praktizierender Muslim. Die Betroffene war sich dieses Umstandes bewusst, was ihr allerdings nicht half, ihre Zwangsgedanken loszuwerden. Durch seine Aussagen, wie: »Ich weiß nicht, was Engel sind, ich habe die nicht gesehen«, konnte er bei seiner Tochter den Gedanken auslösen, dass er nicht an Engel glaube und dadurch ungläubig geworden sein könne. Die Betroffene sei in einer glücklichen Familie aufgewachsen, wobei sie all ihre Freizeit, ihre Reisen und Wochenenden zu viert verbracht hätten. Sie könne sich einfach ein Leben ohne ihre Eltern gar nicht vorstellen und wünsche es sich auch gar nicht. Sie studiere zielstrebig mit guten Noten und plane auch ihre berufliche Zukunft, allerdings bereite das Leben nach dem Studium oder mit einem Partner ihr Sorgen, da es nicht länger so schön sein könne, wie es das bis jetzt immer war. Ihre größte Sorge sei aber, dass durch Glaubensunterschiede der Vater schließlich im Jenseits nicht mit ihnen zusammen sein könne. Dieser regressiv-infantile Zusammenhang war der Beratungsuchenden zu Beginn der Beratung nicht ganz klar und erst nach mehreren Terminen wurde es immer deutlicher, dass es sich bei ihr um eine starke Angst vor einer Trennung vom Vater handelte.

Im zweiten Fall geht es um eine Mutter zweier Kinder. Sie leidet seit mehreren Jahren unter wiederholten Depressionen und – wie dies später in der Stunde deutlich wurde – auch unter einer schwerwiegenden Zwangsstörung. Sie sei wegen ihrer remittierenden Depression etwa zwei Jahre lang psychotherapeutisch behandelt worden und noch immer psychiatrisch in Behandlung. Währenddessen habe die Patientin immer vermieden, über ihre Zwänge zu reden, mit der Sorge, dass die Behandelnde sie sowieso nicht verstehen würde. Die Patientin habe jeglichen sexuellen Kontakt mit ihrem Mann vermieden, mit der Sorge, dass sie ohne die rituelle Waschung sterben könne (Muslime müssen sich nach dem Geschlechtsverkehr, bevor sie fasten oder das Ritualgebet »Salat/Namaz« verrichten, waschen [Koran 6/5-Maide, 43/4-Nisa]). Sie könne in dieser kurzen Phase »unrein« sterben und damit ihr Dasein im Jenseits gefährden.

Wichtig für unser Projekt war es zu sehen, dass eine Patientin während ihrer Behandlung über für sie leidvollste Symptome so lange schweigen konnte, weil sie von vornherein vermutete, dass der nicht-muslimische Behandler sie in dieser Angelegenheit ohnehin nicht verstehen würde. Bei der Beratung ging es darum, den Betroffenen klar zu machen, dass es sich hier um eine behandlungsbedürftige und behandelbare Störung handelte. Es wurde über die Symptome, Verbreitung und die Prognose der Störung gesprochen, damit die Betroffene ein medizinisches Verständnis ihres Zustandes entwickeln und sich v. a. von dem Gedanken befreien konnte, an etwas Sonderbarem zu leiden.

In einem zweiten Schritt ging es darum, darüber aufzuklären, dass sich Zwangsstörungen durch Verhaltenstherapie nachgewiesenermaßen gut behandeln lassen und in manchen Fällen mittels Medikamentengabe die Behandlung verbessert werden könne.

Der letzte Schritt war das Empowerment der Patienten dazu zu stehen, was in ihrem Leben wichtig ist und für sie stimmige Hintergründe vor dem Behandelnden offen zu legen. Dies beinhaltet einen wichtigen Bestandteil der PIRA-Beratung. Kein Therapeut kann sich mit allen Religionen und Kulturen der Welt auskennen und entsprechend ein Normalmaß der Religionsausübung von einem Zwang unterscheiden. Zwangspatienten kennen in der Regel die religiösen Pflichten genau und können daher im therapeutischen Prozess auch erkennen, was an neuen »Pflichten« durch eine Zwangsstörung hinzugekommen ist. Hier findet sich die wichtige therapeutische Aufgabe, gemeinsam mit den Patienten den feinen Unterschied herauszuarbeiten.

25.3.2 Schicksal als Prüfung – PIRA-Erfahrungs- und Beratungsbericht

Sabrina Scherzenski

Als nicht arabischsprechende Psychologische Psychotherapeutin im PIRA-Beraterteam sah ich mich in meinen Beratungssprechstunden mit der speziellen Situation konfrontiert zunächst nur mit Ratsuchenden, die ausreichend Deutsch sprechen, ins Gespräch zu kommen. Andererseits erleichterte der Vertrauensvorschuss, der mir – vermittelt über die muslimischen Kollegen und Kolleginnen und die kooperierenden Imame – von Beginn an von den Mitgliedern der beiden Moschee-Gemeinden entgegengebracht wurde, spürbar meine Arbeit. Vor allem die Frauen, dankbar in der Moschee auch eine weibliche Ansprechpartnerin für ihre Probleme anzutreffen, zeigten mir gegenüber eine ausgeprägte Offenheit.

Nachfragen zu meiner Religiosität gab es keine. Vereinzelt suchten mich Ratsuchende sogar bevorzugt wegen meiner vermeintlichen »religiösen Neutralität« auf, so beispielsweise eine verheiratete, türkische Klientin, die sich in ihren Chef verliebt hatte und daraufhin schwer depressiv eingebrochen war. Sie erklärte, sie könne sich »überhaupt nicht vorstellen«, mit jemandem aus ihrem Kulturkreis darüber zu sprechen und bat mich darum, sie bei der Suche nach einer »deutschen Psychotherapeutin« zu unterstützen. Tatsächlich stellte sich im weiteren Verlauf die Sprachbarriere als das gravierendste Problem dar. Glücklicherweise konnten wir eine ärztliche Kollegin aus Syrien gewinnen, die mich in den Beratungen als Sprach- und auch Kulturmittlerin unterstützte.

Durch die Beratungen und dank des regen Austausches mit den Kolleginnen vor Ort und in den Supervisionen waren mir besondere Eindrücke möglich, von denen ich nachstehend kurz und beispielhaft berichte. So bewegte mich in besonderer Weise die bei mehreren von mir beratenen, muslimischen Patienten und Patientinnen angetroffene Vorstellung, dass allein Allah die Menschen führt und ihren Weg bestimmt (Prädestination, Qadar). Das Schicksal, die »Prüfungen Gottes« anzunehmen, sie geduldig zu ertragen in dem Wissen, dass alles seine Richtigkeit hat, spiegelt eine innere Haltung wider, die es nach meinem Eindruck den religiösen Patienten und Patientinnen in vielen Fällen erleichterte mit dem Erlebten, mit Verlust und Trauer umzugehen. Schuldgefühle, das »Hadern mit dem Schicksal« oder die Frage nach dem »Warum?« wurden im Vergleich zu meinen sonstigen Therapien bei zumeist (kultur-)christlichen oder säkularen deutschen Patienten eher seltener thematisiert.

Diese Schicksalsergebenheit stellte für einige Patienten offenkundig eine wichtige Ressource dar. Anderseits barg sie auch die Gefahr, sich in Passivität und Gleichgültigkeit zu ergeben. So erklärte ein afghanischer Patient, der eine sehr traumatische Flucht erlebt hatte und unter wiederkehrenden depressiven Einbrüchen litt, er könne an seiner gegenwärtigen Situation »eben einfach nichts ändern« und müsse sich im Aushalten üben, was von mir anfangs auf ein »rein« depressives Hilf- und Hoffnungslosigkeitserleben reduziert wurde. Erst im Zuge einer vertiefenden Disputation dieser vermeintlich »dysfunktionalen Überzeugungen« erkannte ich den stark religiösen Bezug, den wir daraufhin gemeinsam kritisch reflektierten. Er erklärte, er müsse »wie Hiob, die Schläge des Lebens geduldig ertragen«. Dank des Dolmetschers, der mich in diesem Gespräch begleitete, wurde deutlich, dass die Figur des Hiob (Ijob) im Koran eine etwas anders akzentuierte Ausgestaltung als im Christentum findet. Der jüdisch-christliche Hiob hadere stärker mit Gott, der Hiob im Islam sei ein gottergebener Mann, der sich in sein Schicksal füge. (vgl. hierzu den Disput Görgün-Schreiner 2008, S. 31–63) Gleichzeitig setze jedoch auch der Islam einen frei handelnden Menschen voraus. Im Zuge der weiteren kognitiven Disputation begann sich der Patient zu fragen, ob es nicht weniger um das »Ertragen« des Schicksals als vielmehr um das »Annehmen« des Schicksals gehe, was einen weitaus aktiverer Prozess darstellt. Er entwickelte die Vorstellung, dass Allah ihn die Flucht »nicht ohne Grund« habe überleben lassen und er »vielleicht doch noch etwas mit ihm vorhabe«. Diese »Erkenntnis« motivierte ihn, sein Leben wieder aktiver mitzugestalten. Er bemühte sich, um eine eigene Wohnung und besuchte einen Sprachkurs, was seine Stimmung deutlich stabilisierte.

Bei einer tschetschenischen Klientin hingegen, deren Kind gewaltsam getötet wurde, führte die geschilderte prädestinatianische Sicht zu starken inneren und religiösen Konflikten, die ihren Trauerprozess spürbar erschwerten. So erklärte sie, sie versuche zwar »immer wieder im Glauben, Halt zu finden« (»Nichts lässt mich so ruhig werden wie das Beten und die Vorstellung, meinem Sohn geht es dort, wo er jetzt ist, gut.«), jedoch füge ihr Glaube ihr auch gleichzeitig »den größten Schmerz« zu. Wie könne Allah den Tod ihres Kindes »nur gewollt haben«? Habe Allah sie vielleicht für eigenes schuldhaftes Verhalten bestrafen wollen? Oder wolle er sie prüfen (doppelte Sinnhaftigkeit des Leides als verdiente Strafe für Sündhaftigkeit und/oder als von Gott auferlegte Prüfung)? Wiederkehrende Schuldgefühle waren die Folge, die sich verstärkten, je stärker sie »Gott anklagte« (»Ihn in Frage zu stellen ist auch eine Sünde.«).

Wir vereinbarten im Rahmen der Beratung, dass sie neben einer Traumatherapie, die wir anzubahnen versuchten, auch seelsorgerisch durch eine Berliner Imamin begleitet werden sollte, was die Patientin sehr dankbar annahm.

25.3.3 Magie-Befall als vermeintliche Erklärung einer depressiven Erkrankung – Bericht über eine PIRA-Beratung und nachfolgende Behandlung

Jihad Alabdullah

Der 44-jährige arabische Patient stellt sich Anfang 2016 auf Anraten eines Imams eigenständig in unserer Beratungssprechstunde vor. Er beschreibt somatische Symptome wie andauernde Schmerzen und ein Brennen in Hals und Nacken, Feuergefühle unter der Haut im gesamten Intimbereich mit Ausstrahlung in den ganzen Körper sowie einen Verlust seiner Libido. Er nutzt die muttersprachlichen Idiome wie »Taaban» (schwach), »Mahmomm« (belastet), »Maahroukk« (innere Flammen). Er beschreibt außerdem ein Ziehen und Stechen in Bauch und Rücken. Er erschien besorgt-ängstlich, vor allem aber verzweifelt bis hoffnungslos. Gedanklich war er stark eingeengt auf seine Symptomatik; so überlegte er, ob er von Geistern (Gin) befallen sei und äußerte ernste Sorge um seine Gesundheit. Deswegen könne er auch nicht mehr schlafen.

Die Symptome bestünden fluktuierend schon seit 2010 mit Zuspitzung in den letzten sechs Monaten ohne erkennbaren Auslöser. Er habe sich früher schon beim Hausarzt und einem Urologen zur Abklärung vorgestellt. Es seien unterschiedliche Verdachtsdiagnosen gestellt worden wie Harnweginfektion, Anspannung in den Muskeln; eine Verbesserung der Symptome sei ausgeblieben. Vor 3 Jahren seien ihm Gedanken gekommen, dass er wahrscheinlich verflucht wurde und von Siher (Magie/Zauber) betroffen sei. Er habe dann einen islamischen Geistheiler (Koranheiler) aufgesucht und um Rat gefragt. Er ließ sich zunächst von diesem behandeln um den Zauber auszutreiben. In den letzten drei Jahren war der Patient mehrfach bei verschiedenen, insgesamt sieben, islamischen Heilern wie Koranlehrer, Magie-Heilern und Schriftgelehrten in verschiedenen Ländern (in seiner Heimat und auch in Deutschland). Er sei mehrfach dahingehend »aufgeklärt« worden, dass die Symptome die Folge einer schwarzen Magie seien, die durch den Zauber einer Person aus dem Heimatland entstanden seien. Im Verlauf hätten die Ängste und Sorgen zugenommen, insbesondere die Angst verflucht und von Geistern (Gins) besessen zu sein. Er habe konkret Ängste vor drei Magie-/Zauberarten, welche ihm durch Geistheiler als Erklärungsmodell für seine Probleme genannt worden seien: so wirke eine Magie auf die Ehe, manifestiere sich durch Libidoverlust und habe zu Trennung von seiner Frau geführt; die zweite Magie wirke negativ auf seine Gesundheit und manifestiere sich durch körperliche Symptome. Durch die dritte Magie sei die Ratlosigkeit entstanden, daher könne kann er sich nicht konzentrieren und sein Leben nicht richtig führen.

Bei einem Heilungsversuch eines islamischen Geistheilers hatte er über sechs Monate wöchentliche Sitzungen (Ruqyah), in denen der Koran rezitiert wurde; dabei wurden auch Koranverse über einem Glas mit Wasser, von dem er regelmäßig trinken sollte, rezitiert. Für jede Sitzung habe er 15 Euro gezahlt. Außerdem wurde ihm am Ende der Sitzungen ein Amulett ausgehändigt und empfohlen dieses als Schutz vor Siher (Magie und Verfluchung) zu tragen und unter seinem Kissen beim Schlafen zu legen.

Der Patient stammt aus einer arabischen Familie und wurde in einem Flüchtlingscamp geboren, ist dort aufgewachsen. Nach dem Abitur habe er dort eine Ausbildung zum Buchhalter gemacht. Er sei verheiratet mit einer Frau, mit der er zwei Kinder habe. Im Alter von 26 sei er wegen des Bürgerkrieges nach Deutschland geflüchtet, wo er seither mit Duldungsstatus lebe. Er habe über lange Jahre verschiedenen Belastungen gehabt, wie schwere Lebensumstände im Wohnheim und die Unsicherheit bzgl. des Ausgangs seines Asylantrages. Während dieser Zeit konnte er seine Deutschkenntnisse bis zum B1-Niveau verbessern und verschiedene zeitlich befristete Jobs übernehmen (u. a. Bauarbeit, Lehrer für Kinder in einer arabischer Schule, Hilfskraft in einem Restaurant, letztlich als Taxifahrer).

Der Patient wurde von mir in unserer Beratungssprechstunde zweimal gesehen und beraten. Bei Verdacht auf ein depressives Syndrom wurde ihm eine ambulante psychiatrische Behandlung empfohlen. Nur zögernd konnte er sich darauf einlassen und ließ sich schließlich einen Termin bei mir in der in der arabischsprachigen psychiatrischen Sprechstunde des psychiatrischen Instituts (PIA) der Charité geben.

In meiner psychiatrischen Sprechstunde haben wir dann weitere Diagnostik durchgeführt (internistische und neurologische Untersuchungen inklusive Blutuntersuchungen, Drogenscreening und EEG), wobei sich kein wegweisender Befund fand. Unterstützt durch den Befund der Montgomery-Asberg Depression Rating Scale (MADRS) mit 32 Punkten bei Erstvorstellung diagnostizierten wir eine depressive Episode. Der Patient war initial ambivalent bezüglich der Diagnose und der psychiatrischen (einschließlich pharmakologischen) Behandlung. Nach dem zweiten Gespräch war er dann mit einem medikamentösen Behandlungsversuch einverstanden. Ausführlich wurde mit ihm das bio-psycho-soziale

Krankheitsmodell depressiver Erkrankungen besprochen. Eine intensivere, spezifische Psychotherapie konnte wegen seiner unzureichenden Deutschkenntnisse und fehlenden Kapazitäten für muttersprachliche Psychotherapie nicht angebahnt werden.

Sodann wurde eine antidepressive Kombinationsbehandlung begonnen, bei der die Schlafstörung und die Schmerzsymptomatik im Fokus standen. Parallel erfolgte eine weitere Psychoedukation über das Krankheitskonzept, die von dem Patienten zunehmend positiv angenommen wurde. Unter einer Medikation mit anfangs Mirtazapin, später Bupropion sowie Pregabalin setzte eine Stabilisierung des Zustandsbildes insbesondere ein Nachlassen der Schmerz- und Körpersymptomatik wie auch eine Distanzierung von den Verfluchungsgedanken ein. Innerhalb eines halben Jahres zeigte sich auch im MADRAS ein deutlicher Rückgang der Punktwerte auf dann stabil 6. Die erfolgreiche Behandlung wurde über ein Jahr durchgeführt; dann erfolgte Überleitung in die Behandlung eines niedergelassenen Psychiaters mit der Empfehlung für eine zusätzliche Psychotherapie.

Literatur

Balci-Sentürk E und Freund H (2018) Zum Imam oder zum Psychotherapeuten? Das Hilfesuchverhalten von Personen muslimischen Glaubens in psychosozialen Krisen. In: Spiritual Care (7)1: 45–56.

Der Koran (1998) Deutsche Übersetzung von Max Henning. Ditzingen: Reclam.

DGPPN (2012) Positionspapier der Deutschen Gesellschaft für Psychiatrie, Psychotherapie und Nervenheilkunde (DGPPN) Nr. 14 vom 13.09.2012 zum Thema »Perspektiven der Migrationspsychiatrie in Deutschland«. (https://www.dgppn.de/_Resources/Persistent/7e810b2fd033c8a7d0b13479dc516ad310e11fa1/2012-09-12-dgppn-positionspapier-migration.pdf, Zugriff am 11.09.2019).

Görgün T (2008) Leid als Teil der Welt und des Lebens. Gibt es ein Theodizee-Problem aus islamischer Perspektive?

Mönter N (2015) Psychiatrie-Info in der Moschee. In: Giebel A, Lilie U, Utsch M, Wentzek D, Wessel T (Hrsg.) Geistesgewärtig beraten. Neukirchen-Vluyn: Neukirchener Verlagsgesellschaft. S. 253 – 260.

Mönter N et al. (2017) Psychiatrie-Beratung in Moscheen und weiteren kirchlich-gemeindlichen Kontexten. Spiritual Care 2017, Band 6, Heft 1: S.115–120.

Schreiner S (2008) Der Prophet Ayyub und das Theodizee-Problem im Islam. Eine Erwiderung auf Tahsin Görgun. In: Renz A, Schmid H, Sperber J, Takim A (Hrsg) Prüfung oder Preis der Freiheit? Leid und Leidbewältigung in Christentum und Islam. S. 49ff.

Stephan V, Utsch M (2017) Der Einfluss von Religiosität auf die Bereitschaft, Psychotherapie in Anspruch zu nehmen. Spiritual Care, Band 6, Heft 1: S.57–68.

26 Zur sich wandelnden Identität des Psychiaters/Psychotherapeuten im Kontext kultur- und religionssensibler Behandlungen

Wielant Machleidt

26.1 Einleitung: »Wie hältst du es mit der Religion?«

Der Identitätswandel von Psychiatern und Psychotherapeuten (PP) bei der Beschäftigung mit kulturellen Ausformungen von Religiosität/Spiritualität (R/Sp) im interkulturellen Therapiesetting ist ein noch wenig der bewussten Selbstreflexion zugänglicher Erfahrungsbereich. Denn die Religiosität/Spiritualität hatte mit zunehmender Säkularisierung in der westlichen Medizin und nicht zuletzt in der wissenschaftlichen Psychiatrie/Psychotherapie nur eine marginale Rolle gespielt (Machleidt 2013). Die gesellschaftliche Interkulturalisierung und die größere Durchdringung des öffentlichen und des privaten Raumes durch R/Sp wie z. B. durch den Islam, christliche wie z. B. evangelikale und andere Glaubensrichtungen hat nicht zuletzt auch in Mitteleuropa die religiöse Frage zu einer Gretchenfrage für die PP aufgewertet. »Wie hältst du es mit der Religion?« Bei möglichen Antworten geht es nicht wie im Faust um ein persönliches Bekenntnis der PP, sondern vorrangig um Antworten zu einer professionellen Haltung, die aber immer auch in einer Interferenz mit den ganz persönlichen Glaubensüberzeugungen steht.

26.2 Religion als Diskursvielfalt

Was ist Religion und welche subjektiven Überzeugungen lassen sich unter den Begriff der Religion subsummieren? Religion ist ja einer der Leitbegriffe mit denen wir hier diskutieren. Wenn wir Religionsexperten fragen, dann erfahren wir z. B. das Folgende: »In der wissenschaftlichen Religionsforschung ist die Unterscheidung zwischen dem, was man ›Religion‹ nennen möchte und dem, was man nicht so nennen möchte, derart kontrovers, dass nicht einmal Einigkeit über einen ›Kernbereich des Religiösen besteht‹ (Popp-Baier 2007, S. 515ff.). Den diskursiven Charakter dieses Begriffes und die Spielräume, die er lässt, nehme ich gerne zur Kenntnis. Unseren therapeutischen Anliegen als PP kommen Antworten entgegen, wie die, dass das Wort Religion keinen identifizierbaren Gegenstandsbereich benennt, also eine ganze Vielfalt unter diesen Begriff subsummiert wird. Zum anderen benennt dieses vieldeutige Wort vorrangig »*Diskurse*«, die viele unterschiedliche Debatten einbeziehen wie wissenschaftliche, öffentlich-gesellschaftliche und private. Es ginge dann darum den Blick zu öffnen für eine Pluralität dieser Diskurse und ihre Diversität und Heterogenität, und damit eine Unterdrückung oder Ausgrenzung bestimmter Gruppierungen und Individuen zu vermeiden. Der realen Glaubensvielfalt in den Diskursen der Menschen, denen wir in unseren Behandlungen begegnen, steht die Behauptung einer »Kernsubstanz« oder eines »unveränderlichen Glaubenskerns« gegenüber, die meistens von einer Glaubenselite formuliert und verteidigt werden. Im Gegensatz dazu praktizieren der Einzelne und verschiedene Gruppierungen »ihre Religion« vor Ort im Kontext ihrer Lebenssituation und handeln ihr Religionsverständnis diskursiv aus. Der einfache Gläubige weiß meist nur wenig von den Diskursen »der da oben«, der Glaubenseliten oder wie es in Indien heißt: Der »Dalit« (der Unberührbare, niedrigste Kaste) hat meist nur wenig vom Diskurs der »Brahmanen« (höchste Kaste) (Popp-Baier 2007, S. 522f.).

Die Vielfalt der Diskurse und Praktiken hat eine Vielfalt der Glaubensrichtungen und eine Breite theologischer Deutungsmöglichkeiten hervorgebracht, für die gerade der Islam mit seiner über Jahrhunderte liberalen und differenzierten Diskurskultur ein hervorragendes Beispiel abgegeben hat. Die aktuellen dogmatischen Engführungen der islamischen Lehre beruhen auf der Dominanz der sunnitischen Glaubensrichtung und weichen drastisch von den liberalen Traditionen des Islams ab, die einen gleichmachenden Universalismus, der kulturelle Differenzen unterschlägt, nicht zugelassen haben. Als vorprägend für die heutige Konstellierung kann der spaltende sunnitisch-schiitische Glaubenskonflikt um die Nachfolge des Propheten gelten, in dem beide Seiten nicht nur die religiöse Dominanz anstreben. Die verschiedenen Glaubensrichtungen unterscheiden sich nur wenig voneinander in den Werten, die sie vertreten. Dies gilt für die innerislamischen Glaubensrichtungen genauso wie für die drei abrahamitischen Religionen wie auch die anderen großen Weltreligionen wie den Buddhismus, Hinduismus u. a. (Seidel 2018, S. 190). Das heißt nicht, dass nicht schon immer auch fundamentalistische Bewegungen in den Weltreligionen ihre Stimme in die religiösen Diskurse eingebracht haben wie innerhalb des Christentums, Judentums, Islams, Buddhismus, Hinduismus etc. Bei diesen fundamentalistischen Strömungen wurden mit Bezug auf heilige Schriften »bestimmte Dogmen und Praktiken ausgewählt, die keinem Widerspruch mehr zugänglich sind und die Lebensführung des Einzelnen und ganzer Gesellschaften« zu bestimmen suchen (Seidel 2018, S. 190f.). Diese stehen heute vielfach im Brennpunkt von Politik und Öffentlichkeit, stellen aber gleichwohl im Kontext der vielen Glaubensdiskurse, die unter den Begriff »Religion« subsummiert werden können, ein Minderheitenphänomen dar.

26.3 Fremdheitserfahrungen: »Die Fremden rücken immer näher!«

In dem Spannungsfeld zwischen religiöser Diskursvielfalt einerseits und zunehmender Dogmatisierung andererseits sind Migrationsprozesse verortet von Menschen mit unterschiedlichsten Glaubensorientierungen. Migrationsprozesse geben wichtige Impulse für Veränderungen religiöser Glaubensüberzeugungen als identitätsbildende Strukturen der Betroffenen und konfrontieren die Einheimischen mit fremd anmutenden Orientierungen sowohl im öffentlichen wie im privaten Raum. Wie gut die damit einhergehenden wechselseitigen Fremdheitserfahrungen bewältigt werden können, ist entscheidend für die Qualität der interkulturellen Beziehungen in den Aufnahmegesellschaften. In unseren psychotherapeutischen Arbeitsbeziehungen sind wir wegen der entstehenden Nähe und als Mitwisser intimer subjektiver Glaubensüberzeugungen darum bemüht, die Fremdheitserfahrungen, die wir dabei machen, ausreichend gut zu bewältigen. Denn in interkulturellen Therapieverläufen sind wir häufig zu expliziten Antworten aufgefordert oder finden uns in bewussten/unbewussten Reaktionsmustern wieder. Antworten erfordern ein explizites vorurteilsfreies Wissen über die Glaubensgewissheiten und deren Bedeutungen für unseren Patienten. Reaktionsmuster unsererseits machen es erforderlich, sich selbst über die Schulter zu sehen oder in Supervisionen sich über die Schulter sehen zu lassen, um nicht eigene dysfunktionale oder destruktive Impulse unbemerkt in die interkulturellen bzw. interreligiösen Therapieprozesse einfließen zu lassen.

Die Bewältigung von Fremdheitserfahrungen ist ein wesentliches Ich-konstituierendes Merkmal individueller professioneller Entwicklung von PP in globalen kulturellen Kontexten, weil die »Fremden immer näher rücken«. Die damit aufkommenden Ängste haben zu dem verbreiteten Irrtum beigetragen, dass durch die Fremden die eigene Identität und Ich-Entwicklung blockiert würden. Vielmehr verhält es sich umgekehrt. Ohne das Fremde gäbe es kein Eigenes. Schließlich ist das Fremde nicht zuletzt in seiner religiösen Gestaltung eine ständige von Neugier und Angst begleitete Herausforderung, die eigenen begrenzten Näheräume zu verlassen und sich auf den Weg zu neuen Erfahrungshorizonten aufzumachen. Wenn ich Religionen trotz aller Unbestimmtheit ihres Gegenstandes als plurale Symbolsysteme verstehe, die eine Weltordnung mit einem Lebensstil verbinden oder als »Wegbeschreibungen«, die dem einzelnen »seinen Lebensweg verdeutlichen, gegenwärtigen Erfahrungen Sinn verleihen und Anweisungen für künftiges Handeln geben können« (Popp-Beyer 2007, S. 518f.), dann sind dies brauchbare Definitionen, die universell verstanden werden können und therapeutischen Anliegen nahe stehen. In ihren so definierten Kernanliegen rücken Religionen in eine therapeutische Nähe, auch wenn sie in ihren unterschiedlichen rituellen Gestaltungen Fremdheitsgefühle vermitteln.

Wir könnten uns eine Reihe von Fragen stellen zu unseren individuellen Reaktionen und unseren ganz eigenen Versuchen Fremdheitsgefühle zu bewältigen:

- Geht es mir darum Abstand zu religiösen Menschen zuhalten, ihre Religion auszublenden, zu ignorieren, die Thematisierung zu vermeiden, ggf. die Flucht vor solche Themen zu ergreifen oder
- erlebe ich Neugier auf das Religionsverständnis der anderen, habe ich Interesse und verbinde hilfreiche Einsichten für die Behandlung damit? Idealisiere ich einen anderen, weil er einer bestimmten Religion angehört, z. B. dem Buddhismus, verbinde ich Heilserwartungen mit einer bestimmten Religion, suche einen Guru oder versuche ich Abstand zu halten?
- Verstehe ich mein Fremdheitsgefühl zum anderen als ein Kennzeichen meiner Beziehung zu ihm? Mache ich Versuche Gemeinsamkeiten zu finden und Konsense herzustellen und führt das zu einem für mich erwünschten Beziehungswandel im Sinne größerer Vertrautheit?
- Oder versuche ich Fremdheit zum Verschwinden zu bringen? Habe ich die (narzisstische) Fantasie, alle Menschen könnten oder sollten eigentlich so sein oder so werden wie wir, ein »Ab(zieh)bild« unserer selbst? Stören die Fremden deshalb und sollten neutralisiert werden oder aus dem öffentlichen Raum und meinem Sprechzimmer verschwinden?
- Erwarte ich die Neutralisierung des Fremden durch Akkulturation und Integration bzw. durch die Vereinnahmung durch uns? Habe ich den Drang alles Fremde zu meiner eigenen Harmonisierung vollständig verstehen zu müssen oder kann ich dem Respekt vor seiner situativen Unzugänglichkeit Raum geben? Kann ich entstehende Wertekonflikte aushalten? Gelingt es mir gemeinsam nach Lösungen zu suchen? Nämlich mit dem fremden Anderen.
- Kann ich mich dem spannungsreichen Wechselspiel zwischen meinen Erwartungen an die Fremden und dem realen Bild der Alltagserfahrung mit den Fremden überlassen? Gelingt es mir, Distanzierung und Wiederannäherung wie in einer Pendelbewegung immer wieder neu auszubalancieren und so etwas wie eine »Optimaldistanz« zu finden?

Soweit einige Fragen an uns zur Selbstvergewisserung.

26.4 Glaubensgewissheiten als therapeutische Ressource

Es ist eine besondere Herausforderung im interkulturellen Raum eine eigene therapeutische Identität gegenüber religiösen Werthaltungen zu finden, wenn die eigene Säkularisierung das R/Sp weitgehend aus dem Blick verloren hat. Für eine Neufokussierung des R/Sp ginge es zunächst einmal um die rationale Feststellung auf dem Boden einer soliden empirischen Fundierung, dass Glaubensüberzeugungen wesentlich mit Therapieerfolgen interferieren. Diese Fundierung ist in den vergangenen beiden Jahrzehnten erarbeitet worden, so dass es in psychotherapeutischen Kontexten Sinn macht, Glaubensgewissheiten kulturkompetent und feinsinnig zu analysieren und als Ressource gezielt und differenziert in Therapieprozesse einfließen zu lassen (Kaiser 2007, S. 587–596; Blazer 2012; Miller et al. 2012; Utsch 2014, S. 111–115; Ohls und Agorastos 2018, S. 109ff.). Dabei müssen potenziell negative Nebenwirkungen mitbedacht werden. Irrational und befremdlich anmutende Glaubensüberzeugungen von Angehörigen z. B. vorabrahamitischer Religionen wie dem Ezidentum oder hochreligiöser Migranten der drei abrahamitischen Religionen erfordern über allen Respekt und differenzsensibles Einfühlungsvermögen hinaus ein profundes interreligiöses Wissen. Dieses profunde interreligiöse Wissen, darf nicht als Ersatz für die subtile Erfahrungsbildung und Kenntnis über die inneren subjektiven Glaubensgewissheiten des Einzelnen missverstanden werden. Das profunde interreligiöse Wissen ist so etwas wie der Mantel, der sich den individuellen subjektiven Glaubensgewissheiten um die Schultern legt.

26.5   Therapeutischer Identitätswandel?

Die Frage, der sich der Therapeut. nicht verschließen darf, ist, welche Haltung er authentisch gegenüber Menschen mit ausgeprägten subjektiven Glaubensgewissheiten vertreten kann als Ausdruck seiner eigenen therapeutischen Identität. Verinnerlicht haben viele von uns die vielfach auch bestrittene These des Sozialwissenschaftlers und Religionssoziologen Max Weber (1920/1988), die besagt, dass als Folge des fortschreitenden Modernisierungsprozesses das religiöse Element in der Gesellschaft abnehme bzw. ganz verschwinde und dass Religion privatisiert und marginalisiert werde. Je nachdem, wie ich zu dieser Säkularisierungstheorie stehe, betrachte ich religiöse Menschen oder Migrantengruppen ggf. als rückständig, regressiv, »kindlich«, magischem Denken verhaftet, etc. Mit solchen Konnotationen antizipiere ich ein Kultur- bzw. Modernitätsgefälle zwischen mir selbst als Vertreter einer »säkularisierten mitteleuropäischen Hochkultur« und den fremden Gläubigen, das an kolonialistische Einstellungen erinnert. So eine asymmetrische Begegnungssituation kann nicht förderlich für die Knüpfung hilfreicher interkultureller Arbeitsbeziehungen in psychotherapeutischen Settings sein. Der Therapeut muss sich kritische Rechenschaft ablegen über seine Haltung zu religiösen Menschen, da Beziehungsknüpfungen in therapeutischen Prozessen ohne Wertschätzung auf Augenhöhe und Authentizität als Orientierung vermittelndes Element nicht gelingen können. Die Identität von Menschen lässt sich ja nicht auf eine Dimension ihrer Persönlichkeit reduzieren wie z. B. das Frausein, das Türkischsein oder das Muslimsein etwa. Solche Zuschreibungen einer parziellen Identität laufen Gefahr, Menschen, die ein so verengter Blick nicht wahrzunehmen vermag, aus ihren Betrachtungen auszuschließen (Seidel 2018, S. 190).

Natürlich dürfen und müssen auch persönliche Grenzen therapeutischer Toleranz in Betracht gezogen, diskutiert und respektiert werden. Es existiert ja nicht so etwas Allgemeinverbindliches wie eine »Meta(welt)kultur«, die überall Akzeptanz findet. Auch die Menschenrechtscharta der UN von 1948 ist nur eine unverbindliche Empfehlung geblieben, die im Übrigen nicht von allen Staaten (des Ostblocks, von Saudi-Arabien und Südafrika) angenommen wurde. Die Kairoer Erklärung der Menschenrechte von 1990 weicht inhaltlich erheblich von der Menschenrechtscharta der UN ab (steht u. a. unter Scharia-Vorbehalt) – um nur diese beiden Beispiele zu nennen. Vielmehr existieren multipolare kulturelle Bezugssysteme in denen mit unterschiedlichsten Glaubensidentitäten Daseinsorientierung gelebt werden kann. In einer solchen religionspluralen Weltgesellschaft allerdings, entstehen Sorgen um den Erhalt der eigenen religiösen Identität auch im christlich säkular geprägten Mitteleuropa und eine Eskalation von unheilvollen Kulturkämpfen, wie im Nahen Osten, im Kaukasus etc. (Esser 2007, S. 291f.). Dass ich als Therapeut zu diesem Zeitgeschehen innerlich Stellung beziehe und Grenzen meiner Toleranz definiere, ist nachvollziehbar und erforderlich (z. B. für mich positiv gegenüber den Integration fördernden Pfingstkirchen vs. negativ gegenüber der integrationsfeindlichen Salafi-Bewegung). Die Verwerfungen des Zeitgeschehens schärfen die eigenen therapeutischen Identitätszuschreibungen, ihre Grenzen wie auch ihre Entwicklungsräume (Basu und Gies-Powroznik 2018, S. 20f.).

Eine günstige Voraussetzung für interreligiöse Erkundungen ist ein Psychotherapeut, der Neugier und Interesse daran entwickelt, welche »Götter und Geister« ihn selbst und die einzigartigen Seelenlandschaften seines Patienten bevölkern. Dieses Interesse bietet die Chance, seine Wahrnehmung dafür zu schärfen, wie diese beschaffen sind und mit welchen Eigenschaften und Funktionen sie ausgestattet sind. Menschen mit inneren Glaubensgewissheiten haben sich ein *kulturell* vorgeprägtes, aber bei genauerem Hinsehen individuelles inneres positives Objekt konstruiert. Dieses innere Objekt ist mit prägnanten kulturell vermittelten Eigenschaften und je spezifischen Funktionen für die unterschiedlichsten Lebenszusammenhänge ausgestattet. Häufig repräsentieren diese Zuschreibungen das Spiegelbild ihrer selbst im idealisierten positiven, wie auch im depressiv abgewerteten negativen Sinne, so etwas wie die eigenen Stärken und Schwächen. Wie mit einem Vergrößerungsglas lassen sich diese, als den transzendenten Figuren ihres Glaubens auf den Leib geschneidert, betrachten. Ein vertieftes Verständnis des eigenen wie des fremden Selbst lässt sich aus diesem Spiegelbild gewinnen und die z. B. in einer Behandlung zur Disposition stehende Konfliktdynamik differenzierter analysieren und bearbeiten.

26.6 Fazit: Selbstidentität im Wandel

Ich sprach von dem Wandel der Selbstidentität bei der Begegnung mit dem religiösen und kulturellen Fremden. Dieser Wandel ist ein universelles, individuelles und gesellschaftliches Phänomen angesichts der globalen Wanderungsbewegungen durch transnationale Migration und prägt die Prozesse, die wir Globalisierung nennen. Der postmodernen Selbstidentität eröffnet dieser Wandel die Chance, sich in einer größeren kulturellen Fließfähigkeit zu üben, als einem inneren Mobilitätszugewinn, der auch die erhöhte äußere Mobilität unserer Lebenswelt widerspiegelt. Die kontextuelle und geographische Mobilität als fließende Charakteristik postmoderner Lebenswege verstehe ich als einen individuellen und zivilisatorischen Zugewinn, der allerdings nicht ohne massive innere und äußere Widerstände und Krisen zu erringen ist.

Literatur

Basu H, Gies-Powroznik N (2018) Ethnologische Aspekte der Migration. In: Machleidt W, Kluge U, Sieberer M, Heinz A (Hrsg.) Praxis der interkulturellen Psychiatrie und Psychotherapie. Migration und psychische Gesundheit. 2. Aufl. München: Elsevier Urban & Fischer. S. 15–22.

Blazer D (2012) Religion/Spirituality and Depression: What Can We Learn From Empirical Studies? Am J Psychiatry 169:1.

Essen G (2007) Interkulturelle Theologie. In: Straub J, Weidemann A, Weidemann D (Hrsg.) Handbuch der interkulturellen Kommunikation und Kompetenz. Stuttgart und Weimar: J.B. Metzler. S. 283–293.

Kaiser P (2007) Religion in der Psychiatrie. Eine (un)bewusste Verdrängung? Göttingen: V&R unipress. S. 587–598.

Machleidt W (2013) Migration, Kultur und psychische Gesundheit. Dem Fremden begegnen. Stuttgart: Kohlhammer.

Miller L, Wickramaratne P, Gameroff MJ, Sage M, Tenke CE, Weissmann MM: Religiosity and Major Depression in Adults at High Risk: A Ten-Year Prospective Study. Am J Psychiatry 2012; 169: 89–94.

Popp-Baier U (2007) Religion. In: Straub J, Weidemann A, Weidemann D (Hrsg.) Handbuch der interkulturellen Kommunikation und Kompetenz. Stuttgart und Weimar: J.B. Metzler. S. 515–524.

Seidel R (2018) Interkulturelle Kompetenz. In: Machleidt W, Kluge U, Sieberer M, Heinz A (Hrsg.) Praxis der interkulturellen Psychiatrie und Psychotherapie. Migration und psychische Gesundheit. 2. Aufl. München: Elsevier Urban & Fischer. S. 189–197.

Ohls I, Agastoras A (2018) Migration und Religion. In: Machleidt W, Kluge U, Sieberer M, Heinz A (Hrsg.) Praxis der interkulturellen Psychiatrie und Psychotherapie. Migration und psychische Gesundheit. 2. Aufl. München: Elsevier Urban & Fischer. S. 103–111.

Utsch M, Bonelli R M, Pfeiffer S (2014) Psychotherapie und Spiritualität. Springer: Heidelberg.

Weber M (1920/1988) Die Wirtschaftsethik der Weltreligionen. Vergleichende religionssoziologische Versuche. In. Weber M (Hrsg.) Gesammelte Werke zur Religionssoziologie 1. Tübingen: UTB, S. 273–573.

Epilog der Herausgeber

**Plädoyer für eine Psychiatrie ohne Berührungsängste –
inmitten einer multireligiösen und multikulturellen Gesellschaft**

Religiöser Glaube ist menschlich – Nicht religiös zu glauben ist auch menschlich. Grund für ein Überlegenheitsgefühl gibt es auf keiner Seite. Natürlich glauben auch viele Psychiater und Psychotherapeuten: manche religiös und andere nicht religiös. Ihre Professionalität zeichnet sich durch eine nicht religiöse, aber religionssensible therapeutische Position aus. Psychiater und Psychotherapeuten sind unabhängig, weltanschaulich neutral und dem gesundheitlichen Wohl verpflichtet.

So schwierig es auch manchmal zu unterscheiden ist: Nimmt der Patient durch seine Religionszugehörigkeit bzw. seine Religiosität seelischen Schaden oder wird er in seiner freien Lebensentfaltung behindert, dann ist die Religion des Patienten Thema und Problemfeld der Therapie. Stärken die Religiosität oder Spiritualität und mit ihnen jeweils verbundene Rituale und Praktiken hingegen das Bewusstsein seiner selbst in einem freien, auch die Interessen anderer Menschen berücksichtigendem Entscheidungsprozess oder hilft der Glaube der Patientin oder dem Patienten, Erkrankungen und andere schicksalshafte Abläufen des Lebens besser zu bewältigen, so sollten Psychiater und Psychotherapeuten diese Ebene in ihre therapeutische Zielsetzung positiv einbeziehen.

Der religiöse Glaube des Einzelnen weist trotz ggf. formaler Zugehörigkeit zu einer bestimmten Religion immer individuellen Charakter auf, wie auch Studien zur Intensität und Bedeutung des Glaubens und seiner Inhalte zeigen. So gibt es z. B. anthropomorph-personalisierte Gottes- und Heilsvorstellungen ebenso wie z. B. ein eher universelles, essenziell-metaphorisches Glaubensverständnis, das in den überlieferten Glaubensgeschichten den akkumulierten Ausdruck menschheitsgeschichtlicher Erfahrung sieht. Dieser Diversität im Glauben wie ohnehin der Diversität der Religionen und spirituellen Haltungen gilt es mit Respekt zu begegnen. Wissen über die Grundzüge der wichtigsten Religionen sollten hilfreich sein; dabei dürfte die direkte interessierte, wertschätzende Nachfrage beim Patienten zu seinem persönlichen Glauben therapeutisch oftmals wertvoller sein als angelesenes Detailwissen.

Stichwortverzeichnis